Franz Rubel, Julia Schiffner-Rohe (Hrsg.)

FSME in Deutschland

Franz Rubel
Julia Schiffner-Rohe
(Herausgeber)

FSME in Deutschland

Stand der Wissenschaft

Deutscher Wissenschafts-Verlag (DWV) Baden-Baden

Impressum

Bibliografische Information der Deutschen Nationalbibliothek:
Die Deutsche Nationalbibliothek verzeichnet diese Publikation in der Deutschen Nationalbibliografie; detaillierte bibliografische Daten sind im Internet über http://dnb.dnb.de abrufbar.

Dieses Buch entstand mit freundlicher Unterstützung von Pfizer.

Umschlaggestaltung: Katharina Brugger
Bild der Zecke: Thomas Schwaha
Layout: Katharina Brugger
(unter Verwendung der LaTeX Memoir Dokumentenklasse)
Satz: Katharina Brugger, Janna Vogelgesang, Melanie Walter
Lektorat: Olaf Kahl

Druck und Bindung: CPI books GmbH, Leck
Gedruckt auf alterungsbeständigem, chlorfrei gebleichtem Papier

1. Auflage

Postfach 11 01 35, D–76487 Baden-Baden
www.dwv-net.de

ISBN 978-3-86888-146-2

Inhaltsverzeichnis

Vorwort

Anfang 2017 wurde ein deutschlandweites Projekt – Kurzname OSWALD – zur Modellierung und Risikoabschätzung der Frühsommer-Meningoenzephalitis (FSME) gestartet. Im Rahmen von Projekt OSWALD läuft gerade die umfangreichste, je auf nationaler Ebene durchgeführte, Feldstudie zur Erfassung der Dichte und Aktivität von Zecken, den Überträgern des FSME-Virus. Zusammen mit Labor- und Freilandexperimenten zur Bestimmung von Diapausefunktionen und Mortalitätsraten von Zecken sollen die gewonnenen Daten zur Erstellung neuer FSME-Karten verwendet werden. Dazu soll die bisher fallbasierte FSME-Karte von Deutschland durch expositionsbasierte Karten ergänzt werden. Der Entwicklung neuer statistischer und mathematischer Modelle zur Erstellung objektiver FSME-Karten kommt somit eine besondere Bedeutung zu. Auch werden erstmals nicht nur die vom Robert Koch-Institut veröffentlichten humanen FSME-Fälle verwendet, sondern auch FSME-Nachweise in Zecken, Haus- und Wildtieren.

In der Vorbereitungsphase des Projekts OSWALD war es erforderlich, Kenntnisse aus zahlreichen wissenschaftlichen Disziplinen zusammenzutragen. So ist z. B. die Expertise zu Zecken als Übertrager des FSME-Virus, zum natürlichen Übertragungszyklus des FSME-Virus zwischen Kleinsäugern und Zecken, zur Epidemiologie und zur Modellierung für das Gelingen eines solchen Unterfangens unerlässlich. Daraus entstand die Idee, den aktuellen Stand der Wissenschaft in einem einzigen FSME-Buch zusammenzutragen. Neben den für das Modell erforderlichen Themen darf in einem Buch zum Stand der Wissenschaft aber auch die klinische und medizinische Sicht nicht zu kurz kommen. Daher wurden neben den unmittelbar an OSWALD beteiligten Wissenschaftlern auch anerkannte Experten eingeladen, diese Fachgebiete abzudecken. Dankenswerterweise verfassten Reinhard Kaiser das Kapitel zu Klinik und Verlauf der FSME, Erich Schmutzhard das Kapitel zu Prävention und Behandlung der FSME und Masyar Monazahian das Kapitel zu neuen Herausforderungen des Gesundheitssystems.

Ein Problem aber blieb offen: Das vorliegende Buch wurde als Weißbuch zur „FSME in Deutschland" konzipiert. Es soll den aktuellen Stand der Wissenschaft dokumentieren, fehlendes Wissen aufdecken und als Grundlage für das neue Forschungsprojekt dienen. Dazu enthält es Kapitel, die speziell auf die in OSWALD anvisierte Forschung abzielen. Dies sind die erste Deutschlandkarte des FSME-Vektors *Ixodes ricinus* von Katharina Brugger, das erste Habitatmodell für das FSME-Virus in Deutschland von Melanie Walter und mein Kapitel zur dynamischen Modellierung von FSME-Erkrankungen. Der an der FSME interessierte praktizierende Arzt ist aber möglicherweise insbesondere an Diagnose, Klinik, Verlauf, Behandlung, Impfung und Reisevorbereitung interessiert und wünscht sich vielleicht eine kompaktere Darstellung zum Thema FSME. Wir planen deshalb auch eine Kurzfassung des vorliegenden Buches, das speziell auf diese Interessen abgestimmt sein wird. Es soll bald nach dem vorliegenden Buch erscheinen und wird dem praktizierenden Arzt ermöglichen, schneller an die gewünschte Information zu gelangen. Neben den oben erwähnten Kapiteln zu Klinik, Prävention und Verlauf der FSME werden im vorliegenden Buch weitere Kapitel präsentiert, die dafür eine fundierte Grundlage bieten. Dazu gehört das Kapitel von Malena Bestehorn und Gerhard Dobler zum FSME-Virus, das Kapitel von Rainer Oehme zur Diagnostik und das Kapitel von Gerhard Dobler und Tomas Jelinek zur Reisemedizin. Das Kapitel von Gerhard Dobler zur Epidemiologie in Deutschland enthält zudem die aktuellen FSME-Zeitreihen der Periode 2001–2018, und im Kapitel Karten der jährlichen FSME-Fallzahlen habe ich gemeinsam mit Melanie Walter und Katharina Brugger die FSME-Fallzahlen der Periode 1991–2018 kartiert. Diese bisher unveröffentlichten Karten sowie Karten zum partiellen und vollständigen Impfschutz der deutschen Bevölkerung werden sicher auf allgemeines Interesse stoßen.

Mehrere Autoren kommen aus der Biologie, Parasitologie oder Veterinärmedizin, weshalb ein weiterer Schwerpunkt dieses Buches auch auf Themen dieser Fachgebiete liegt. Dazu zählen das Kapitel von Olaf Kahl und Trevor

N. Petney zur Biologie und Ökologie der Zecke *Ixodes ricinus*, das Kapitel von Janna R. Vogelgesang, Hans Dautel und Katharina Brugger zu Zecken im Labor, das Kapitel von Olaf Kahl und Koautoren zur Zirkulation des FSME-Virus im Freiland, das Kapitel von Trevor Petney und Koautoren zu aktuell in Deutschland durchgeführten Freilandstudien zu Kleinsäugern und Zecken sowie das Kapitel von Martin Pfeffer, Hannah Schmuck und Michael Leschnik zur veterinärmedizinischen Bedeutung des FSME-Virus. Abgerundet wird das Buch durch zwei Kapitel zum Infektionsrisiko. Dazu verfasste Ute Mackenstedt das Kapitel Infektionsrisiko im suburbanen und urbanen Raum und Denise Böhnke beleuchtet FSME-Infektionen in der Bevölkerung infolge individueller Exposition und alimentärer Übertragung.

Allen Autoren möchte ich für die Ausarbeitung und Bereitstellung ihrer Manuskripte danken. Dabei ist anzumerken, dass jedes Kapitel begutachtet wurde, wie dies auch für wissenschaftliche Veröffentlichungen üblich ist. Daher gilt mein Dank auch all jenen Autoren, die als Gutachter für die Kapitel anderer Autoren fungiert haben. Dieser Dank gilt auch all jenen Kollegen und Freunden, die nicht als Autoren am Buch beteiligt waren, aber mit Ratschlägen oder durch externe Begutachtung einzelner Kapitel wertvolle Beiträge geliefert haben. Stellvertretend seien hier Hartmut Lentz vom Friedrich-Löffler-Institut (Greifswald – Insel Riems) und Thomas Selhorst vom Bundesinstitut für Risikobewertung (Berlin) genannt. Als weiterer Schritt zur Qualitätssicherung wurden alle Kapitel von Olaf Kahl lektoriert. Seiner langjährigen Erfahrung als professioneller Lektor und *Managing Editor* der renommierten Fachzeitschrift *Ticks and Tick-Borne Diseases* ist es geschuldet, dass der Text des Buches alle Anforderungen an eine wissenschaftliche Veröffentlichung erfüllt und zudem die aktuelle Nomenklatur von Fachausdrücken konsistent umgesetzt wurde.

Der Erfolg eines Buches hängt zum guten Teil auch von seiner Aufmachung ab. Dazu gehört neben einer gelungenen Umschlaggestaltung, die zum Lesen des Buches anregt, auch ein professionelles Layout. Letzteres soll den Text gut strukturiert und die Grafiken leicht interpretierbar präsentieren. Die Umschlaggestaltung und das Layout des Buches wurden von Katharina Brugger entworfen. Mit welcher Akribie sie an die Aufgabe heranging, wird sofort augenfällig, wenn man die detailgetreue Darstellung der Zecke auf dem Cover betrachtet. Hierfür wurde eigens eine zuvor gesammelte *Ixodes ricinus*-Zecke mithilfe einer speziellen Mikroskopkamera an der Universität

Wien aufbereitet. Die hochauflösende Zeckenaufnahme gelang mit der technischen Unterstützung von Thomas Schwaha. Katharina Brugger, Janna Vogelgesang und Melanie Walter haben das Buch mit dem wissenschaftlichen Satzsystem LaTeX gesetzt, wobei auch zahlreiche Grafiken neu erstellt wurden. Ihnen möchte ich ganz besonders für die kreative Umsetzung dieser technisch schwierigen Arbeit danken. Mir persönlich gefällt die Gestaltung des Umschlages und des Layouts sehr gut, und ich hoffe, dass dies auch von den meisten Lesern so gesehen wird.

Nicht zuletzt möchte ich noch Jonas Schöler und Claudius Malerczyk von Pfizer für das begleitende Management und die Sicherstellung der Finanzierung des Buches danken. Den Lesern wünsche ich, dass sie aus dem vorliegenden Buch zum Stand der FSME-Forschung in Deutschland neue Erkenntnisse und Ideen für die eigene Forschung gewinnen können. Schlussendlich hoffe ich, dass mit dem Buch Ärzten aber auch interessierten Laien ein tieferer Einblick in die vielfältige interdisziplinäre FSME-Forschung gegeben wird.

Wien, Juni 2019 Franz Rubel

1

Das FSME-Virus

Malena Bestehorn, Gerhard Dobler

Inhaltsverzeichnis

Zusammenfassung

Die Frühsommer-Meningoenzephalitis (FSME) wird durch das Frühsommer-Meningoenzephalitis-Virus ausgelöst. Dieses Virus gehört zur Gruppe der von Zecken übertragenen Flaviviren (engl.: *Tick-borne flavivirus group*) und repräsentiert den Europäischen Subtyp des Tick-borne encephalitis Virus (TBE-Virus). Es wird in Europa vor allem durch den Gemeinen Holzbock, *Ixodes ricinus*, übertragen. Das FSME-Virus zeichnet sich durch behüllte Partikel mit einem Durchmesser von etwa 50 nm sowie ein Genom aus Einzelstrang-RNA aus. Die Virusreplikation findet im Zytoplasma der infizierten Zelle statt. Drei Strukturproteine sind am Aufbau des Viruspartikels beteiligt, 7 weitere Nichtstruktur-Proteine werden für die Replikation des Virus in der Zelle und für die Immunevasion in Wirtstieren benötigt.

1.1 Klassifikation

Das Frühsommer-Meningoenzephalitis (FSME)-Virus gehört in der Familie der *Flaviviridae* zur Gattung *Flavivirus*, welche über 70 Arten umfasst. In der Gattung *Flavivirus* wird zwischen der von Zecken übertragenen Virusgruppe (engl.: *tick-borne flaviviruses*), der von Stechmücken übertragenen Virusgruppe (engl.: *mosquito-borne flaviviruses*), einer Gruppe von nicht durch Arthropoden übertragenen Gruppe (engl.: *non-vector-borne flaviviruses*) und einer Gruppe, die sich ausschließlich in Stechmücken vermehren kann (engl.: *mosquito-only flaviviruses*), unterschieden. Zu den von Stechmücken übertragenen Flaviviren gehören unter anderem das Dengue-Virus, das Japanische-Enzephalitis-Virus, das Gelbfieber-Virus und das Zika-Virus. Bei den von Zecken übertragenen Flaviviren unterscheidet man die Gruppe der von Zecken übertragenen Flaviviren bei Säugetieren und die Gruppe der von Zecken übertragenen Flaviviren bei Seevögeln. Zu Letzteren zählen u. a. das Kadam-Virus und das Meaban-Virus. Beispiele für von Zecken übertragenen Flaviviren bei Säugetieren sind das Omsk-Hämorrhagische-Fieber-Virus, das Powassan-Virus, das Louping-ill-Virus sowie das TBE-Virus.

Das TBE-Virus wird nach Ecker et al. (1999) in 3 Subtypen unterteilt, den Fernöstlichen (TBEV-FE), den Sibirischen (TBEV-Sib) und den Europäischen Subtyp (TBEV-Eu, im Folgenden FSME-Virus genannt). Neue Erkenntnisse legen jedoch die Unterteilung des TBE-Virus in mindestens 5 Subtypen nahe. Zusätzlich zu den 3 genannten Subtypen wurden ein Baikal-Subtyp (Kovalev und Mukhacheva, 2017, TBEV-Bkl), der sich vom Sibirischen Subtyp abgrenzt, sowie ein Himalaya-Subtyp (Dai et al., 2018, TBEV-Him) beschrieben. Die Sequenzunterschiede auf Proteinebene sind dabei für ein RNA-Virus mit bis zu 2,2 % innerhalb eines Subtyps und bis zu 5,6 % zwischen den einzelnen Subtypen gering (Ecker et al., 1999). Darüber hinaus gibt es noch weitere Virus-Subtypen, die zwar genetisch enger mit dem Europäischen Subtyp verwandt sind als der Sibirische und Fernöstliche Subtyp, jedoch aufgrund der von ihnen verursachten Krankheiten, die vor allem Schafe und Ziegen betreffen, und ihrer genetischen Verwandtschaft als Subtypen des Louping-ill-Virus klassifiziert werden (Grard et al., 2007). Hierbei handelt es sich neben dem Louping-ill-Virus um das Spanische Schaf-Enzephalitis-Virus, das Türkische Schaf-Enzephalitis-Virus, das Griechische Ziegen-Enzephalitis-Virus sowie das Iberische Steinbock-Enzephalitis-Virus (Abb. 1.1). Während der Fernöstliche Subtyp und der Sibirische Subtyp hauptsächlich von *Ixodes persulcatus*, der Taigazecke, übertragen werden, wird der Europäische Subtyp vorwiegend von *Ixodes ricinus*, dem Gemeinen Holzbock, übertragen. Dane-

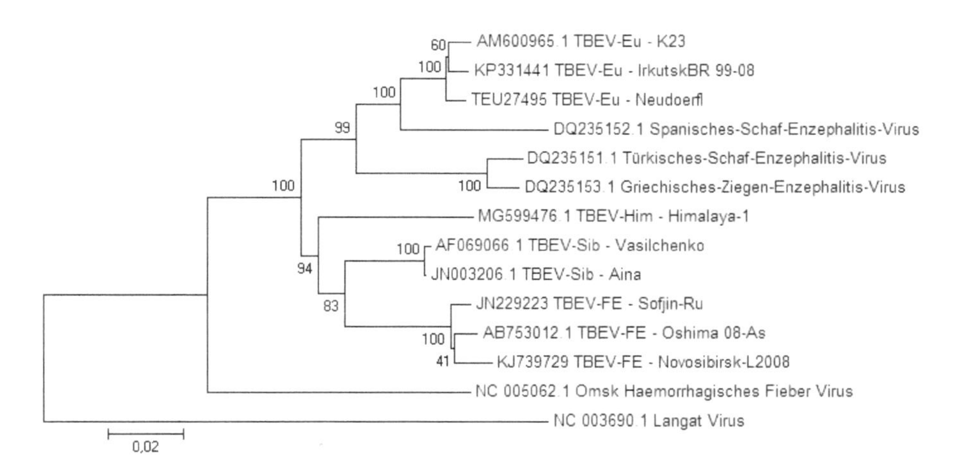

Abb. 1.1: Phylogenetischer Stammbaum des TBE-Virus auf der Grundlage der gesamten proteinkodierenden Region.

ben scheinen unter bestimmten ökologischen Bedingungen auch andere Schildzeckenspezies wie z. B. *Dermacentor reticulatus*, die Auwaldzecke, das FMSE-Virus übertragen und in der Natur einen Übertragungszyklus aufrechterhalten zu können (Biernat et al., 2014).

1.2 Aufbau des Viruspartikels

Das FSME-Virus ist ein morphologisch und vom Genomaufbau her typischer Vertreter der Flaviviren. Es besteht aus einem Nukleokapsid, welches das Virusgenom enthält, und ist von einer Membran (engl.: *envelope*) umhüllt. Das Genom ist etwa 11.000 Basen groß und besteht aus einer einzelsträngigen RNA mit positiver Polarität (Abb. 1.2). Das etwa 10.248 Basen große Leseraster kodiert für ein 3.416 Aminosäuren großes Polyprotein, welches bereits während seiner Synthese in funktionale Einheiten aufgespalten wird (Lindenbach et al., 2013). Dieser Vorgang wird durch virale und auch zelluläre Proteasen katalysiert. Die 5'- und 3'-nicht translatierenden Regionen (UTR) haben wichtige Funktionen bei der Genomreplikation, und vor allem die Sequenz des 5'-UTR ist hochkonserviert, während es in der Sequenz des 3'-UTR einen hochkonservierten sowie auch einen variablen Bereich gibt. Das 5'-Ende des Genoms trägt eine 5'-Typ I Cap-Struktur (Struktur der RNA, die mit zellulären Faktoren die Bindung an die eukaryotischen Ribosomen vermittelt, um die Proteinbiosynthese einzuleiten). Die stabile Sekundärstruktur beider UTR ist essenziell für die Replikation des Virusgenoms und dient wahrscheinlich als Erkennungsstelle für die virale RNA-abhängige RNA-Polymerase. Dieser

Vorgang wird dadurch unterstützt, dass auch die Sekundärstruktur des Negativstranges des Virusgenoms hochkonservierte Sekundärstrukturen aufweist (Zhang et al., 2012). Das FSME-Virus besitzt 3 Strukturproteine sowie 7 Nichtstrukturproteine (NS). Das M-Protein, das E-Protein und das C-Protein sind jene Strukturproteine, die dem Viruspartikel seine Form geben. Die 7 Nichtstrukturproteine, NS1, NS2A, NS2B, NS3, NS4A, NS4B und NS5, sind wichtig für den korrekten Zusammenbau und die Replikation des Virus in der Zelle. Außerdem weisen einige dieser Nichtstrukturproteine in den Wirbeltierwirten (u. a. auch im Menschen) des Virus immunmodulierende Eigenschaften auf (Lindenbach et al., 2013; Pulkkinen et al., 2018).

Das Nukleokapsid besteht aus C-Protein (Kapsidprotein), welches in einer ikosaedrischen Form vorliegt und ein einzelnes Molekül der viralen RNA umgibt. Es wird von einer aus der Wirtszelle stammenden Lipidmembran umgeben, in die die beiden viralen Hüllproteine, M-Protein (Matrixprotein) und E-Protein (Envelopeprotein) eingelagert sind. Die vielen eingelagerten E- und M-Proteine führen zu einer Verformung der Membran, die dadurch eine gewinkelte Form erhält (Füzik et al., 2018).

Die Struktur des C-Proteins des FSME-Virus wurde bisher noch nicht entschlüsselt. Jedoch deuten vergleichende Analysen mit C-Proteinen anderer Flaviviren (zum Beispiel Dengue-, Zika- und Kunjin-Virus) darauf hin, dass trotz nur geringer Sequenzübereinstimmung die Faltung der Proteine sehr ähnlich ist. Das C-Protein des FSME Virus besteht aus 96 Aminosäuren und bildet wahrscheinlich 4 α-Helices. Je 2 C-Proteine formen ein antiparalleles Homodimer, dessen Dimerisierung zwischen den korrespondierenden Untereinheiten der α2- und α4-Proteindomäne erfolgt. Die α1- und α3-Domänen formen einen hydrophoben Bereich, der möglicherweise für Membraninteraktionen wichtig ist. Die RNA-Bindung der C-Proteine erfolgt über unspezifische elektrostatische Wechselwirkungen (Dokland et al., 2004; Ma et al., 2004; Shang et al., 2018).

Das E-Protein (496 Aminosäuren) ist ein aus 4 Domänen bestehendes Glykoprotein mit einer einzigen Glykosylierungsstelle im reifen Viruspartikel (Asn154). Domäne I besteht aus einem β-Faltblatt und bildet damit den Kern des Proteins. Domäne II besteht aus 2 β-Faltblättern und 2 α-Helices. Es enthält die Dimerisierungsoberfläche, den hochkonservierten Fusionsloop und die Glykosylierungsstelle des Proteins. Domäne III hat eine immunglobulinähnliche Faltung und könnte damit wichtig für die Erkennung von Wirtszellrezeptoren sein. Domäne IV besteht aus 2 Untereinheiten, einer stammartigen Struktur, welche aus 3 α-Helices besteht, und einer Struktur aus 2 hydrophoben α-Helices, die in der Membran verankert sind. Die pH-abhängige Fusion

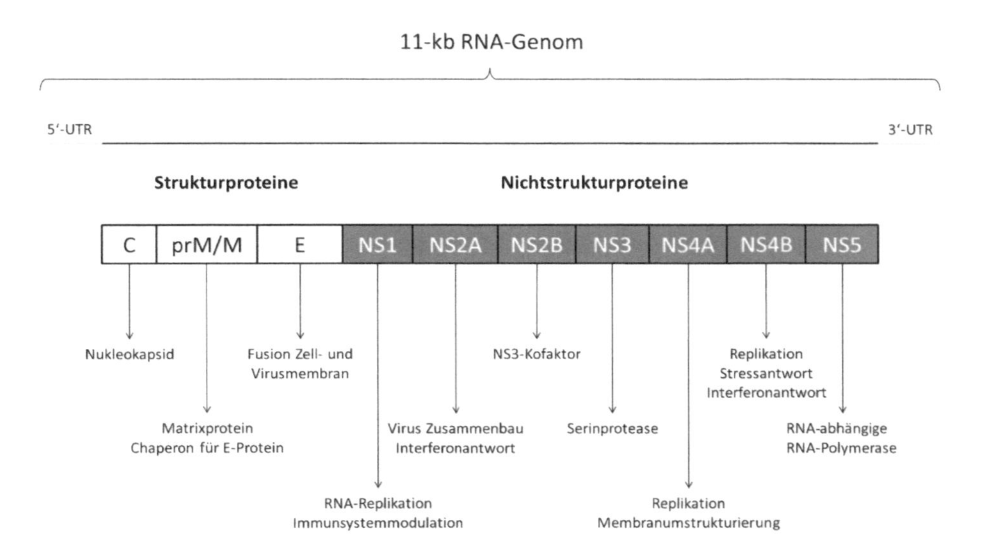

Abb. 1.2: Schematische Darstellung der Genomstruktur und Proteinfunktionen des FSME-Virus. Das 11.000 Basen umfassende RNA-Genom kodiert für ein einziges Polyprotein, das anschließend in 10 Proteine gespalten wird. Die 3 Strukturproteine geben dem Virion seine Form. Die 7 Nichtstrukturproteine haben Aufgaben beim Zusammenbau und bei der Prozessierung der Virionen sowie immunmodulierende Eigenschaften.

von Virus- und Wirtsmembran wird durch eine Konformationsänderung im E-Protein ausgelöst. Da es einen großen Teil der Virusoberfläche einnimmt, wirkt es als Hauptantigen bei Immunreaktionen in Säugetieren (Rey et al., 1995; Lindenbach et al., 2013).

Das M-Protein besteht aus 75 Aminosäuren, die 3 Helices formen, einer peripheren Membranhelix und 2 Transmembran-Helices. In einer aus je 2 E-Proteinen und 2 M-Proteinen gebildeten Struktur (sog. E-M-M-E Tetramer) des reifen Viruspartikels fungieren die M-Proteine als „Zement“ zwischen den E-Proteinen. Außerdem stabilisieren sie die Konformation der E-Proteine und verhindern eine frühzeitige Konformationsänderung ohne pH-Wert-Absenkung. Während der Replikation wird zunächst das 162 Aminosäuren große pr-M-Protein (präM-Protein, die während der Proteintranslation gebildete Vorstufe des eigentlichen M-Proteins) in die Viruspartikel eingebaut. Die „pr“-Domäne schirmt dabei in den unreifen Viruspartikeln die Fusionsdomäne ab und wird erst in einem letzten Reifungsschritt direkt vor dem Austritt aus der Zelle proteolytisch zum eigentlichen M-Protein abgetrennt (Rey et al., 1995; Zhang et al., 2012; Lindenbach et al., 2013).

Das reife Viruspartikel hat eine sphärische Form und einen Durchmesser von ungefähr 50 nm. Beim Austritt aus der Säugetier-Wirtszelle werden nicht nur reife Viruspartikel freigesetzt, sondern auch unreife oder teilreife Partikel mit noch ganz oder teilweise vorhandenen pr-Domänen. Darunter fallen auch nicht infektiöse Partikel. Letztere haben einen durchschnittlichen Durchmesser von 14 nm und besitzen kein Nukleokapsid (Smith et al., 1970; Füzik et al., 2018; Pulkkinen et al., 2018).

1.3 Der Replikationszyklus

Der Replikationszyklus der Flaviviren wurde bisher vor allem für die von Stechmücken übertragenen Vertreter untersucht. Die wenigen Daten, die für das FSME-Virus vorliegen, wurden vor allem aus Experimenten mit Säugetierzelllinien gewonnen (Abb. 1.3). Zum Replikations- und Vermehrungszyklus des FSME-Virus in Zeckenzellen, der für das Virus ebenfalls essenziell ist, liegen bisher kaum Daten vor. Des Weiteren wurden bisher keine Proteinstrukturen für die Nichtstrukturproteine des FSME-Virus aufgeklärt.

Flaviviren binden an die Zelloberfläche, indem das virale Oberflächenglykoprotein (E-Protein) mit zellulären Rezeptoren interagiert. Die Aufnahme der Viruspartikel erfolgt hauptsächlich durch rezeptorvermittelte Endozytose, ist aber auch durch Mikropinozytose möglich. Es wurden bisher mehrere Oberflächenproteine als mögliche Rezeptoren in Säugetierzellen beschrieben, zum Beispiel das lamininbindende Protein (LBP, Malygin et al., 2009) und das $\alpha V\beta 3$-Integrin (Mukhopadhyay et al., 2005), jedoch wurde noch kein potenzieller Rezeptorkandidat für Zeckenzellen gefunden (van der Schaar et al., 2008; Lindenbach et al., 2013).

Es wurde gezeigt, dass Viren initial auch an Faktoren auf der Zelloberfläche, z. B. Heparansulfat (Kroschewski et al., 2003), binden können, ohne selbst eine Endozytose einzuleiten. Die Aufnahme der Viruspartikel erfolgt anschließend über virusspezifische oder unspezifische Mechanismen. Die Virionen werden bei der rezeptorvermittelten Endozytose in clathrinbeschichtete Vesikel aufgenommen (Chu und Ng, 2004). In den prälysosomalen Endosomen wird durch den dort vorhandenen niedrigen (sauren) pH-Wert eine Umstrukturierung der beiden in der Virushülle vorhandenen Proteine in den Viruspartikeln eingeleitet. Die darauffolgende Protonierung bestimmter Histidine der E- und M-Proteine führt zu einer gegenseitigen Abstoßung dieser Proteine und somit zu einer Neustrukturierung der dreidimensionalen Struktur. Dabei wird der Fusionsloop des E-Proteins freigelegt, der sich in die Membran des Endosoms einlagert. Die E-Proteine bilden daraufhin miteinander interagierende Fusionsloop-Trimere und somit eine Struktur, die die Fusion zwischen Virusmembran und Wirtsmembran einleitet. Die Präfusions-Trimere

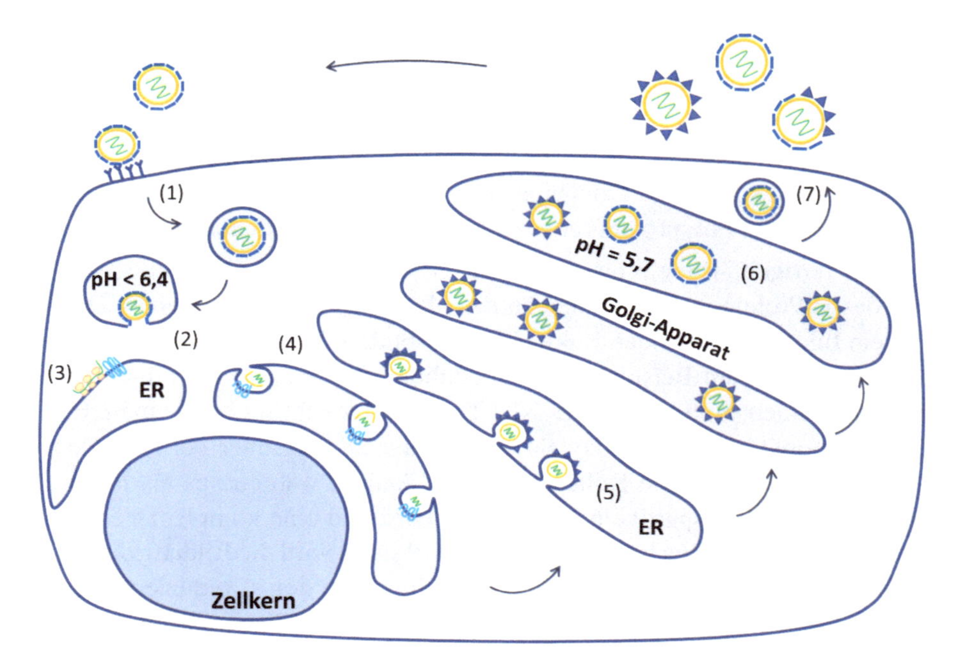

Abb. 1.3: Schematische Darstellung des Infektionszyklus des FSME Virus. (1) Rezeptorvermittelte Aufnahme über Endozytose. (2) Fusion von Virus- und Wirtsmembran im Endolysosom. (3) Proteinsynthese direkt vom Virusgenom am rauen Endoplasmatischen Retikulum (ER). (4) Genomreplikation und Viruszusammenbau in Einbuchtungen im ER. (5) Generierung der Virusmembran durch Knospung ins ER. (6) Reifung der Viruspartikel im Golgi-Apparat. (7) Freisetzung der Viruspartikel über Exozytose (Pulkkinen et al., 2018).

unterlaufen eine weitere haarnadelähnliche Konformationsänderung, die die Endosomenmembran und die virale Membran nahe zusammenbringt, und bilden Postfusions-Trimere. Die Konformationsänderung vom Präfusions- zum Postfusions-Trimer ermöglicht die Fusion der Membranen über ein Hemifusions-Intermediat (Fritz et al., 2008). Die Fusion der Membranen führt zu einer Freisetzung des Nukleokapsids ins Zytosol, das dort auseinanderfällt und die virale RNA freisetzt. Der Abbau des Nukleokapsids des FSME-Virus wurde noch nicht aufgeklärt. Für das Dengue-Virus wurde gezeigt, dass der Abbau des Nukleokapsids über eine sog. Ubiquitinierung erfolgt (Anlagerung des Proteins Ubiquitin und nachfolgende Spaltung dieses Proteinkomplexes im sog. Proteasom, einem proteinspaltenden und -abbauenden Komplex in allen eukaryotischen Zellen; Byk et al., 2015).

Da das freigesetzte virale Genom ein RNA-Strang positiver Polarität ist und ein 5‘-Typ I-Cap besitzt, kann es direkt als Matrize für die Proteinsynthese verwendet werden. Diese erfolgt am Endoplasmatischen Retikulum (ER), und es wird ein einziges Polyprotein gebildet. Dieses Polyprotein wird kotranslational und posttranslational von viralen sowie wirtseigenen Proteasen in die 10 aktiven Proteine gespalten. Die meisten Proteine des FSME-Virus haben entweder Transmembran-Domänen oder Membrananker, die teilweise beim Prozessieren des Polyproteins abgeschnitten werden (Lindenbach et al., 2013).

Das fertige C-Protein liegt löslich im Zytoplasma vor, während das prM- und das E-Protein im ER-Lumen an die Membran gebunden bleiben. Das C-Protein bildet nicht nur das Nukleokapsid, sondern hat auch weitere Funktionen: es besitzt zum Beispiel immunmodulierende Eigenschaften und verhindert die Nukleosombildung. Das NS1-Protein verbleibt im ER-Lumen. Es ist ein Multifunktionsprotein, das als Dimer oder als Hexamer vorliegen kann. Als Dimer spielt es eine Rolle in der Replikation, während es als Hexamer mit den reifen Viruspartikeln kosekretiert wird und eine komplementsystemmodulierende Funktion hat. Durch das NS1-Protein wird die Bildung des *Membran Attack Systems*, ein Bestandteil des Immunsystems, reduziert und die Zerstörung infizierter Zellen gehemmt (Rastogi et al., 2016). Darüber hinaus bindet es das C4-Protein des Komplementsystems und verhindert so die Inaktivierung extrazellulärer Viruspartikel (Avirutnan et al., 2010).

NS2A und NS2B liegen beide als Membranproteine vor und haben wichtige Rollen beim Zusammenbau der viralen Partikel. Daneben spielt das NS2A-Protein eine wichtige Rolle bei der Replikation. Außerdem inhibiert es die Interferonantwort und modifiziert damit auch die zelluläre Antwort auf eine Infektion mit dem FSME-Virus in Wirbeltierwirten (Leung et al., 2008). Das NS2B-Protein ist ein Kofaktor für die NS3-Protease (Li et al., 2016). Zusammen hat der NS2B-NS3-Komplex sowohl die Funktion einer Serinprotease sowie einer Helikase und ist verantwortlich für das enzymvermittelte Schneiden des Polyproteins. Die Helikase-Domäne des NS3-Proteins hat eine ATPase-Aktivität, die durch das Membranprotein NS4A reguliert wird (Shiryaev et al., 2009). NS4A und NS4B sind durch das Signalpeptid 2k voneinander getrennt. Dieses führt das NS4B-Protein in die ER-Membran und wird anschließend von zellulären Peptidasen abgetrennt (Zmurko et al., 2015). Es verbleibt in der ER-Membran und ist dort wichtig für die Bildung des Replikationskomplexes. Darüber hinaus hat es verschiedene weitere Funktionen sowie immunsystemregulierende Eigenschaften. NS5 ist die RNA-abhängige RNA-Polymerase, welche für die Genomreplikation essenziell ist aber auch immunsystemmodulierende Eigenschaften besitzt (Davidson, 2009).

Die virale Replikation und der anschließende Zusammenbau der neuen Viruspartikel erfolgen direkt an der ER-Membran. Durch die viralen Proteine wird die Struktur der ER-Membran deutlich verändert. Es bilden sich Membraneinbuchtungen, in denen die Genomreplikation über ein dsRNA-Intermediat stattfindet sowie die Nukleokapside gebildet werden. Diese Strukturen werden auch als Partikel bezeichnet (Leung et al., 2008; Li et al., 2016) und haben Verbindungshälse zum Zytosol (Lindenbach et al., 2013).

Das neu synthetisierte virale Genom wird über elektrostatische Wechselwirkungen vom C-Protein gebunden. Diese Interaktionen scheinen zwischen den α4-Helices der C-Proteine und Nukleinsäuren ausgebildet zu werden. Dabei ist die Nukleinsäuresequenz unwichtig. Experimente haben gezeigt, dass Dengue-Virus C-Proteine sogar Doppelstrang-DNA unterschiedlicher Länge binden und damit kapsidähnliche Strukturen bilden können (López et al., 2009). Dieser Packungsprozess scheint sehr robust zu sein, da er auch funktioniert, wenn das C-Protein größere Deletionen enthält (Kofler et al., 2002). Auch für das FSME-Virus wurde gezeigt, dass reines C-Protein mit Nukleinsäuren unspezifisch kapsidähnliche Strukturen bilden kann (Kiermayr et al., 2004). Die fehlende Spezifität bei der Nukleokapsidbildung impliziert, dass die Replikation, die Proteinsynthese und der Viruszusammenbau räumlich stark gekoppelt sind. Diese Hypothese wird durch die Beobachtung der Membraneinbuchtungen untermauert (Lindenbach et al., 2013).

Nach dem Zusammenbau des Nukleokapsids wird die Lipidhülle gebildet, indem das Nukleokapsid durch Knospung ins ER-Lumen gelangt. Dieser Prozess wird durch laterale Interaktionen zwischen prM- und E-Proteinen ausgelöst und kann auch ohne Nukleokapside stattfinden, wobei in diesem Fall nicht infektiöse Partikel produziert werden (Lorenz et al., 2003).

Die im ER-Lumen vorliegenden Viruspartikel unterscheiden sich deutlich von den Partikeln, die später von der Zelle sezerniert werden. Das pr-Peptid des prM-Proteins wurde noch nicht vom M-Protein abgespalten. Die E- und prM-Proteine liegen als Heterodimere vor und bilden trimerische Spitzen, die das unreife Viruspartikel deutlich größer machen als das reife Viruspartikel. Die pr-Peptide verdecken die Fusionsloops der E-Proteine und verhindern einen frühzeitigen Fusionsprozess mit Zellmembranen. In vielen Flaviviren ist die Aminosäure, welche im prM-Protein direkt über dem Fusionsloop liegt, glykosyliert. Dies stärkt die Hydrophilie dieses Bereiches und vermindert zusätzlich die Wahrscheinlichkeit eines zu nahen Membrankontaktes des unreifen Viruspartikels. Jede der Spitzen wird durch Interaktionen des pr-Peptids an der Spitze und Interaktionen zwischen Domänen II und III benachbarter E-Proteine stabilisiert. Diese Stabilisierung ist schwach und führt dazu, dass das unreife Virion unter dem Elektronenmikroskop schlecht aufgelöst werden kann. Die unreifen Viruspartikel werden weiter durch den Golgi-Apparat und das Trans-Golgi-Netzwerk geleitet. Im Trans-Golgi-Netzwerk sind die unreifen Virionen einem niedrigen pH-Wert ausgesetzt, der zu einer weiteren Veränderung der Virusoberfläche führt. Die trimeren Spitzen werden aufgelöst, und die prM-E-Heterodimere dimerisieren weiter, sodass sie den Tetrameren im reifen Partikel sehr ähnlich werden (Zhang et al., 2007; Kostyuchenko et al., 2013). Der einzige Unterschied zwischen diesen fast reifen und reifen Viruspartikeln ist das pr-Peptid, das den Fusionsloop weiterhin abschirmt (Li et al., 2008). Bisher wurden keine Aminosäuren gefunden, die für den Reifungsprozess verantwortlich sind. Wahrscheinlich spielen die gleichen Aminosäuren eine wichtige Rolle, die auch bei der Membranfusion im Lysozym entscheidend sind. Nachdem die Konformationsänderung abgeschlossen wurde, wird das pr-Peptid vom prM-Protein durch die Wirtszellprotease Furin abgespalten (Yu et al., 2008). Die Schnittstelle ist erst im fast reifen Partikel zugänglich für die Protease. Aufgrund des geringen pH-Wertes im Trans-Golgi-Netzwerk bleibt das pr-Peptid weiter gebunden und schirmt den Fusionsloop ab. Wenn das Viruspartikel durch Exozytose die Wirtszelle verlassen hat, löst sich das pr-Peptid im pH-neutralen extrazellulären Milieu (Zheng et al., 2010). Erst jetzt kann das Virus eine Membranfusion eingehen und so eine Zelle infizieren. Der Reifungsprozess läuft nicht immer korrekt ab. So werden auch unreife und teilweise reife Partikel ins extrazelluläre Milieu sekretiert. Unreife Partikel sind nicht infektiös, während teilweise reife Partikel fähig sind, Zellen zu infizieren. Aufgrund der hohen strukturellen Diversität der teilweise reifen Partikel kann ihre Produktion als Immunevasionsstrategie interpretiert werden (Heinz und Stiasny, 2017).

Der Replikationszyklus der Flaviviren wurde bisher vor allem für von Stechmücken übertragenen Flaviviren untersucht, hauptsächlich in Säugetierzellen. Besonderheiten bei der Replikation der von Zecken übertragenen Flaviviren in Zeckenzellen sind bisher noch nicht bekannt und sollten Bestandteil künftiger Forschung sein.

1.4 Literaturverzeichnis

Avirutnan, P., Fuchs, A., Hauhart, R., Somnuke, P., Youn, S., Diamond, M. S., Atkinson, J. P., 2010. Antagonism of the complement component C4 by flavivirus nonstructural protein NS1. J. Exp. Med. 207, 793–806.

Biernat, B., Karbowiak, G., Werszko, J., Stańczak, J., 2014. Prevalence of tick-borne encephalitis virus (TBEV) RNA in *Dermacentor reticulatus* ticks from natural and urban environment, Poland. Exp. Appl. Acarol. 64, 543–551.

Byk, L., Iglesias, N., Maio, F. D., Gebhardt, L., Rossi, M., Gamarnik, A., 2015. Dengue virus genome uncoating requires ubiquitination. MBio 7, e00804–16.

Chu, J. J. H., Ng, M. L., 2004. Infectious entry of West Nile virus occurs through a clathrin-mediated endocytic pathway. J. Virol. 78, 10543–10555.

Dai, X., Shang, G., Lu, S., Yang, J., Xu, J., 2018. A new subtype of eastern tick-borne encephalitis virus discovered in Qinghai-Tibet Plateau, China. Emerg. Microbes Infect. 7, 74.

Davidson, A. D., 2009. New insights into flavivirus nonstructural protein 5. Adv. Virus Res. 74, 41–101.

Dokland, T., Walsh, M., Mackenzie, J. M., Khromykh, A. A., Ee, K.-H., Wang, S., 2004. West Nile virus core protein: Tetramer structure and ribbon formation. Structure 12, 1157–1163.

Ecker, M., Allison, S. L., Meixner, T., Heinz, F. X., 1999. Sequence analysis and genetic classification of tick-borne encephalitis viruses from Europe and Asia. J. Gen. Virol. 80, 179–185.

Fritz, R., Stiasny, K., Heinz, F. X., 2008. Identification of specific histidines as pH sensors in flavivirus membrane fusion. J. Cell. Biol. 183, 353–361.

Füzik, T., Formanová, P., Růžek, D., Yoshii, K., Niedrig, M., Plevka, P., 2018. Structure of tick-borne encephalitis virus and its neutralization by a monoclonal antibody. Nat. Commun. 9, 436.

Grard, G., Moureau, G., Charrel, R. N., Lemasson, J. J., Gonzalez, J. P., Gallian, P., Gritsun, T. S., Holmes, E. C., Gould, E. A., de Lamballerie, X., 2007. Genetic characterization of tick-borne flaviviruses: New insights into evolution, pathogenetic determinants and taxonomy. Virology 361, 80–92.

Heinz, F. X., Stiasny, K., 2017. The antigenic structure of Zika virus and its relation to other flaviviruses: Implications for infection and immunoprophylaxis. Microbiol. Mol. Biol. Rev. 81, e00055–16.

Kiermayr, S., Kofler, R. M., Mandl, C. W., Messner, P., Heinz, F. X., 2004. Isolation of capsid protein dimers from the tick-borne encephalitis flavivirus and in vitro assembly of capsid-like particles. J. Virol. 78, 8078–8084.

Kofler, R. M., Heinz, F. X., Mandl, C. W., 2002. Isolation of capsid protein dimers from the tick-borne encephalitis flavivirus and in vitro assembly of capsid-like particles. J. Virol. 76, 3534–3543.

Kostyuchenko, V. A., Zhang, Q., Tan, J. L., Ng, T.-S., Lok, S.-M., 2013. Immature and mature dengue serotype 1 virus structures provide insight into the maturation process. J. Virol. 87, 7700–7707.

Kovalev, S., Mukhacheva, T. A., 2017. Reconsidering the classification of tick-borne encephalitis virus within the Siberian subtype gives new insights into its evolutionary history. Infect. Genet. Evol. 55, 159–165.

Kroschewski, H., Allison, S. L., Heinz, F. X., Mandl, C. W., 2003. Role of heparan sulfate for attachment and entry of tick-borne encephalitis virus. Virology 30, 92–100.

Leung, J., Pijlman, G. P., Kondratieva, N., Hyde, J., Mackenzie, J. M., Khromykh, A. A., 2008. Role of nonstructural protein NS2A in flavivirus assembly. J. Virol. 82, 4731–4741.

Li, L., Lok, S.-M., Yu, I.-M., Zhang, Y., Kuhn, R. J., Chen, J., Rossmann, M. G., 2008. The flavivirus precursor membrane-envelope protein complex: structure and maturation. Science 319, 1830–1834.

Li, X.-D., Deng, C.-L., Ye, H.-Q., Zhang, H.-L., Zhang, Q.-Y., Chen, D.-D., Zhang, P. T., Shi, P. Y., Yuan, Z. M., Zhang, B., 2016. Transmembrane domains of NS2B contribute to both viral RNA replication and particle formation in Japanese encephalitis virus. J. Virol. 90, 5735–5749.

Lindenbach, B., Murray, C., Thiel, H.-J., Rice, C., 2013. *Flaviviridae*: The viruses and their replication. In: Knipe, D. M., Howley, P. (Hrsg.), Fields virology. Lippincott Williams & Wilkins, New York (US), Kap. 26, 712–746.

López, C., Gil, L., Lazo, L., Menéndez, I., Marcos, E., Sánchez, J., Valdez, I., Falcon, V., de la Rosa, M. C., Marquez, G., Guillen, G., Hermida, L., 2009. In vitro assembly of nucleocapsid-like particles from purified recombinant capsid protein of dengue-2 virus. Arch. Virol. 154, 695–698.

Lorenz, I., Kartenbeck, J., Mezzacasa, A., Allison, S. L., Heinz, F. X., Helenius, A., 2003. Intracellular assembly and secretion of recombinant subviral particles from tick-borne encephalitis virus. J. Virol. 77, 4370–4382.

Ma, L., Jones, C. T., Groesch, T. D., Kuhn, R. J., Post, C. B., 2004. Solution structure of dengue virus capsid protein reveals another fold. Proc. Natl. Acad. Sci. U.S.A. 101, 3414–3419.

Malygin, A., Bondarenko, E. I., Ivanisenko, V. A., Protopopova, E. V., Karpova, G. G., Loktev, V. B., 2009. C-terminal fragment of human laminin-binding protein contains a receptor domain for Venezuelan equine encephalitis and tick-borne encephalitis viruses. Biochemistry Mosc. 74, 1328–1336.

Mukhopadhyay, S., Kuhn, R. J., Rossmann, M. G., 2005. A structural perspective of the flavivirus life cycle. Nat. Rev. Microbiol. 3, 13–22.

Pulkkinen, L., Butcher, S. J., Anastasina, M., 2018. Tick-borne encephalitis virus: a structural view. Viruses 10, E350.

Rastogi, M., Sharma, N., Singh, S. K., 2016. Flavivirus NS1: a multifaceted enigmatic viral protein. Virol. J. 13, 131.

Rey, F. A., Heinz, F. X., Mandl, C., Kunz, C., Harrison, S. C., 1995. The envelope glycoprotein from tick-borne encephalitis virus at 2 Å resolution. Nature 375, 2081–2085.

Shang, Z., Song, H., Shi, Y., Qi, J., Gao, G., 2018. Crystal structure of the capsid protein from Zika virus. J. Mol. Biol. 430, 948–962.

Shiryaev, S., Chernov, A. V., Aleshin, A. E., Shiryaeva, T. N., Strongin, A. Y., 2009. ANS4A regulates the ATPase activity of the NS3 helicase: a novel cofactor role of the non-structural protein NS4A from West Nile virus. J. Gen. Virol. 90, 240–249.

Smith, T., Brandt, W., Swanson, J. L., McCown, J. M., Buescher, E. L., 1970. Physical and biological properties of dengue-2 virus and associated antigens. J. Virol. 5, 524–532.

van der Schaar, H., Rust, M. J., Chen, C., van der Ende-Metselaar, H., Wilschut, J., Zhuang, X., Smit, J. M., 2008. Dissecting the cell entry pathway of dengue virus by single-particle tracking in living cells. PloS Pathog. 4, e1000244.

Yu, I. M., Zhang, W., Holdaway, H. A., Li, L., Kostyuchenko, V. A., Chipman, P. R., Kuhn, R. J., Rossmann, M. G., Chen, J., 2008. Structure of the immature dengue virus at low pH primes proteolytic maturation. Science 319, 1834–1937.

Zhang, Y., Kaufmann, B., Chipman, P. R., Kuhn, R. J., Rossmann, M. G., 2007. Structure of mature West Nile virus. J. Virol. 81, 948–962.

Zhang, Y., Si, B. Y., Liu, B. H., Chang, G. H., Yang, Y. H., Huo, Q. B., Zheng, Y. C., Zhu, Q. Y., 2012. Complete genomic characterization of two tick-borne encephalitis viruses isolated from China. Virus Res. 167, 6141–6145.

Zheng, A., Umashankar, M., Kielian, M., 2010. In vitro and in vivo studies identify important features of dengue virus pr-E protein interactions. PloS Pathog. 6, e1001157.

Zmurko, J., Neyts, J., Dallmeier, K., 2015. Flaviviral NS4b, chameleon and jack-in-the-box roles in viral replication and pathogenesis, and a molecular target for antiviral intervention. Rev. Med. Virol. 25, 205–223.

2

Biologie und Ökologie des wichtigsten FSME-Virus-Überträgers in Mitteleuropa, der Zecke *Ixodes ricinus*

Olaf Kahl, Trevor N. Petney

Inhaltsverzeichnis

Zusammenfassung

Das vorliegende Kapitel bietet einen kurzgefassten Überblick über die Biologie und Ökologie der Schildzecke *Ixodes ricinus*, dem Hauptüberträger des Frühsommer-Meningoenzephalitis (FSME)-Virus in Mitteleuropa. Beim Lebenszyklus wird zwischen den sehr unterschiedlich verlaufenden parasitischen und freilebenden Phasen unterschieden. Dabei wird punktuell auch auf physiologische Aspekte während des Saugaktes und zwischen den Blutmahlzeiten eingegangen, die zum Verständnis der Rolle dieser und anderer Zeckenspezies als Vektoren für bestimmte Pathogene unerlässlich sind. Es kommen auch noch andere einheimische Zeckenarten zur Sprache, die wie *I. ricinus* nachgewiesene Überträger des FSME-Virus sind.

2.1 Einleitung

Zecken (Acari, Ixodida) sind auf allen Kontinenten und in allen Klimazonen vertreten. Als obligatorische, temporäre Ektoparasiten von Landwirbeltieren sind einige Arten wichtige Überträger von pathogenen Mikroorganismen auf den Menschen und seine Nutztiere und stellen deshalb ein großes gesundheitspolitisches Problem dar. Der Gemeine Holzbock, *Ixodes ricinus*, ist die in Mitteleuropa mit Abstand häufigste Zecke (Fam. Ixodidae, Schildzecken; Abb. 2.1). Humanmedizinisch tritt sie hier und auch in anderen Teilen Europas als wichtigster Überträger (Vektor) der bakteriellen Erreger der Lyme-Borreliose (*Borrelia burgdorferi* sensu lato) und des Frühsommer-Meningoenzephalitis (FSME)-Virus in Erscheinung. Darüber hinaus werden auch weitere human- und veterinärmedizinisch mehr oder weniger bedeutsame Viren, Bakterien, Apicomplexa (ehemals Sporozoa, einzellige Parasiten mit komplexem Lebenszyklus) und Nematoden von ihr übertragen (Estrada-Peña und Jongejan, 1999; Petney et al., 2012).

Um die natürliche Rolle als Vektor für diverse pathogene Mikroorganismen von *I. ricinus* zu verstehen, ist es notwendig, einige Fakten über seine Biologie, insbesondere seine Physiologie und Ökologie zu kennen. Diese Themen sind Gegenstand des vorliegenden Kapitels. In Ergänzung dazu werden auch einige weitere einheimische Schildzeckenarten kurz angesprochen, die ebenfalls als FSME-Virus-Vektoren bekannt sind.

2.2 Lebenszyklus

Der Lebenszyklus von *I. ricinus* umfasst 4 Entwicklungsstadien: Ei, Larve, Nymphe, Adultstadium (Abb. 2.2). Jedes der 3 postembryonalen Entwicklungsstadien muss eine Blutmahlzeit zu sich nehmen, um sich weiterzuentwickeln bzw. im Falle des Weibchens, um Eier zu produzieren und abzulegen. Auch wenn Zecken wegen ihrer parasitischen Aktivitäten berüchtigt sind, umfassen die 3 parasitischen Phasen bei *I. ricinus* ähnlich wie bei den meisten anderen der etwas mehr als 700 bekannten Schildzeckenarten selten mehr als 2–3 Wochen. Setzt man dazu die für *I. ricinus* geschätzte Lebensdauer von 4–6 Jahren ins Verhältnis (O. Kahl und H. Dautel, unveröffentlicht), dann neh-

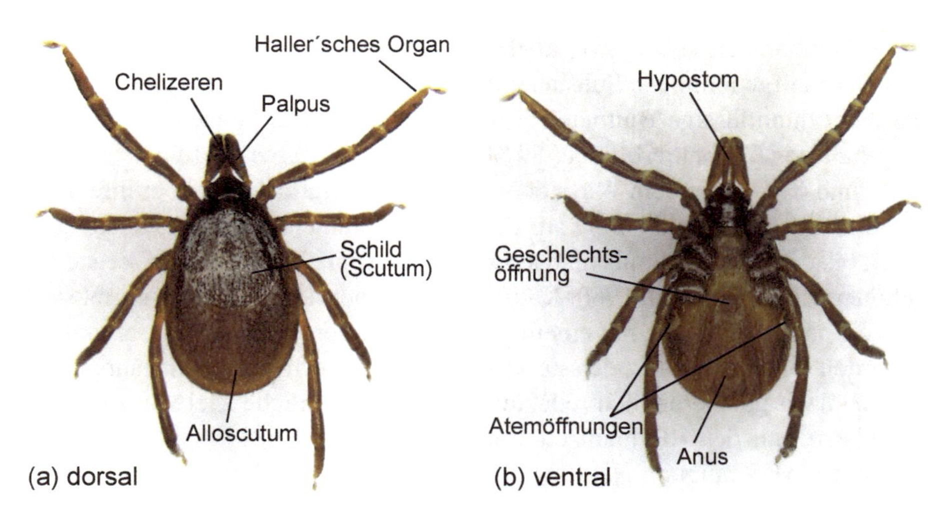

Abb. 2.1: Ungesogenes *Ixodes ricinus*-Weibchen. Die Chelizeren und das Hypostom werden für den Saugakt in das Wirtsgewebe versenkt, die Palpen aber nicht. Mit dem Haller'schen Organ nehmen Zecken diverse Umweltreize wahr. Damit übernehmen die Vorderbeine Antennenfunktion.

men die parasitischen Phasen weniger als 1 % des gesamten Lebenszyklus ein. Auch wenn diese aus biologischer Sicht spektakulär verlaufen, bilden die ausgedehnten freilebenden Phasen, in denen die Zecke keine Nahrung aufnimmt, einen wichtigen Schlüssel zum Verständnis ihrer Ökologie.

Parasitische Phasen

Vor allem die Larve und die Nymphe der Schildzecke *I. ricinus* sind wenig wirtsspezifisch. Befallen werden Vertreter aller Klassen der Landwirbeltiere, unabhängig von ihrer Körpergröße: Reptilien, Vögel und Säugetiere. Die Zahl der nachgewiesenen Wirtsarten beträgt mehrere Hundert. Eine Ausnahme ist z. B. der Rotfuchs, der bemerkenswerterweise für die Juvenilstadien von *I. ricinus* kein attraktiver Wirt ist (Kahl und Geue, 1995), und Ähnliches scheint auch für den Hund zu gelten. Das Adultstadium dagegen parasitiert ausschließlich mittelgroße und große Säuger (kleinster Wirt: der Igel), darunter auch den Menschen sowie Hund und Rotfuchs.

Die Blutmahlzeiten von Schildzecken im Allgemeinen sowie die von *I. ricinus* im Speziellen sind im Vergleich zu anderen blutsaugenden Arthropoden (Stechmücken, Bremsen, Wanzen, Flöhe etc.) lang andauernd und äußerst umfangreich (Tab. 2.1). Das sind günstige Umstände für die Übertragung von Mikroorganismen von der Zecke auf den Wirt und umgekehrt. Obwohl die Nettomassezunahme von *I. ricinus* und anderen Schildzeckenarten während einer Blutmahlzeit außergewöhnlich stark ist, spiegelt sie trotzdem nicht die vom Wirt aufgenommene Substanzmenge zuverlässig wider. Da diese Zecken die recht dünnflüssige Blutmahlzeit um den Faktor 2–3 konzentrieren (Wassergehalt von Wirbeltierblut ca. 80 %), indem sie Wasser und überschüssige Na^+- und Cl^--Ionen dem Wirt noch während der Blutmahlzeit über ihre Speicheldrüsen reinjizieren, ist die am Ende aufgenommene Substanzmenge etwa zwei- bis dreimal größer als man aufgrund der Repletionsmasse der Zecke annehmen würde (Tatchell, 1969; Kaufman und Sauer, 1982). Daraus ergibt sich, dass die saugende Zecke mit einem erheblichen Überschuss an Wasser und bestimmten Ionen zu tun hat, den sie aktiv und fein abgestimmt noch während der Blutmahlzeit ganz erheblich reduziert. Das hauptsächliche Ziel von *I. ricinus* ist es also, mit den Blutmahlzeiten unter Wahrung seines ionalen Gleichgewichts ein Maximum an Nahrung aufzunehmen, deren Menge die Grundlage

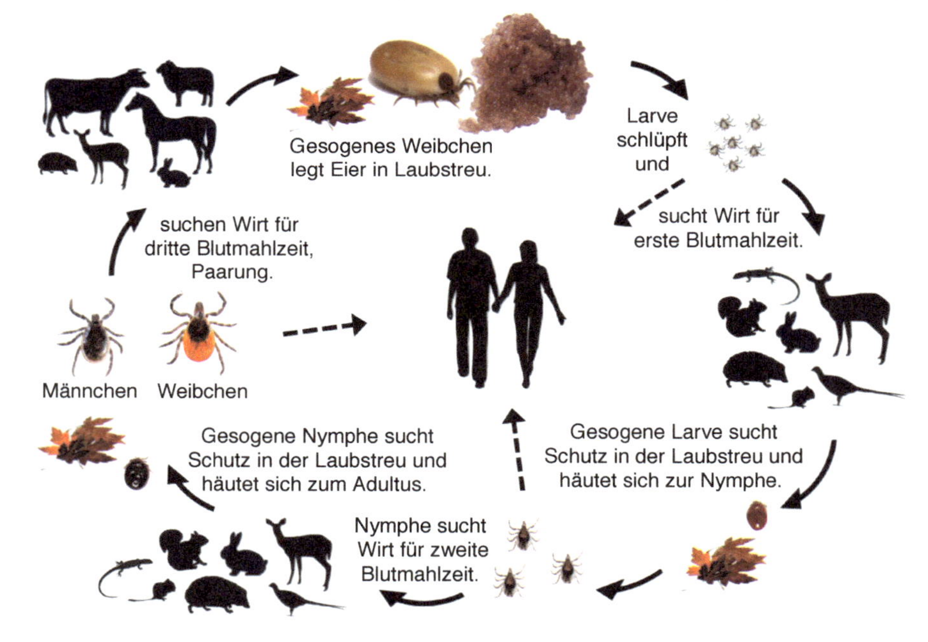

Abb. 2.2: Lebenszyklus von *Ixodes ricinus* (nach Littwin, 2016), der in Mittel- und Nordeuropa nicht kontinuierlich verläuft. In bestimmten Entwicklungsstufen treten je nach Jahreszeit fakultativ Ruhephasen (Dormanzen) auf, die den Lebenszyklus auf 4–6 Jahre strecken (Tab. 2.2). Entwicklungsdiapausen kommen im Eistadium (Belozerov, 1982; Dautel, 2010) sowie bei gesogenen Larven und Nymphen vor (Chmela, 1969; Bauch, 1971; Belozerov, 1982; Kahl, 1989). Verhaltensruhephasen im ungesogenen Zustand wurden in allen postembryonalen Entwicklungsstadien beobachtet (Belozerov, 1982).

Tab. 2.1: Dauer und Umfang der Blutmahlzeiten der verschiedenen parasitischen Entwicklungsstadien von *Ixodes ricinus* (nach Kahl, 1989).

Entwicklungsstadium	Dauer Saugakt in Tagen	Nettomassezunahme um den Faktor
Larve	2–4	10–20
Nymphe	3–5	15–40
Weibchen[1]	7–10	100–200
Männchen[2]	?	?

[1] Noch unbegattete Weibchen unterbrechen ihre Blutmahlzeit in weiterhin fixiertem Zustand, bis sie begattet wurden, und vollenden die Blutmahlzeit erst dann. Ihre parasitische Phase kann daher deutlich länger als 10 Tage dauern.
[2] Das Männchen verbleibt für längere Zeit auf einem Wirt, um verschiedene Weibchen zu begatten. In dieser Zeit nimmt es unter Umständen mehrere kleine Blutmahlzeiten zu sich. Zur Begattung kommt es aber auch zwischen ungesogenen Weibchen und Männchen.

für ein möglichst langes Überleben bis zur nächsten Blutmahlzeit bildet bzw. dem adulten Weibchen eine hohe Produktion an Eiern ermöglicht. Der Saugakt ist keine einseitige Stoffaufnahme durch die Zecke, sondern ein äußerst dynamischer Stoffaustausch zwischen Parasit und Wirt, gesteuert durch die Zecke.

Während sich die Körpermasse einer Zecke im allerersten kurzen Abschnitt der Blutmahlzeit kaum erhöht (Vorbereitungsphase), wird der größte Teil der Blutmahlzeit in den letzten 12–36 Stunden aufgenommen (Ausdehnungsphase; engl.: *rapid phase of engorgement*). Zwischen beiden Phasen liegt die sog. Wachstumsphase (engl.: *slow phase of engorgement*) mit einer moderaten Steigerung der Körpermasse im langen Mittelteil der Blutmahlzeit (Sonenshine und Anderson, 2014). In der Vorbereitungsphase etabliert die saugende Zecke hauptsächlich die Stichstelle für den ausgedehnten Saugakt. Der früh abgegebene Zeckenspeichel bildet den sogenannten Zement, der in der Wunde einen stabilen Stichkanal formt und die äußeren Mundwerkzeuge (Hypostom, Chelizeren) der Zecke eng umschließt. Darauf folgt die Wachstumsphase, in der die saugende Zecke in großem Umfang neue Kutikula synthetisiert, um am Ende die gesamte umfangreiche Blutmahlzeit aufnehmen zu können. Die Kutikula weist dann eine mehrfach größere Trockenmasse auf als die gesamte ungesogene Zecke nur wenige Tage zuvor (Lees, 1952). Mit dem finalen „großen Schluck“ in der Endphase des Saugakts dehnt sich die gewachsene Kutikula dann, und auf diese Weise kann es zu der enormen Massezunahme bei saugenden Schildzecken kommen. Die Körperoberfläche vergrößert sich während des Saugakts beim *I. ricinus*-Weibchen um den Faktor 15 (Lees, 1952) und die Körpermasse um den Faktor 100–200 (Tab. 2.1). Mit Abschluss der Blutmahlzeit zieht die Zecke nach dem Einklappen der terminalen Chelizerenfinger ihre Mundwerkzeuge aus der Wunde bzw. aus dem selbstgeformten Stichkanal aktiv zurück, und sie verlässt den Wirt.

Das Abfallen vom Wirt (engl.: *drop-off*) ist kein rein zufälliger Akt, wie Versuche gezeigt haben (Kheisin und Lawrenenko, 1956). In dieser Untersuchung wurden 2 Gruppen von Rindern jeweils 12 Stunden pro Tag im Stall und 12 Stunden auf der Weide gehalten. Eine Gruppe verbrachte die Nacht im Stall, die andere den Tag. Alle gesogenen *I. ricinus*-Weibchen fielen außerhalb des Stalls ab. Das Abfallen erfolgte also nicht zufällig und unter diesen Bedingungen nicht streng nach Tageszeit. Wann sich eine Zecke vom Wirt fallen lässt, hat für sie aufgrund ihrer geringen Mobilität tiefgreifende Konsequenzen. Landet sie an einem für ihr weiteres Wirken ungeeigneten Platz, wird sie kaum für längere Zeit überleben und ihr biologisches Ziel wahrscheinlich verfehlen. Bei einem nestbewohnenden Wirt kann die Zecke je nach seiner tageszeitlichen Aktivität im Nest oder außerhalb abfallen, was für ihren weiteren Weg einen wesentlichen Unterschied macht. Leider sind unsere Detailkenntnisse über das Abfallen der verschiedenen Entwicklungsstadien von *I. ricinus* vom Wirt und jene inneren und äußeren Faktoren, die darauf Einfluss nehmen, nur fragmentarisch (Tageszeit, Wirtsverhalten, taktile Reize etc.).

Zwischen den Blutmahlzeiten (freilebende Phasen)

Von der Repletion (als Larve oder Nymphe) bis zur nächsten Blutmahlzeit (als Nymphe oder Adultus) durchläuft die Zecke eine Sequenz verschiedener Entwicklungsphasen (Tab. 2.2). Frisch gesogene, vom Wirt gerade abgefallene *I. ricinus* suchen sich nach Möglichkeit einen verborgenen Platz mehr oder weniger tief in der Laubstreu, an dem sie vor Besonnung und vor Austrocknung weitgehend geschützt sind. Auch bei anhaltend trockenem Wetter herrscht tief in der Laubstreu meist eine recht hohe relative Feuchte der Luft, vor allem an Standorten mit Eichen- und Rotbuchenbestand mit einer ganzjährig geschlossenen Laubstreu. Zum Überleben zwischen den Blutmahlzeiten benötigen alle mobilen Entwicklungsphasen und die Eier von *I. ricinus* mindestens 80–85 % relative Feuchte der Luft, wobei es vorübergehend durchaus auch trockener sein darf (Kahl, 1989). Aktive Wassergewinne erzielen die ungesogenen und gesogenen Phasen nur oberhalb dieser sogenannten kritischen Gleichgewichtsluftfeuchte, indem sie mithilfe eines wasseranziehenden Speicheldrüsensekretes Wasser aus der umgebenden ungesättigten Luft aufnehmen (Lees, 1946; Kahl und Knülle, 1988; Gaede und Knülle, 1997). Freilebende ungesogene Zecken scheinen generell über diesen nicht sehr energieaufwendigen, oralen

Tab. 2.2: Sequenz punktueller Entwicklungsereignisse und mehr oder weniger ausgedehnter Entwicklungsphasen bei *Ixodes ricinus* zwischen den Blutmahlzeiten.

Ereignis	Phase (ungefähre Dauer)	Bemerkungen
Repletion		Abfallen vom Wirt (engl.: *drop-off*)
	Gesogene Phase: 2 Wochen bis 10 Monate	Gesogene Larven und Nymphen können in eine Entwicklungsruhe eintreten und überwintern.
Apolysis		Trennt verschiedene Entwicklungsstadien; erfolgt in Mitteleuropa nur im Sommer
	Proecdysis, pharate Phase (engl.: *moult*): ~50 Tage bei 15 °C, ~25 Tage bei 20 °C beim Adultstadium (Kahl, 1989)	Zecke ist unbeweglich und verliert in dieser Phase vorübergehend die Fähigkeit zur aktiven Wasserdampfsorption.
Ecdysis		Ungesogene Zecke verlässt Exuvie, die Reste der alten Kutikula.
	Ungesogene Phase: a) Postecdysiale Reifungsphase: 1–2 Wochen b) Ruhephase: wenige Wochen bis Monate c) Aktive Wirtsuche (engl.: *questing*): mehrere Wochen bis Monate	a) Zecke setzt Kot und Urin ab, Kutikula färbt sich. b) Die meisten Nymphen und Adulten verbleiben nach vollzogener Ecdysis und abgeschlossener Reifung in einer Verhaltensruhephase und werden erst nach dem folgenden Winter aktiv.
Wirtsfindung		

Mechanismus zu verfügen (Knülle und Rudolph, 1982), ebenso wie einige gesogene Zecken (Kahl und Knülle, 1988). Diese besondere Form der Wasseraufnahme ist ein Schlüsselfaktor für die Langlebigkeit vieler freilebender Zecken. Auch wenn *I. ricinus* für mehrere Wochen unter Wasser überleben kann (H. Dautel, unveröffentlicht), sind sättigungsnahe relative Feuchte der Luft oder Staunässe auf Dauer ungünstige Bedingungen.

Die Verdauung der Blutmahlzeit zieht sich über längere Zeit hin und erfolgt im Unterschied zu anderen blutsaugenden Arthropoden bei Zecken intrazellulär (Roesler, 1934). Die Entwicklung zum darauffolgenden Stadium (Proecdysis, pharate Phase) – im Deutschen unzureichend als Häutung bezeichnet – ist ein Prozess, der einige Wochen in Anspruch nimmt und stets in der warmen Jahreszeit von Mitte Juni bis Anfang Oktober erfolgt (Kahl, 1989). Das heißt, dass im Frühjahr repletierte Larven und Nymphen von *I. ricinus* nach wenigen Monaten in die Proecdysis eintreten. Bei im Frühsommer repletierten Larven und Nymphen kommt es schon nach wenigen Wochen zur Proecdysis. Im Spätsommer oder Herbst repletierte Larven und Nymphen begeben sich hingegen zunächst in ein Ruhestadium (Entwicklungsdiapause). Sie überwintern im gesogenen Zustand und vollziehen die Proecdysis erst im folgenden Sommer. Diese Art der fakultativen Entwicklungsverzögerung verlängert den Lebenszyklus von *I. ricinus* in vielen Fällen erheblich. Nach erfolgter Apolysis – die Abtrennung der Epidermis von der Kutikula (Integument, Körperhülle), definitionsgemäß der Auftakt der Proecdysis (Tab. 2.2) – sind die Zecken in der Proecdysis unbeweglich. Alle ektodermalen Gewebe (Speicheldrüsen, Pharynx, Ösophagus, Tracheen, Rektum etc.) werden eingeschmolzen und anschließend wieder neu gebildet (Balashov, 1972). Die alte Kutikula wird bis auf die äußeren Schichten sukzessive *von innen nach außen* verdaut, und es wird darunter von der Epidermis *von außen nach innen* eine neue Kutikula aufgebaut (Hackman und Filshie, 1982). Den Abschluss der Proecdysis bildet die Ecdysis, das Hervorkommen der frisch gehäuteten Zecke aus der alten Kutikulahülle (Exuvie). An die Ecdysis schließt sich eine etwa ein- bis zweiwöchige Reifungsphase an, in der die frisch gehäutete Zecke reichlich Kot (abgestoßene Darmepithelzellen) und Urin (in Form von wassersparendem Guanin) absetzt und in der die neue Kutikula ihre endgültige Färbung annimmt. Von diesem Zeitpunkt an sprechen wir von einer ungesogenen Zecke (Tab. 2.2). Es kann dann aber noch Monate dauern, bis sich eine solche *I. ricinus*-Zecke aktiv auf Wirtsuche begibt, die Laubstreu verlässt und exponierte bodennahe Geländepunkte bis etwa 1,20 m Höhe aufsucht (auf der Laubstreu, an den Spitzen von Gräsern, Farnen oder Stauden etc.). Dort wartet sie auf vorbeistreifende Wirtstiere (engl.: *questing*) und wechselt bei Kontakt blitzschnell auf sie über. Insbesondere bei längerer Trockenheit verlässt *I. ricinus* diese exponierten Plätze wieder und sucht einen feuchteren, geschützten Platz in der Laubstreu auf, um kritische Wasserverluste zu vermeiden und seine körpereigenen Wasservorräte wieder aufzufüllen (Lees, 1948). Insofern kann es durchaus zu längeren Unterbrechungen der Wirtsuche kommen. Aber auch sich in der Laubstreu befindende, ruhende ungesogene *I. ricinus* verlieren nicht zwangsläufig ihr Interesse an potenziellen Wirten. Nähert sich ihnen ein Wirt, kann es unter Umständen trotzdem zu einem Befall kommen.

Die maximale Lebensdauer nach der Blutmahlzeit der Larve ohne weitere Nahrungsaufnahme beträgt bei *I. ricinus* knapp 2 Jahre. So lange nach der larvalen Blutmahlzeit sind noch letzte ungesogene Nymphen im Freiland anzutreffen. Die maximale Lebensdauer nach der Blutmahlzeit der Nymphe ohne weitere Nahrungsaufnahme beträgt bei *I. ricinus* bis zu 3 Jahren. So lange nach der Blutmahlzeit der Nymphe sind noch letzte ungesogene Adulte im Freiland aktiv (H. Dautel und O. Kahl, unveröffentlicht). Mit Ausnahme der Proecdysis, in der die notwendigen Umbauprozesse ablaufen, ist die gesamte restliche Phase zwischen den Blutmahlzeiten von energiesparendem Verhalten geprägt, denn die körpereigenen Vorräte sind begrenzt. Nur so kann *I. ricinus* diese außerordentlich langen Überlebenszeiten zwischen den Blutmahlzeiten erreichen, sofern die äußeren Bedingungen wie die relative Feuchte der Luft das zulassen.

Das gesogene Weibchen beginnt kurze Zeit nach der Repletion mit der Eiablage. Oberhalb von 4–5 °C werden die maximal 2.000–3.000 Eier kontinuierlich abgelegt, bei kühleren Temperaturen stoppt die Eiablage vorübergehend (Kahl, 1989). Nach abgeschlossener Oviposition stirbt das Weibchen.

2.3 Habitat und Habitatansprüche

Ixodes ricinus ist ein Wald- und Waldrandbewohner. Laub- und Mischwälder bieten *I. ricinus* besonders günstige Bedingungen (Gray et al., 1998; Boehnke et al., 2015; Brugger, 2019), aber auch in Nadelwäldern findet sich diese Schildzecke in nennenswerter Dichte, wenn es sich um Gebiete handelt, in denen es nicht zu wenig regnet. Standorte wie zum Beispiel naturnah angelegte Parks oder Friedhöfe oder auch waldnahe Gärten können unter Umständen ebenfalls recht hohe Dichten an *I. ricinus* beherbergen (Mackenstedt, 2019). Äußerst vorteilhaft für *I. ricinus* ist das Vorhandensein einer ganzjährigen, möglichst tiefen Laubstreu, was vor allem dort gewährleistet ist, wo Rotbuchen und Eichen in ausreichender Dichte vorkommen. Deren Laub benötigt einige Jahre, um zu zerfallen, und so finden sich an derartigen Standorten in der Regel Schichten mehrerer Laubjahrgänge übereinander. In der Laubstreu finden alle Entwicklungsstadien von *I. ricinus* mikroklimatische Feuchtebedingungen, die ihnen auch bei vorübergehend trockenem Wetter ein langes Überleben zwischen den Blutmahlzeiten ermöglichen.

Neben befriedigenden mikroklimatischen Bedingungen benötigt *I. ricinus* für seine Existenz selbstverständlich auch geeignete Wirte. In Mitteleuropa sind Kleinsäuger und Vögel in der Regel an allen Grünstandorten, auch in Parks und Gärten, in ausreichender Dichte verfügbar. Begrenzender Faktor ist in aller Regel die ausreichende Verfügbarkeit mittelgroßer und größerer Säuger als Wirte für adulte *I. ricinus* (Kahl et al., 2019).

2.4 Saisonalität

Unter Saisonalität wird üblicherweise die jahreszeitliche Verteilung der Wirtsuchaktivität einer Zecke verstanden, auch wenn noch andere Entwicklungsereignisse und -phasen wie z. B. die Proecdysis bei *I. ricinus* in Mittel- und Nordeuropa saisonal festgelegt sind. Fast alle Betrachtungen zur saisonalen Aktivität von Zecken folgen dem Kalenderjahr. Biologisch ist das nicht zwingend. Ebenso könnte man die saisonale Aktivität im Spätsommer beginnen lassen, wenn die ersten neuen aktiven Zecken nach der sommerlichen Häutung auftauchen. Olaf Kahl und Hans Dautel (unveröffentlicht) bezeichnen diejenigen Nymphen und Adulti von *I. ricinus*, die sich im selben Sommer gehäutet haben, als einen Häutungsjahrgang. Diese Zecken bilden den Ausgangspunkt für eine neue Kohorte frisch geschlüpfter Zeckenstadien.

Die Standardmethode zur Erfassung der Zeckenaktivität ist die Flaggmethode (MacLeod, 1932), bei der ein helles Tuch über die bodennahe Vegetation und die Laubstreu gezogen wird. Aktive Zecken klammern sich am Stoff fest und können dann abgesammelt und gezählt werden. Die meisten unserer Kenntnisse über die saisonale Wirtsuchaktivität von *I. ricinus* beziehen sich auf das Nymphenstadium. Ungesogene Larven sind mit ihrer sehr begrenzten Mobilität unregelmäßig im Gelände verteilt, je nachdem, wo gesogene Weibchen ihre Eier abgelegt haben. Außerdem sind sie sehr klein. Das macht eine reproduzierbare quantitative Erfassung ihrer saisonalen Aktivität nahezu unmöglich. Adulte *I. ricinus* sind nicht sehr zahlreich und ebenfalls gehäuft an bestimmten Stellen zu finden, z. B. an Wegrändern und auf Gräsern und Stauden, sodass es auch nur relativ wenige aussagekräftige Studien zur saisonalen Wirtsuchaktivität des Adultstadiums gibt.

Es gibt ein-, zwei- und auch mehrgipfelige saisonale Aktivitätskurven von *I. ricinus*-Nymphen. Auch an ein und demselben Standort formt sich die Saisonalitätskurve in jedem Jahr wieder neu. Sie wird auch kurzfristig stark beeinflusst vom Gang des Wetters und des Mikroklimas. Es benötigt viel Erfahrung der Untersuchenden und zeitlich hochauflösende lange Zeitreihen, um herauszufinden, welchen Anteil die keineswegs konstante Populationsdichte der Zecke am Verlauf einer saisonalen Aktivitätskurve hatte und welche Anstiege und Rückgänge nur auf den Einfluss des Wetters zurückzuführen waren.

Die folgenden Angaben zur saisonalen Aktivität sind Durchschnittswerte. Abweichungen davon können vor allem je nach Wetterverlauf in einem Jahr durchaus vorkommen. In höheren Lagen ist die Zeckensaison meist verkürzt. Bis zu etwa 1.100 m üNN ist in Mitteleuropa mit *I. ricinus* zu rechnen, auch wenn die Populationsdichten ab 400–600 m üNN mit zunehmender Höhe meist abnehmen (Materna et al., 2008; Boehnke et al., 2015).

Die Wirtsuchaktivität des Larvenstadiums von *I. ricinus* erstreckt sich im Flachland von etwa Ende April bis Ende Oktober, häufig mit einem Maximum in den Sommermonaten. Auch wenn in milden Wintern einzelne Larven gelegentlich auf Wirtstieren zu finden sind, sucht dieses Entwicklungsstadium in dieser Jahreszeit nicht aktiv nach einem Wirt.

Aktive Nymphen finden sich im Flachland von Anfang März bis November. Der saisonale Höhepunkt der Nymphenaktivität liegt meist im April oder Mai. In warmen, trockenen Phasen – insbesondere in den Sommermonaten – kann es zu ausgeprägten Tiefpunkten kommen. In besonders milden Wetterphasen im Winter können Nymphen durchaus aktiv werden. Späte Wintereinbrüche im Frühling sorgen für vorübergehende Aktivitätsrückgänge.

Aktive adulte *I. ricinus* trifft man ebenfalls von Ende Februar/Anfang März bis November an. Auch sie werden in milden Phasen im Winter aktiv, und auch für sie gilt, dass der Höhepunkt der saisonalen Aktivität häufig im April oder Mai liegt. Auch bei diesem Entwicklungsstadium kommt es mitunter zu stärkeren vorübergehenden Rückgängen der Aktivität in anhaltend warmen und trockenen Wetterphasen sowie in kalten Wetterphasen im Frühling. Mehr zur saisonalen Aktivität von *I. ricinus* findet sich in Kahl et al. (2019).

2.5 Andere einheimische Überträger des FSME-Virus

Andere *Ixodes*-Zecken

Neben *I. ricinus* kommen in Mitteleuropa weitere *Ixodes*-Spezies vor, die das FSME-Virus übertragen oder zumindest tragen können (Übersicht bei Chitimia-Dobler et al., 2019). Dazu gehören einige Vogelparasiten wie *Ixodes frontalis* und die weit verbreitete Igelzecke, *Ixodes hexagonus*. Letztere ist nicht nur auf Igeln sondern auch auf Füchsen und anderen Carnivoren zu finden und nicht selten auch auf Hunden und Katzen. Diese Zecken verbringen die Phasen zwischen den Blutmahlzeiten in den Nestern oder Bauten ihrer Wirte. Stiche beim Menschen kommen nur selten vor. Es ist denkbar, dass stabile, verborgene Zyklen des FSME-Virus zwischen sehr wirtsspezifischen, verborgen lebenden *Ixodes*-Arten und ihren Wirten existieren, sofern diese Wirte das FSME-Virus auf Zecken übertragen können. Da auch *I. ricinus* häufig den Igel und zumindest gelegentlich Carnivore befällt, kann diese Zecke das Virus aus diesen Zyklen nach außen tragen und als Brückenvektor für den Menschen fungieren.

Erst vor wenigen Jahren wurde *Ixodes inopinatus* in den westlichen Mittelmeerländern als eine neue Spezies beschrieben (Estrada-Peña et al., 2014). Davor wurden diese Zecken *I. ricinus* zugeordnet. Durch die Arbeiten von Petney et al. (2015) und Chitimia-Dobler et al. (2018) und aufgrund von weiteren noch unpublizierten Funden ist mittlerweile klar, dass mit dem Auftreten dieser Zeckenart in weiten Teilen Mitteleuropas zu rechnen ist. Noch ist zu klären, ob *I. inopinatus* aktiv am Übertragungszyklus des FSME-Virus teilnimmt, aber als ein enger Verwandter von *I. ricinus* liegt der Verdacht nahe.

Dermacentor-Zecken

Die Schildzeckengattung *Dermacentor* ist in Mitteleuropa mit 2 Arten vertreten, *D. marginatus* (Schafzecke) und *D. reticulatus* (Auwaldzecke), die beide als Vektoren für das FSME-Virus bekannt sind. Die erstgenannte Spezies ist in Deutschland auf den südwestdeutschen Raum beschränkt, wo sie Trockenrasenflächen und andere offene Landschaften besiedelt, insbesondere dort, wo Schafe vorkommen. Die Auwaldzecke hat sich in den letzten ca. 30 Jahren innerhalb Deutschlands stark nach Norden und Osten ausgebreitet und ist inzwischen die zweithäufigste Zecke in Deutschland (Dautel et al., 2006; Rubel et al., 2016). Ähnliche Expansions- bzw. Invasionstendenzen dieser Zecke wurden aus den Nachbarländern Polen, Belgien, Niederlande sowie den baltischen Staaten beschrieben (Buczek et al., 2013; Jongejan et al., 2015; Paulauskas et al., 2015). Sie liebt ebenfalls offene Landschaften und profitiert vor allem an ihrer nördlichen Verbreitungsgrenze offenbar von den zunehmend wärmeren Sommern in Mitteleuropa (Kahl und Dautel, 2013).

In der saisonalen Abfolge ihrer verschiedenen Entwicklungsstadien unterscheiden sich diese *Dermacentor*-Arten grundlegend von *I. ricinus* (Kahl und Dautel, 2013). Sie durchlaufen alle Entwicklungsphasen von der Oviposition bis zum ungesogenen F_1-Adultus innerhalb nur einer Vegetationsperiode. Die rasche Aufeinanderfolge dieser Entwicklungsstadien ist bei ihnen obligatorisch. Die Oviposition erfolgt stets im Frühjahr, unabhängig davon, wann im Jahr ein Weibchen seine Blutmahlzeit aufgenommen hat. Die Hauptaktivitätszeit der Larven ist der Juli, die der Nymphen der August. Aktive adulte *Dermacentor*-Zecken finden sich von August/September bis April/Mai. In den Sommermonaten treten sie in eine Dormanz (Ruhephase) ein, und unter winterlichen Bedingungen ruht ihre Wirtsuchaktivität auch vorübergehend. Ihre Lebensdauer beträgt 1–2 Jahre. Die ungesogenen Larven und Nymphen sind vergleichsweise kurzlebig, und die Weiterentwicklung der gesogenen Juvenilstadien zum jeweils folgenden Entwicklungsstadium erfolgt ohne Entwicklungsverzögerungen. Da vermutlich nur das Adultstadium überwinterungsfähig ist (Balashov, 1972), sind beide *Dermacentor*-Arten auf ausreichend warme Bedingungen während der Vegetationsperiode angewiesen, um ihre Entwicklung zum ungesogenen Adultus rechtzeitig vor dem Winter abzuschließen. Dazu passt, dass sie nicht geschlossene Waldstandorte sondern offene, sonnenexponierte Standorte bevorzugen. Insofern scheint es plausibel, dass beide Arten während der Vegetationsperiode von den zunehmenden Temperaturen im Zuge des Klimawandels profitieren, unter Umständen eine entscheidende Ursache für die Expansion von *D. reticulatus* nach Norden (Kahl und Dautel, 2013).

In Studien in Polen und Deutschland wurden bis zu etwa 10 % der ungesogenen adulten *D. reticulatus* als Träger des FSME-Virus identifiziert (Biernat et al., 2014; L. Chitimia-Dobler, pers. Mitteilung), was die übliche Prävalenz des Virus in ungesogenen *I. ricinus* klar übertrifft (meist 0–1 %). Die Juvenilstadien der beiden *Dermacentor*-Arten parasitieren hauptsächlich Kleinsäuger und die Adulten große Säuger wie Schafe, Rehe, Hirsche und Wildschweine. Die Adulten beider Arten stechen häufig auch Hunde, den Menschen in unserer Klimaregion dagegen nur äußerst selten.

Haemaphysalis concinna

Ein weiterer Vertreter der Schildzecken und nachgewiesener Vektor des FSME-Virus ist die Reliktzecke, *Haemaphysalis concinna*. Diese Spezies kommt in Mitteleuropa nur in eng umgrenzten Gebieten vor (Rubel et al., 2014, 2018) und ist als Parasit des Menschen und Überträger des FSME-Virus in Mitteleuropa bisher nicht aufgefallen. Ob *H. concinna* in Deutschland überhaupt in FSME-Naturherden auftritt und die Freilandzirkulation des FSME-Virus dort maßgeblich unterstützt, ist unbekannt.

2.6 Schlussbemerkungen

Es ist an dieser Stelle darauf hinzuweisen, dass in einer Zeit, in der es in der Biologie viel um Moleküle und Gene geht, noch zahlreiche grundlegende Fragen zur Biologie und Ökologie von gesundheitspolitisch wichtigen Zeckenarten unbeantwortet sind. Das gilt auch für *I. ricinus* und in besonderem Maße für den erst vor Kurzem beschriebenen *I. inopinatus*. Es liegt in unserem eigenen Interesse, diesen Fragen wissenschaftlich nachzugehen. Mit der Beantwortung der offenen Fragen wird unser Verständnis über die ökologischen Zusammenhänge der Freilandzirkulation des FSME-Virus verbessert. Damit können auch mathematische Modelle das Vorkommen, die Verbreitung und die Wirtsuchaktivität von Vektorzecken – auch im Zusammenhang mit dem Klimawandel – besser abbilden.

2.7 Literaturverzeichnis

Balashov, Y., 1972. Bloodsucking ticks (Ixodoidea) – vectors of diseases of man and animals. Misc. Publ. Entomol. Soc. Am. 8, 161–376.

Bauch, R. J., 1971. Zur Bionomie von *Ixodes ricinus* L. 2. Der Entwicklungszyklus im DDR-Bezirk Magdeburg. Angew. Parasitol. 13, 141–154.

Belozerov, V. N., 1982. Diapause and biological rhythms in ticks. In: Obenchain, F. D., Galun, R. (Hrsg.), Physiology of Ticks. Pergamon Press, Oxford (UK), 496–500.

Biernat, B., Cieniuch, S., Stańczak, J., 2014. Detection of TBEV RNA in *Ixodes ricinus* in north-eastern Poland. Ann. Agric. Environ. Med. 21, 689–692.

Boehnke, D., Brugger, K., Pfäffle, M., Sebastian, P., Norra, S., Petney, T. N., Oehme, R., Littwin, N., Lebl, K., Raith, J., Walter, M., Gebhardt, R., Rubel, F., 2015. Estimating *Ixodes ricinus* densities on the landscape scale. Int. J. Health Geogr. 14, 23.

Brugger, K., 2019. Deutschlandkarte der Dichte des FSME-Virus-Vektors *Ixodes ricinus*. In: Rubel, F., Schiffner-Rohe, J. (Hrsg.), FSME in Deutschland: Stand der Wissenschaft. Deutscher Wissenschafts-Verlag, Baden-Baden (DE), Kap. 5, 67–80.

Buczek, A., Bartosik, K. A., Wiśniowski, L., Tomasiewicz, K., 2013. Changes in population abundance of adult *Dermacentor reticulatus* (Acari: Amblyommidae) in long-term investigations in eastern Poland. Ann. Agric. Environ. Med. 20, 269–272.

Chitimia-Dobler, L., Mackenstedt, U., Kahl, O., Petney, T. N., 2019. Transmission/Natural cycle. In: Dobler, G., Erber, W., Bröker, M., Schmitt, H.-J. (Hrsg.), TBE–The Book, 2nd Edition. Global Health Press, Singapore (SG), 62–86.

Chitimia-Dobler, L., Rieß, R., Kahl, O., Wölfel, S., Dobler, G., Nava, S., Estrada-Peña, A., 2018. *Ixodes inopinatus* – occurring also outside the Mediterranean region. Ticks Tick Borne Dis. 9, 196–200.

Chmela, J., 1969. On the developmental cycle of the common tick (*Ixodes ricinus* L.) in the North-Moravian natural focus of tick-borne encephalitis. Folia Parasitol. 16, 313–319.

Dautel, H., 2010. Zecken und Temperatur. In: Aspöck, H. (Hrsg.), Krank durch Arthropoden. Denisia 30, 149–169.

Dautel, H., Dippel, C., Oehme, R., Hartelt, K., Schettler, E., 2006. Evidence for an increased geographical distribution of *Dermacentor reticulatus* in Germany and detection of *Rickettsia* sp. RpA4. Int. J. Med. Microbiol. 296 Suppl. 40, 149–156.

Estrada-Peña, A., Jongejan, F., 1999. Ticks feeding on humans: a review of records on human-biting Ixodoidea with special reference to pathogen transmission. Exp. Appl. Acarol. 23, 685–715.

Estrada-Peña, A., Nava, S., Petney, T. N., 2014. Description of all the stages of *Ixodes inopinatus* n. sp. (Acari: Ixodidae). Ticks Tick Borne Dis. 5, 734–743.

Gaede, K., Knülle, W., 1997. On the mechanism of water vapour sorption from unsaturated atmospheres by ticks. J. Exp. Biol. 200, 1491–1498.

Gray, J. S., Kahl, O., Robertson, J. N., Daniel, M., Estrada-Peña, A., Gettinby, G., Jaenson, T. G. T., Jensen, P., Jongejan, F., Korenberg, E., Kurtenbach, K., Zeman, P., 1998. Lyme borreliosis habitat assessment. Zentralbl. Bakteriol. 287, 211–228.

Hackman, R. H., Filshie, B. K., 1982. The tick cuticle. In: Obenchain, F. D., Galun, R. (Hrsg.), Physiology of Ticks. Pergamon Press, Oxford (UK), 1–42.

Jongejan, F., Ringenier, M., Putting, M., Berger, L., Burgers, S., Kortekaas, R., Lenssen, J., van Roessel, M., Wijnveld, M., Madder, M., 2015. Novel foci of *Dermacentor reticulatus* ticks infected with *Babesia canis* and *Babesia caballi* in the Netherlands and in Belgium. Parasit. Vectors 8, 232.

Kahl, O., 1989. Untersuchungen zum Wasserhaushalt von Zecken (Acari: Ixodoidea) im Laufe ihrer postembryonalen Entwicklung unter besonderer Berücksichtigung der aktiven Wasserdampfsorption bei gesogenen Stadien. Inaugural-Dissertation, Freie Universität Berlin, Deutschland, 356 S.

Kahl, O., Chitimia-Dobler, L., Mackenstedt, U., Petney, T. N., 2019. Zirkulation des FSME-Virus im Freiland. In: Rubel, F., Schiffner-Rohe, J. (Hrsg.), FSME in Deutschland: Stand der Wissenschaft. Deutscher Wissenschafts-Verlag, Baden-Baden (DE), Kap. 4, 53–66.

Kahl, O., Dautel, H., 2013. Seasonal life cycle organization of the ixodid tick *Dermacentor reticulatus* in central Europe – implications on its vector role and distribution. Medicine in Kuzbass 12, 84–87.

Kahl, O., Geue, L., 1995. Laboratory study on the role of the European fox, *Vulpes vulpes*, as a possible reservoir of *Borrelia burgdorferi* s.l. In: Proc. 2nd Int. Conf. Tick-Borne Pathogens at the Host-Vector Interface: A Global Perspective. Vol. 1, 239.

Kahl, O., Knülle, W., 1988. Water vapour uptake from subsaturated atmospheres by engorged immature ixodid ticks. Exp. Appl. Acarol. 4, 73–83.

Kaufman, W. R., Sauer, J. R., 1982. Ion and water balance in feeding ticks: Mechanisms of tick excretion. In: Obenchain, F. D., Galun, R. (Hrsg.), Physiology of Ticks. Pergamon Press, Oxford (UK), 213–244.

Kheisin, B. N., Lawrenenko, L. E., 1956. Duration of bloodsucking and diurnal rhythm of nutrition and dropping of females of *Ixodes ricinus* L. Zool. Zh. 35, 379–383, engl. Übersetzung NAMRU-3, T24.

Knülle, W., Rudolph, D., 1982. Humidity relationships and water balance of ticks. In: Obenchain, F. D., Galun, R. (Hrsg.), Physiology of Ticks. Pergamon Press, Oxford (UK), 43–70.

Lees, A. D., 1946. The water balance in *Ixodes ricinus* L. and certain other species of ticks. Parasitology 37, 1–20.

Lees, A. D., 1948. The sensory physiology of the sheep tick, *Ixodes ricinus* L. J. Exp. Biol. 25, 145–207.

Lees, A. D., 1952. The role of cuticle growth in the feeding process of ticks. Proc. Zool. Soc. London 121, 759–772.

Littwin, N.-V., 2016. Of ticks, mice and men – shaping the ecology of tick-borne pathogens in Baden-Württemberg. Dissertation, Karlsruher Institut für Technologie, Deutschland, 247 S.

Mackenstedt, U., 2019. Zecken und FSME-Infektionsrisiko im suburbanen und urbanen Raum. In: Rubel, F., Schiffner-Rohe, J. (Hrsg.), FSME in Deutschland: Stand der Wissenschaft.

Deutscher Wissenschafts-Verlag, Baden-Baden (DE), Kap. 7, 95–106.

MacLeod, J., 1932. The bionomics of *Ixodes ricinus* L., the "sheep tick" of Scotland. Parasitology 24, 382–400.

Materna, J., Daniel, M., Metelka, L., Harčarik, J., 2008. The vertical distribution, density and the development of the tick *Ixodes ricinus* in mountain areas influenced by climate changes (The Krkonoše Mts., Czech Republic). Int. J. Med. Microbiol. 298, 25–37.

Paulauskas, A., Radzijevskaja, J., Mardosaitė-Busaitienė, D., Aleksandravičienė, A., Galdikas, M., Krikštolaitis, R., 2015. New localities of *Dermacentor reticulatus* ticks in the Baltic countries. Ticks Tick Borne Dis. 6, 630–635.

Petney, T. N., Moser, E., Littwin, N., Pfäffle, M., Muders, S. V., Taraschewski, H., 2015. Additions to the "Annotated Checklist of the Ticks of Germany": *Ixodes acuminatus* and *Ixodes inopinatus*. Syst. Appl. Acarol. 20, 221–224.

Petney, T. N., Pfäffle, M. P., Skuballa, J. D., 2012. An annotated checklist of the ticks (Acari: Ixodida) of Germany. Syst. Appl. Acarol. 17, 115–170.

Roesler, R., 1934. Histologische, physiologische und serologische Untersuchungen über die Verdauung bei der Zeckengattung *Ixodes* Latr. Z. Morphol. Ökol. Tiere 28, 297–317, zit. nach Balashov, 1972.

Rubel, F., Brugger, K., Monazahian, M., Habedank, B., Dautel, H., Leverenz, S., Kahl, O., 2014. The first German map of georeferenced ixodid tick locations. Parasit. Vectors 7, 477.

Rubel, F., Brugger, K., Pfeffer, M., Chitimia-Dobler, L., Didyk, Y. M., Leverenz, S., Dautel, H., Kahl, O., 2016. Geographical distribution of *Dermacentor marginatus* and *Dermacentor reticulatus* in Europe. Ticks Tick Borne Dis. 7, 224–233.

Rubel, F., Brugger, K., Walter, M., Vogelgesang, J. R., Didyk, Y. M., Fu, S., Kahl, O., 2018. Geographical distribution, climate adaptation and vector competence of the Eurasian hard tick *Haemaphysalis concinna*. Ticks Tick Borne Dis 9, 1080–1089.

Sonenshine, D. E., Anderson, J. M., 2014. Mouthparts and digestive system: anatomy and molecular biology of feeding and digestion. In: Sonenshine, D. E., Roe, R. M. (Hrsg.), Biology of ticks. Vol. 1. Oxford University Press, Oxford (UK), 122–162.

Tatchell, R., 1969. The ionic regulatory role of the salivary secretion of the cattle tick, *Boophilus microplus*. J. Insect Physiol. 15, 1421–1430.

3

Zecken im Labor: Zucht und Versuche zur Zeckenbiologie, Pathogenübertragung und Wirksamkeit von Repellents

Janna R. Vogelgesang, Hans Dautel, Katharina Brugger

Inhaltsverzeichnis

Zusammenfassung

Im Labor gezüchtete Zecken stellen eine wichtige Grundlage für die Forschung dar und werden für eine Vielzahl an Fragestellungen verwendet. Für die Durchführung experimenteller Arbeiten ist es notwendig Zecken zu züchten um standardisierte Testzecken mit hoher Qualität einsetzen zu können. In diesem Kapitel wird erklärt, wie Zecken im Labor gefüttert und gehalten werden. Im Weiteren werden Versuche zur Zeckenbiologie und zur Pathogenübertragung sowie spezielle Verhaltensassays zur Prüfung der Wirksamkeit von Repellents vorgestellt.

3.1 Einleitung

Zecken spielen als Vektoren (Überträger) von Krankheitserregern in der Human- und Veterinärmedizin eine bedeutende Rolle. Als Mensch und Tierbesitzer möchte man Zecken im Wald oder am Wiesenrand daher möglichst nicht antreffen. Im Labor hingegen werden Zecken für eine Vielzahl von Untersuchungen eingesetzt, u. a. für ökophysiologische oder ökoepidemiologische Fragestellungen, z. B. zum Lebenszyklus der Zecken oder zu ihrer Vektorkompetenz für bestimmte Pathogene. Ihr teilweise extremer Lebensstil und die damit einhergehenden physiologischen Anpassungen machen sie aber auch für Fragestellungen im Bereich der Medizin oder der Bionik interessant. Vorteile von Laboruntersuchungen sind die standardisierten Bedingungen und damit ihre Reproduzierbarkeit. Dazu werden Zecken in verschiedenen Entwicklungsstadien und bestimmten physiologischen Zuständen benötigt, die am besten mittels Zucht erzielt werden können. Dies gilt insbesondere, wenn spezifisch pathogenfreie Zecken gefordert sind, bei denen zuvor mindestens eine Generation im Labor gezüchtet werden muss. Im Folgenden werden Zuchtmethoden für Zecken beschrieben sowie Beispiele für die Nutzung von Zecken in der Forschung gegeben.

3.2 Die Zeckenzucht: Fütterung und Haltung

Die Zucht von Zecken unter Laborbedingungen umfasst das Sammeln verschiedener Zeckenstadien (Larve, Nymphe, Adultus) im Freiland, die anschließende Fütterung sowie die darauffolgende Häutung zum nächsten Entwicklungsstadium bzw. die Eiablage der adulten Weibchen und die Haltung von Zecken zwischen den Blutmahlzeiten.

Zum Sammeln von Zecken wird meist ein weißer Flanellstoff über die Vegetation gezogen (Flaggmethode). Aktive Zecken halten sich an dem vermeintlich vorbeistreifenden Wirt fest und können anschließend abgesammelt und ins Labor gebracht werden. Zur Entwicklung und Reproduktion benötigen Zecken tierisches Blut (Bonnet et al., 2007). Die Fütterung von Larven, Nymphen und Adulti erfolgt entweder direkt auf Laborwirten (*In-vivo*-Fütterung) oder auf künstlichen oder natürlichen Membranen (*In-vitro*-Fütterung).

Die *In-vivo*-Fütterung unterscheidet sich je nach Zeckenart und Entwicklungsstadium vor allem in der Auswahl der Laborwirte (Ladislav et al., 2004). Bevorzugte Wirte sind unter anderem Mäuse, Ratten, Meerschweinchen, Mongolische Gerbile und Kaninchen, aber auch Rinder, Hunde oder Schildkröten kommen zum Einsatz (Bonnet und Liu, 2012; Allan, 2014). Es gibt verschiedene Methoden zur *In-vivo*-Fütterung von Zecken am Wirt, jedoch werden grundsätzlich die hungrigen Zecken immer direkt auf die – zuvor meist sedierten – Laborwirte aufgebracht. Um das Entkommen der Zecken zu verhindern, können sie mittels Stockinette[1], Ohrverband oder Plastikgefäß lokal am Wirt eingeschlossen werden (Abb. 3.1). Der Wirt wird dabei häufig vom Ansetzen bis zum Abfallen der Zecken in einem Zwangsstand bzw. Käfig fixiert oder anderweitig am Abbeißen festgesaugter Zecken gehindert, z. B. durch eine Halskrause (Levin und Schumacher, 2016).

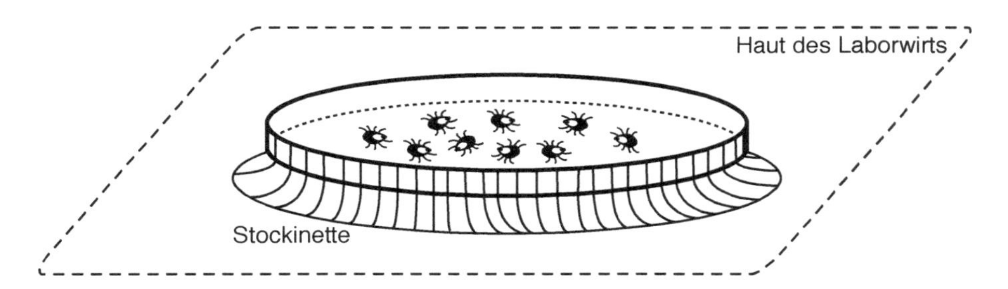

Abb. 3.1: *In-vivo*-Fütterung von Zecken: Zum Anbringen von Stockinetten am Wirt werden geeignete Stellen wie Nacken- oder Bauchregion freirasiert, ein Ende des Schlauches mittels Haftkleber aufgeklebt und die Zecken in den begrenzten Innenbereich entlassen. Das obere Ende des Schlauches wird verknotet, um ein Entkommen der Zecken zu verhindern.

Die Fütterungsdauer ist abhängig von der Zeckenspezies, dem Entwicklungsstadium, den Wirtstieren und dem Immunstatus der Wirte. *Ixodes ricinus*-Larven fallen nach einer zwei- bis viertägigen Blutmahlzeit vom Wirt ab und häuten sich danach zu Nymphen. Für die Entwicklung zum Adultstadium benötigen Nymphen eine weitere Blutmahlzeit über 3–5 Tage an einem Wirt. Das adulte Weibchen saugt für 6–10 Tage Blut, um danach Eier zu legen und abzusterben (Allan, 2014).

Seit der EU-weiten Harmonisierung der rechtlichen Voraussetzungen für die Durchführung von Tierversuchen[2] und deren nationaler Umsetzung[3] gilt

[1]Schläuche aus grob gewebtem Baumwollstoff für Bandagen oder Gipsverbände.

[2]EU-Richtlinie 2010/63/EU (RL2010/63/EU) vom 22. September 2010.

[3]Deutschland setzte die Richtlinie am 4. Juli 2013 durch Änderung des Tierschutzgesetzes sowie am 1. August 2013 durch die Verordnung zur Umsetzung der RL2010/63/EU um.

jegliche Fütterung von Zecken am lebenden Tier als Tierversuch und muss zuvor genehmigt werden. Bei Planung und Durchführung von *In-vivo*-Fütterungen ist darauf zu achten, dass die Belastungen für die Labortiere durch Schmerzen, Leiden oder Schäden auf ein unerlässliches Maß reduziert wird.

Als Alternative zur *In-vivo*-Fütterung am Tier wird schon seit Mitte der Dreißigerjahre des letzten Jahrhunderts an verschiedenen Methoden der *In-vitro*-Fütterung geforscht. Im Unterschied zur *In-vivo*-Fütterung werden Zecken dabei nicht an lebende Tiere, sondern an Membranen gesetzt, durch welche sie Blut saugen. Ein Ersatzmedium für Blut wurde bislang nicht gefunden, sodass Letzteres immer noch von einem Wirbeltier stammen muss. Trotz einer Reihe von Versuchen gibt es bisher keine standardisierte *In-vitro*-Fütterungsmethode. Einer der Gründe dafür ist die lange Saugdauer der Zecken von bis zu 10 Tagen und die damit einhergehende Gefahr der Verminderung der Blutqualität wie auch der Kontamination des Blutes bei längerer extrakorporaler Haltung bei 37 °C. Das verwendete Blut muss mehrfach durch frisches ersetzt werden, sodass die für eine Fütterung benötigte Blutmenge vergleichsweise hoch ist und die tatsächlich aufgenommene Blutmenge um ein Vielfaches übertrifft.

Die verschiedenen Fütterungssysteme unterscheiden sich vor allem in der Art der Membranen, an denen die Zecken Blut saugen. Diese sind entweder Tierhäute oder künstliche, aus Parafilm oder Silikon bestehende Membranen, die über Zeckenkammern oder über Durchflussfütterungssysteme gespannt werden (Kröber und Guerin, 2007; Bonnet und Liu, 2012). Membranen aus Parafilm werden überwiegend bei Lederzecken eingesetzt, die nur für kurze Zeit (Minuten bis Stunden) saugen. Bei den für mehrere Tage saugenden Schildzecken sind dagegen stabilere Membranen notwendig, die sich nach Herausziehen der Mundwerkzeuge der Zecken aufgrund ihrer Elastizität von selbst wieder verschließen und so eine Leckage des Blutes verhindern. Das bisher erfolgreichste derartige *In-vitro*-Fütterungssystem für Schildzecken wurde von Kröber und Guerin (2007) entwickelt.

Bei einer *In-vitro*-Fütterung sollten die natürlichen Bedingungen für Zecken bestmöglich simuliert werden. Die komplexe Abfolge von der Suche einer geeigneten Stichstelle am Wirt bis hin zum Einstich und dem Blutsaugen wird durch chemische und physikalische Reize stimuliert und geleitet. Bei der Anwendung von Silikonmembranen müssen verschiedene Fixierungsstimuli[4] dargeboten werden, um die Zecke zum Einstich zu bewegen. Die Temperatur des Blutes muss jener im Wirtstier entsprechen. Dem Futterblut, das zumeist von Kaninchen, Rindern oder Schafen stammt, wird zusätzlich ATP (Adenosin-

[4]Fixierungsstimuli sind olfaktorische oder mechanische Reize zur Erhöhung der Attraktivität der Membranen für Zecken und zur Anregung zum Stechen.

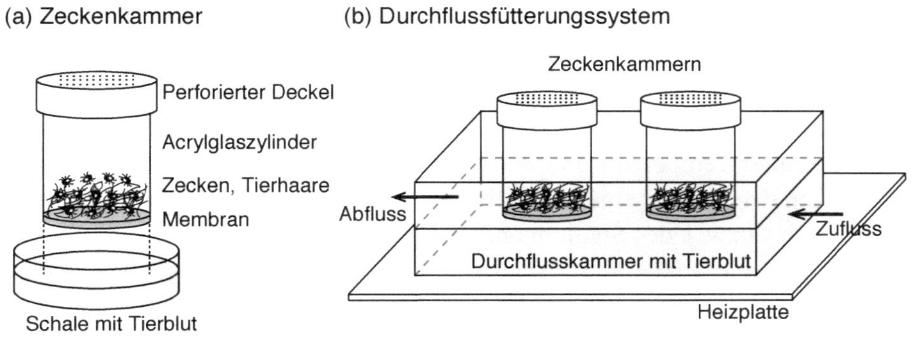

Abb. 3.2: *In-vitro*-Fütterung mittels (a) Zeckenkammer nach Kröber und Guerin (2007) und (b) Durchflussfütterungssystem nach Kuhnert (1996).

Triphosphat) zur saugstimulierenden Wirkung, Glukose zur Erythrozyten-Stabilisierung und ggf. ein Antibiotikum zur Reduzierung des Keimwachstums beigefügt. Zur mechanischen und olfaktorischen Stimulation werden fein geschnittene Wirtstierhaare auf die Membran gestreut und diese olfaktorisch durch das Aufbringen eines Tierhaarextraktes verstärkt. Da fixierungsstimulierende Reize nicht nur vom Wirtstier, sondern auch von saugenden Artgenossen ausgehen können, wird durch Zugabe von Fäzes adulter Zecken auf die Membran eine erfolgreiche Blutaufnahme von Artgenossen vorgetäuscht (Grenacher et al., 2001; Kröber und Guerin, 2007).

Alternativ zu Silikonmembranen werden auch Tierhäute verwendet. Der Vorteil natürlicher Häute liegt darin, dass sie elastisch sind und natürliche olfaktorische und gustatorische Wirtsreize bieten. Damit ist es leichter möglich, die Zecke zum Einstich zu bewegen. Der Nachteil liegt in einer möglichen Kontamination des Blutes durch anhaftende Keime.

Bei einer *In-vitro*-Fütterung werden meist Zeckenkammern verwendet (Abb. 3.2a). Die aus Plexiglas oder Glas bestehenden Behälter werden mit der Membran und den oben genannten Fixierungsstimuli oder Tierhäuten bedeckt. Das Futterblut wird über Heizplatten oder ein Wasserbad über einen längeren Zeitraum konstant auf ca. 37 °C gehalten. Alle 12 Stunden sollte es gewechselt werden (Böhme et al., 2018). Beim Durchflussfütterungssystem wird die Zeckenkammer in eine mit Futterblut gefüllte Durchflusskammer aus Polystyrol bzw. Glas gehängt (Abb. 3.2b). Das Futterblut wird über einen Zu- und einen Abfluss durch die Kammern geschleust und muss alle 2 Tage komplett ausgetauscht werden. Eine Heizplatte unter der Durchflusskammer sorgt für eine konstante Bluttemperatur während des Saugaktes (Kuhnert, 1996).

Nach einer erfolgreichen Blutmahlzeit häuten sich die gesogenen juvenilen Zecken zum nächsten Entwicklungsstadium bzw. legen adulte Weibchen ihre Eier ab. Zuvor werden sie von den Tieren bzw. der Membran per Hand oder per Vakuum-Absauggerät abgesammelt und in perforierte, mit feiner Gaze oder luftdurchlässigen Stopfen verschlossene Gläschen oder Röhrchen aus Plastik oder Glas umgesetzt. Diese werden in Inkubatoren oder Exsikkatoren bei konstanter Temperatur und konstanter relativer Feuchte der Luft gelagert und bieten den Zecken eine kontrollierte Umgebung mit Bedingungen, die für jede Spezies bzw. jedes Stadium angepasst werden. Optimale Zuchtbedingungen für *I. ricinus* sind eine konstante relative Feuchte von 85–95 %, eine konstante Umgebungstemperatur von 18–22 °C und Langtagbedingungen, meist 16 h Licht und 8 h Dunkelheit (Kröber und Guerin, 2007; Böhme et al., 2018).

3.3 Untersuchungen zur Zeckenbiologie und Infektionsversuche

Trotz jahrzehntelanger Forschung und einer damit verbundenen Vielzahl an Publikationen sind einige grundlegende biologische Parameter auch gut untersuchter Zeckenarten noch nicht oder nur ungenügend aufgeklärt. Dies trifft vor allem auf neu entdeckte Zeckenarten, wie der erst 2014 beschriebenen *Ixodes inopinatus* (Estrada-Peña et al., 2014) zu und auch auf einige potenziell invasive Arten wie z. B. *Hyalomma marginatum* (Apanaskevich und Horak, 2008). Um ihre Biologie und damit ihr Ausbreitungspotenzial verstehen zu können, sind bei all diesen Arten grundlegende Untersuchungen notwendig. Dies umfasst z. B. die Entwicklungsdauer bzw. -geschwindigkeit nach dem Saugakt, insbesondere in Abhängigkeit von Tageslänge und Temperatur.

Experimentelle Beobachtungen zeigen, dass Zecken bei höheren Temperaturen deutlich höhere tägliche Entwicklungsraten bzw. eine kürzere Entwicklungsdauer in jedem Entwicklungsschritt (Ei–Larve, Larve–Nymphe, Nymphe–Adultus) haben. Gesogene *I. ricinus*-Nymphen weisen meist eine längere Entwicklungsdauer auf als gesogene Larven (Abb. 3.3). Mit Versuchen unter kontrollierten Bedingungen kann die Grenztemperatur bestimmt werden, unterhalb der keine Entwicklung der Zecken stattfindet. Bei *I. ricinus* liegt dieser sogenannte Entwicklungsnullpunkt bei 8,4 °C (Dautel, 2010). Studien zeigen, dass Zeckenarten in wärmeren Regionen tendenziell höhere Entwicklungsnullpunkte aufweisen als Arten, die bevorzugt in kühleren Regionen zu finden sind. Ferner können die oberen und unteren Grenz- und Letaltemperaturen von Zecken sowie ihr Unterkühlungspunkt im Labor ermittelt werden. Der Unterkühlungspunkt, jene Temperatur, bei der Zecken spontan gefrieren, liegt bei *I. ricinus*, je nach Entwicklungsstadium und Fütterungszustand zwischen –28 °C (Eistadium) und –16 °C (Nymphe, gesogen) und nimmt mit zunehmender Größe des Entwicklungsstadiums ab (Dautel, 2010).

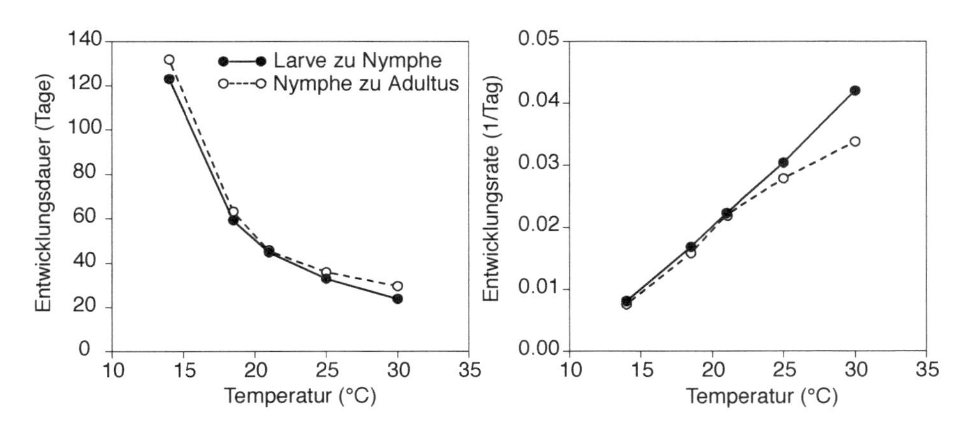

Abb. 3.3: Temperaturabhängige Entwicklungsdauer und -rate von gesogenen *Ixodes ricinus*-Larven und -Nymphen (nach Campbell, 1948).

Die saisonal fluktuierende Photoperiode (Tageslänge) hat ebenfalls einen Einfluss auf die Entwicklungsdauer der einzelnen *I. ricinus*-Stadien. Eine photoperiodisch induzierte Entwicklungsverzögerung wird als Diapause bezeichnet, ein Zustand verminderter metabolischer Aktivität (Tauber et al., 1986). Er dient der Zecke dazu, sich vorausschauend auf den Winter vorzubereiten und diesen gut zu überstehen. Bei *I. ricinus*-Zecken unterscheidet man verschiedene Typen von Diapausen. In der Regel häuten sich Larven und Nymphen, die sich bis Juli vollsaugen, noch im selben Jahr. Diese dann ungesogenen Nymphen und Adulti gehen über den Winter zumeist in eine sogenannte Verhaltensdiapause (Dautel, 2010) und erst im darauffolgenden Frühjahr und Sommer wieder auf Wirtsuche. Hingegen treten nach Juli gesogene Larven und Nymphen zumeist in eine Entwicklungsdiapause ein, überwintern und häuten sich erst im darauffolgenden Sommer (Gray et al., 2016).

Da bei der Verhaltensdiapause von *I. ricinus* die grundlegenden Parameter wie Induktion und Termination noch weitgehend unerforscht sind, wird diskutiert, ob es sich bei der winterlichen Ruhephase von ungesogenen Zecken um eine sogenannte Quieszenz handelt. Eine Quieszenz ist eine direkte Reaktion der Zecken auf suboptimale Umweltbedingungen wie z. B. tiefe Temperaturen. Dabei treten die Zecken in eine Ruhephase ein, die reversibel ist, sobald die Umweltbedingungen wieder günstiger werden. Im Unterschied zur Diapause, bei der die Ruhephase *vor* dem Auftreten ungünstiger Umweltbedingungen induziert wird, ist eine Quieszenz eine kurzfristige Ruhepause, die reversibel ist sobald die Bedingungen wieder günstiger sind (Belozerov, 2008).

3.4 Untersuchungen zur Vektorkompetenz von Zecken

Vor allem die auf der PCR basierenden molekularbiologischen Untersuchungsmethoden ermöglichen es, Zecken wie auch deren Wirte auf eine Vielzahl pathogener Mikroorganismen zu untersuchen. Ein großer Teil der publizierten Arbeiten über Zecken hat zum Ziel, mögliche Erreger bzw. ihre DNA/RNA in verschiedenen Zeckenarten zu identifizieren. Nicht selten wird dabei allerdings nicht zwischen dem reinen Auftreten von Erregern in Zecken und der Fähigkeit, diese Erreger auf Wirte zu übertragen, unterschieden (Kahl und Petney, 2019). So können einige Pathogene von der Zecke während des Saugakts aufgenommen und ihre DNA/RNA in vollgesogenen Zecken nachgewiesen werden. Manche Pathogene sind auch nach der Häutung der Zecke noch nachweisbar (transstadiales Überleben). Aber all das bedeutet nicht, dass das betreffende Pathogen auch beim nächsten Stich der Zecke auf den Wirt übertragen werden kann. Dies kann nur durch Übertragungsexperimente, vorzugsweise mit einem natürlichen Wirt, zweifelsfrei nachgewiesen werden. Hierzu werden spezifisch pathogenfreie Zecken benötigt. Auch die Wirte unterscheiden sich in ihrer Fähigkeit, bestimmte Pathogene aufzunehmen und an weitere, an ihnen saugende Zecken weiterzugeben. Dabei bezeichnet man einen Wirt als reservoirkompetent bzw. als Reservoirwirt für ein Pathogen, wenn dieses im Freiland aufgenommen und an saugende Zecken weitergegeben wird.

Mittels Infektionsversuchen wird die Übertragung von Pathogenen von Zecke auf Wirt oder umgekehrt sowie von einem Zeckenstadium auf das nächste (transovariale Übertragung und transstadiales Überleben) nachgewiesen. In Ermangelung geeigneter infizierter Wirte werden Zecken im Labor auch mittels mit Viren oder Bakterien versetztem Blut über Kapillaren oder künstliche Membranen infiziert (Bonnet et al., 2007). Eine Vektorkompetenz von Zecken für bestimmte Pathogene kann ermittelt werden, wenn es im Zuge einer Blutmahlzeit zu einer Infektion der Wirte kommt. So ist durch Verwendung von Laborwirten zumindest die grundsätzliche Vektorkompetenz von Zecken für bestimmte Erreger nachweisbar.

3.5 Wirksamkeitstests von Repellents im Labor

Menschen und Tiere können mit Repellents vor Zeckenstichen und so auch vor einer möglichen Pathogenübertragung zumindest zum Teil geschützt werden. Ein Repellent (lat.: *repellere* – abweisen, vertreiben) ist ein chemischer oder biologischer Wirkstoff, der auf Haut oder Kleidung aufgebracht wird, um Zecken und andere hämatophage Arthropoden fernzuhalten bzw. abzuschrecken und letztendlich von einem Stich abzuhalten (Bissinger und Roe, 2014).

Hinsichtlich ihrer Zusammensetzung unterscheidet man natürliche und synthetisch hergestellte Repellents. Aus wirtschaftlicher Sicht ist aus erstgenannter Gruppe vor allem das in Zitroneneukalyptus (*Corymbia citirodora*) vorkommende PMD (p-Menthane-3,8-Diol) zu nennen. Synthetisch hergestellte Repellents basieren dagegen überwiegend auf einem der folgenden 3 Wirkstoffe: das schon seit vielen Jahrzehnten weltweit am meisten eingesetzte DEET (N,N-Diethyl-3-methylbenzamid), das ebenfalls schon seit Jahrzehnten überwiegend in Europa vertriebene IR3535 (Ethyl-butylaminopropionat) und das ursprünglich von der Bayer AG entwickelte, mittlerweile in vielen Produkten enthaltene Icaridin (auch Picaridin genannt: 2-(2-hydroxyethyl)-1-piperidincarboxylsäure-1-methylpropylester). Alle genannten Wirkstoffe haben ein breites Wirkungsspektrum, nicht nur gegen Zecken, sondern auch gegen blutsaugende Insekten. Sie wirken meist über eine Entfernung von wenigen Zentimetern, im Falle von Zecken mitunter auch nur über einige Millimeter. Als reine Kontaktrepellents ohne Distanzwirkung gelten bestimmte Pyrethroide wie Permethrin, die schon nach kurzzeitiger Exposition bei Zecken einen sogenannten *hot-feet effect* erzeugen, sodass sich die Zecken von der behandelten Fläche (z. B. Kleidung) herunterfallen lassen. Bei längerer Expositionszeit zeigen diese Pyrethroide einen klaren akariziden Effekt, sodass ihre Einstufung als Repellent oder Akarizid von den jeweiligen Anwendungsbedingungen abhängt.

Vor der Markteinführung bzw. dem Einsatz neuer Repellents müssen diese zuvor auf ihre Wirksamkeit bzw. Effektivität getestet werden (Dautel, 2004). Die verschiedenen Testverfahren unterscheiden sich dabei u. a. nach Zeckenspezies, den verwendeten Entwicklungsstadien und dem zu untersuchenden Verhalten der Zecken. Im Labor werden *In-vivo-* und *In-vitro*-Bioassays[5] mit Wirten oder wirtsassoziierten Lockstoffen sowie Verfahren ohne Wirte und Lockstoffe verwendet (Dautel, 2004), die sich in ihrer Sensitivität und damit in ihrer Aussagekraft hinsichtlich ihrer Wirksamkeit unter Praxisbedingungen unterscheiden. Zur Prüfung der Wirksamkeit werden im Labor gezüchtete oder im Freiland gesammelte Zecken eingesetzt.

Zu den einfachsten Testverfahren zählen Petrischalen-Bioassays (Bissinger et al., 2009) oder – etwas aufwendiger – *Tick-climbing*-Bioassays (Wanzala et al., 2004), bei denen das natürliche Verhalten der Zecken, zur Wirtssuche auf exponierte Stellen hinaufzuklettern, nachempfunden wird (Abb. 3.4a). Die

[5]Unter Bioassays versteht man standardisierte Testverfahren zur Untersuchung der Wirkung, die bekannte oder unbekannte Substanzen auf lebende Organismen haben.

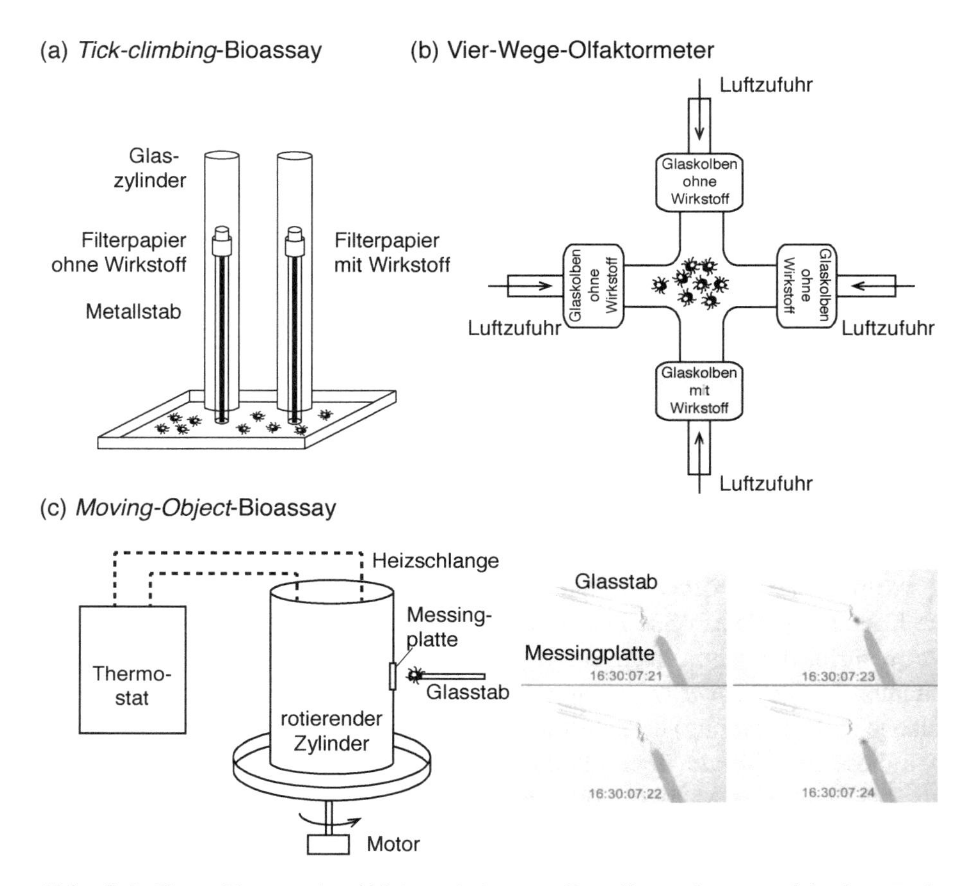

Abb. 3.4: Zum Testen der Wirksamkeit von Repellents können (a) der *Tick-climbing*-Bioassay nach Wanzala et al. (2004), (b) das Vier-Wege-Olfaktometer nach Bissinger et al. (2011) oder (c) der *Moving-Object*-Bioassay nach Dautel et al. (1999) verwendet werden. Für Letzteren ist der Übergang einer *Ixodes ricinus*-Nymphe vom Glasstab auf den rotierenden Zylinder dargestellt (Dautel, 2004).

zeckenabweisende Wirkung eines Repellents wird anhand der geringeren Anzahl an Zecken auf den behandelten im Vergleich zu den unbehandelten Stäben deutlich. Speziell Petrischalen-Bioassays bieten Zecken aber keine starke Motivation, sich in eine bestimmte Richtung zu bewegen, der das Repellent entgegenwirken muss. Entsprechend werden mit diesem Verfahren schwache Repellents identifiziert, die sich dann in der Praxis oft als nicht ausreichend wirksam erweisen. Derartige Testverfahren eignen sich daher primär für das Screening oder für die frühe Entwicklungsphase eines Repellents.

Elaboriertere Testverfahren wie *Moving-Object*-Bioassay, Olfaktometer-

Bioassay und *Tick-feeding*-Bioassay setzen wirtsspezifische Stimuli ein. Beim *Moving-Object*-Bioassay werden die wirtsspezifischen Stimuli Wärme und Bewegung verwendet (Dautel et al., 1999). Mit einer mit Wasser gefüllten rotierenden Trommel wird die Bewegung eines Wirtes simuliert. Das Wasser wird über einen Heizstab auf eine der Körpertemperatur der Wirte ähnliche Temperatur von 35–36 °C erwärmt. An der Außenseite der Trommel befindet sich eine rechteckige Messingplatte, die Zecken über einen horizontalen Glasstab erreichen können (Abb. 3.4c). Auf diese Platte wird ein mit dem Repellent behandeltes Filterpapier gelegt und die Bewegungen und der Übergang der Zecken auf die Trommel, den vermeintlichen Wirt, beobachtet. Eine drehende Trommel ohne Repellent stellt für *I. ricinus*-Nymphen einen höchst attraktiven Stimulus dar (Dautel, 2004). Mit diesem Bioassay kann die gesamte Verhaltenssequenz von der Annäherung an den Wirt (Distanzwirkung) über das Festhalten und das Verhalten auf dem Wirt selbst (Kontaktwirkung) beobachtet und analysiert werden. Dieser hochstandardisierte Test führt zu sehr ähnlichen Ergebnissen wie ein *Simulated Use Test* am Menschen (Dautel et al., 2013). Er ist als Testverfahren für die Zulassung von Bioziden gelistet.

Zecken können über weite Distanzen den Geruch und Atem (Kohlenstoffdioxid) ihrer Wirte mit dem Haller'schen Organ wahrnehmen (Guerin et al., 2000). Bei Olfaktometer-Bioassays kann dieser Stimulus genutzt werden, um die Wirksamkeit von Repellents zu testen. Gebräuchlich sind Y-Olfaktometer (Carnohan et al., 2017) und Vier-Wege-Olfaktometer (Bissinger et al., 2011). In Letzteren wird das zu testende Repellent auf ein Filterpapier aufgetragen und in einen der Glaskolben gelegt, in den Restlichen befindet sich ein mit Wasser getränktes Filterpapier. In das Zentrum des Olfaktometers werden die Zecken ausgebracht und ihre Bewegungsrichtung sowie die Anzahl der Zecken in den jeweiligen Glaskolben ermittelt (Abb. 3.4b).

Alle Repellents, die in Europa vermarktet werden, müssen gemäß der Verordnung über Biozidprodukte (BPR, Verordnung [EU] Nr. 528/2012) vor ihrem Inverkehrbringen zugelassen und in diesem Zusammenhang auch auf eine ausreichende Wirksamkeit überprüft werden. Gemäß dem dazugehörigen Leitfaden[6] müssen die jeweiligen Produkte in ihrer Endzusammensetzung mindestens mit einem *Simulated Use Test* unter Beteiligung der zu schützenden Spezies (Tier oder Mensch) geprüft werden. Bei einem solchen Test am Menschen wird ein vertikal gehaltener Arm eines Studienteilnehmers in einen mit Repellent behandelten und in einen unbehandelten Bereich unterteilt, wobei Letzterer unten ist. Die Zecken werden einzeln unterhalb der Repellentgrenze

[6] *Guidance on the Biocidal Products Regulation. Volume II Efficacy – Assessment and Evaluation (Parts B+C)*, Version 3.0, 2018

platziert und anschließend beobachtet, ob eine Zecke innerhalb eines bestimmten Zeitraums in den behandelten Bereich hineinläuft und sich dort mindestens 3 cm nach oben bewegt oder nicht. Der Test wird mit 10 Teilnehmern kontinuierlich über mehrere Stunden oder bis zum Nachlassen der Wirkung mit jeweils neuen Zecken wiederholt (Büchel et al., 2015).

3.6 Schlussbemerkung

Neben den genannten Untersuchungen werden auch solche mit einem breiteren, nicht unmittelbar anwendungsbezogenen Ansatz durchgeführt, z. B. zur chemischen Ökologie und Sinnesphysiologie von Zecken (Carr et al., 2017), zur Rolle von *I. ricinus*-Zecken als Auslöser von Allergien (Hamsten et al., 2013) oder zum Verhalten von Zecken in elektromagnetischen Feldern (Vargova et al., 2017). In den Bereich der Bionik bzw. Biomechanik fallen dagegen Untersuchungen zum Haftvermögen der Tarsen (Haftlappen an den Füßen) von *I. ricinus* (Voigt und Gorb, 2017). Die Speicheldrüsen und der von Zecken produzierte Speichel wird auf medizinisch interessante Wirkstoffe untersucht (Bonnet et al., 2018). Da sich Schildzecken für mehrere Tage am Wirt festsaugen, sind sie auch vielfältigen Wirkungen des Immunsystems des Wirtes ausgesetzt. Um der Immunantwort des Wirtes zu entkommen, produzieren Zecken daher im Verlauf des Saugakts eine Vielzahl pharmakologisch wirksamer Substanzen, die mit dem Speichel in den Wirt injiziert werden (Kotál et al., 2015) und die Immunantwort auf unterschiedliche Weise stören bzw. lokal unterdrücken. Dies kann nachweisbar die Etablierung übertragener Erreger auf den Wirt fördern, wie z. B. bei dem mit dem FSME-Virus verwandten Powassan-Virus (Hermance und Thangamani, 2015) oder auch bei Borrelien (Hannier et al., 2004). Eine Vielzahl der im Zeckenspeichel vorkommenden Substanzen, die sich im Laufe der Evolution bewährt haben, könnten auch von erheblichen medizinischem Nutzen sein (Nuttall, 2019).

Zecken im Labor zu züchten, stellt eine wichtige Grundlage für weiterführende Forschungen dar. Unter standardisierten Bedingungen gezüchtete Zecken sind auf verschiedenen Gebieten der Wissenschaft einsetzbar: in der Produktentwicklung für Produkt- und Wirksamkeitsprüfungen systemischer Mittel wie Repellents und Lockstoffe sowie in der Immunologie und Biologie für Infektionsversuche und Untersuchungen der Zeckenbiologie.

3.7 Literaturverzeichnis

Allan, S. A., 2014. Tick rearing and in vitro feeding. In: Sonenshine, D. E., Roe, R. M. (Hrsg.), Biology of ticks. Vol. 2. Oxford University Press, Oxford (UK), 445–473.

Apanaskevich, D. A., Horak, I. G., 2008. The genus *Hyalomma* Koch, 1844: V. Re-evaluation of the taxonomic rank of taxa comprising the *H. (Euhyalomma) marginatum* Koch complex of species (Acari: Ixodidae) with re-description of all parasitic stages and notes on biology. Int. J. Acarol. 34, 13–42.

Belozerov, V. N., 2008. Diapause and quiescence as two main kinds of dormancy and their significance in life cycles of mites and ticks (Chelicerata: Arachnida: Acari). Part 1. Acariformes. Acarina 2, 79–130.

Bissinger, B. W., Apperson, C. S., Sonenshine, D. E., Roe, R. M., 2009. Efficacy of the new repellent BioUD® against three species of ixodid ticks. Exp. Appl. Acarol. 48, 239–250.

Bissinger, B. W., Apperson, C. S., Watson, D., Arellano, C., Sonenshine, D. E., Roe, R. M., 2011. Novel field assays and the comparative repellency of BioUD®, DEET and permethrin against *Amblyomma americanum*. Med. Vet. Entomol. 25, 217–226.

Bissinger, B. W., Roe, R. M., 2014. Tick repellent research, methods, and development. In: Sonenshine, D. E., Roe, R. M. (Hrsg.), Biology of ticks. Vol. 2. Oxford University Press, Oxford (UK), 382–408.

Böhme, B., Krull, C., Clausen, P.-H., Nijhof, A. M., 2018. Evaluation of a semi-automated in vitro feeding system for *Dermacentor reticulatus* and *Ixodes ricinus* adults. Parasitol. Res. 117, 565–570.

Bonnet, S., Jouglin, S., Malamdrin, L., Becker, C., Agoulon, A., L'Hostis, M., Chauvin, A., 2007. Transstadial and transovarial persistence of *Babesia divergens* DNA in *Ixodes ricinus* ticks fed on infected blood in a new skin-feeding technique. Parasitology 134, 197–207.

Bonnet, S., Kazimirova, M., Richardson, J., Simo, L., 2018. Tick saliva and its role in pathogen transmission. In: Boulanger, N. (Hrsg.), Skin and Arthropod Vectors. Academic Press, Cambridge (US), 121–191.

Bonnet, S., Liu, X. Y., 2012. Laboratory artificial infection of hard ticks: A toll for the analysis of tick-borne pathogen transmission. Acarologia 52, 453–464.

Büchel, K., Bendin, J., Gharbi, A., Rahlenbeck, S., Dautel, H., 2015. Repellent efficacy of DEET, Icaridin, and EBAAP against *Ixodes ricinus* and *Ixodes scapularis* nymphs (Acari, Ixodidae). Ticks Tick Borne Dis. 6, 494–498.

Campbell, J. A., 1948. The life history and development of the sheep tick *Ixodes ricinus* Linnaeus in Scotland, under natural and controlled conditions. Dissertation, University of Edinburgh (UK), 131 S.

Carnohan, L. P., Kaufman, P. E., Allan, S. A., Gezan, S. A., Weeks, E. N. I., 2017. Laboratory and field evaluation of brown dog tick behavioral responses to potential semiochemicals. Ticks Tick Borne Dis. 8, 226–234.

Carr, A. L., Mitchell III, R. D., Dhammi, A., Bissinger, B. W., Sonenshine, D. E., Roe, R. M., 2017. Tick Haller's organ, a new paradigm for arthropod olfaction: How ticks differ from insects. Int. J. Mol. Sci. 18, E1563.

Dautel, H., 2004. Test systems for tick repellents. Int. J. Med. Microbiol. 293, 182–188.

Dautel, H., 2010. Zecken und Temperatur. In: Aspöck, H. (Hrsg.), Krank durch Arthropoden. Vol. 30. Denisia, Österreich (AT), 149–169.

Dautel, H., Dippel, C., Werkhausen, A., Diller, R., 2013. Efficacy testing of several *Ixodes ricinus* tick repellents: Different results with different assays. Ticks Tick Borne Dis. 4, 256–263.

Dautel, H., Kahl, O., Siems, K., Oppenrieder, M., Müller-Kuhrt, L., Hilker, M., 1999. A novel test system for detection of tick repellents. Entomol. Exp. App. 91, 431–441.

Estrada-Peña, A., Nava, S., Petney, T. N., 2014. Description of all the stages of *Ixodes inopinatus* n. sp. (Acari: Ixodidae). Ticks Tick Borne Dis. 5, 734–743.

Gray, J. S., Kahl, O., Lane, R. S., Levin, M. L., Tsao, J. I., 2016. Diapause in ticks of the medically important *Ixodes ricinus* species complex. Ticks Tick Borne Dis. 7, 992–1003.

Grenacher, S., Kröber, T., Guerin, P. M., Vlimant, M., 2001. Behavioural and chemoreceptor cell responses of the tick, *Ixodes ricinus*, to its own faeces and faecal constituents. Exp. Appl. Acarol. 25, 641–660.

Guerin, P. M., Kröber, T., McMahon, C., Guerenstein, P., Grenacher, S., Vlimant, M., Diehl, P.-A., Steullet, P., Syed, Z., 2000. Chemosensory and behavioural adaptations of ectoparasitic arthropods. Nova Acta Leopold 83, 213–229.

Hamsten, C., Tran, T. A. T., Starkhammar, M., Brauner, A., Commins, S. P., Platts-Mills, T. A. E., van Hage, M., 2013. Red meat allergy in Sweden: Association with tick sensitization and B-negative blood group. J. Allergy Clin. Immunol. 132, 1431–1434.

Hannier, S., Liversidge, J., Sternberg, J. M., Bowman, A. S., 2004. Characterization of the B-cell inhibitory protein factor in *Ixodes ricinus* tick saliva: a potential role in enhanced *Borrelia burgdorferi* transmission. Immunology 113, 401–408.

Hermance, M. E., Thangamani, S., 2015. Tick saliva enhances Powassan virus transmission to the host, influencing its dissemination and the course of disease. J. Virol. 89, 7852–7860.

Kahl, O., Petney, T. N., 2019. Biologie und Ökologie des wichtigsten FSME-Virus-Überträgers in Mitteleuropa, der Zecke *Ixodes ricinus*. In: Rubel, F., Schiffner-Rohe, J. (Hrsg.), FSME in Deutschland: Stand der Wissenschaft. Deutscher Wissenschafts-Verlag, Baden-Baden (DE), Kap. 2, 23–38.

Kotál, J., Langhansova, H., Liskovska, J., Andersen, J. F., Francischetti, I. M., Chavakis, T., Kopecky, J., Pedra, J. H. F., Kotsyfakis, M., Chmelai, J., 2015. Modulation of host immunity by tick saliva. J. Proteomics 128, 58–68.

Kröber, T., Guerin, P. M., 2007. In vitro feeding assays for hard ticks. Trends. Parasitol. 23, 445–449.

Kuhnert, F., 1996. Feeding of hard ticks In vitro: new perspectives for rearing and for the identification of systemic acaricides. ALTEX 13, 76–87.

Ladislav, S., Kocakova, P., Slavikova, M., Kubes, M., Hajnicka, V., Vancova, I., 2004. *Dermacentor reticulatus* (Acari, Ixodidae) female feeding in laboratory. Biologia 59, 655–660.

Levin, M. L., Schumacher, L. B. M., 2016. Manual for maintenance of multi-host ixodid ticks in the laboratory. Exp. Appl. Acarol. 70, 343–367.

Nuttall, P. A., 2019. Wonders of tick saliva. Ticks Tick Borne Dis. 10, 470–481.

Tauber, M. J., Tauber, C. A., Masaki, S., 1986. Seasonal adaptations of insects. Oxford University Press, New York (US), 416 S.

Vargova, B., Kurimsky, J., Cimbala, R., Kosterec, M., Majlath, I., Pipova, N., Tryjanowski, P., Jankowiak, K., Majlathova, V., 2017. Ticks and radio-frequency signals: behavioural response of ticks (*Dermacentor reticulatus*) in a 900 MHz electromagnetic field. Syst. Appl. Acarol. 22, 683–693.

Voigt, D., Gorb, S., 2017. Functional morphology of tarsal adhesive pads and attachment ability in ticks *Ixodes ricinus* (Arachnida, Acari, Ixodidae). J. Exp. Biol. 220, 1984–1996.

Wanzala, W., Sika, N. F. K., Gule, S., Hassanali, A., 2004. Attractive and repellent host odours guide ticks to their respective feeding sites. Chemoecology 14, 229–232.

4

Zirkulation des FSME-Virus im Freiland

Olaf Kahl, Lidia Chitimia-Dobler, Ute Mackenstedt, Trevor N. Petney

Inhaltsverzeichnis

Zusammenfassung

Das Frühsommer-Meningoenzephalitis (FSME)-Virus, der Europäische Subtyp des eurasischen Tick-borne encephalitis (TBE) Virus, ist ein Arbovirus (engl.: *arthropod-borne virus*) und zirkuliert als solches zwischen bestimmten Schildzeckenarten (Ixodidae) und einigen ihrer Wirte. Die Schwerpunkte seines Vorkommens im deutschsprachigen Raum sind die Südhälfte Deutschlands und große Teile Österreichs. Dort tritt das Virus oft in eng umgrenzten, stabilen Herden auf. Das vorliegende Kapitel bietet eine Zusammenfassung, welche in Mitteleuropa vorkommenden Zecken- und Wirbeltierarten in die Zirkulation des Virus maßgeblich involviert sind und welche öko-epidemiologisch bedeutsamen Formen der Virustransmission existieren.

4.1 Einleitung

Zecken spielen als Überträger (Vektoren) eine entscheidende Rolle im natürlichen Infektionsgeschehen zahlreicher human- und veterinärmedizinisch wichtiger Krankheitserreger. Dazu gehören Viren, Bakterien und Protozoen (de la Fuente et al., 2008). Diese Erreger zirkulieren in bestimmten Gebieten, sogenannten Naturherden, zwischen den Vektorzecken und bestimmten Reservoirwirten, diverse Arten von Säugern oder Vögeln, wie von Pavlovsky (1966) in seinem Naturherdkonzept beschrieben. Der Mensch ist nicht Teil des natürlichen Übertragungszyklus, kann aber durch den Stich einer infizierten Vektorzecke oder auch auf anderem Wege infiziert werden und unter Umständen erkranken. Es gibt nur relativ wenige einheimische Zeckenarten, die den Menschen häufig befallen und für ihn als Überträger medizinisch von Bedeutung sind. In Mitteleuropa handelt es sich ausschließlich um Vertreter der Familie Schildzecken (Ixodidae). Die diesbezüglich wichtigste Zecke ist der Gemeine Holzbock, *Ixodes ricinus*. Er ist weit verbreitet und tritt oft in großer Dichte auf (Kahl und Petney, 2019). Es gibt aber auch andere Schildzeckenarten, die als Vektoren die Freilandzirkulation diverser Erreger zumindest unterstützen. Im vorliegenden Kapitel beschreiben wir die Zirkulation des Frühsommer-Meningoenzephalitis (FSME)-Virus in Mitteleuropa.

Das FSME-Virus ist der Europäische Subtyp des Tick-borne encephalitis (TBE) Virus, dessen Verbreitungsgebiet große Teile Europas und des nördlich-gemäßigten Asiens umfasst (Bestehorn und Dobler, 2019). Die verschiedenen Subtypen des Virus – neben dem Europäischen Subtyp vor allem der Sibirische und der Fernöstliche Subtyp – zirkulieren in unterschiedlichen geografischen Gebieten zwischen verschiedenen Zeckenarten und Reservoirwirten. Das vorliegende Kapitel behandelt vorrangig das FSME-Virus, berücksichtigt beim Vorliegen wichtiger Befunde aber auch die anderen Virus-Subtypen, die allerdings nicht in Mitteleuropa vorkommen.

4.2 Mitteleuropäische Zeckenarten, die das FSME-Virus übertragen

Von den nach Petney et al. (2012, 2015) etwa 20 in Mitteleuropa vorkommenden Zeckenarten besitzen 8 Vektorkompetenz für das FSME-Virus, das heißt, sie können das Virus mit dem Stich übertragen (Tab. 4.1). Darüber hinaus wurden noch andere Zeckenarten als Virusträger identifiziert, aber nicht jeder Träger des Virus fungiert auch als Überträger. Wir konzentrieren uns im Folgenden auf die nachgewiesenen Vektoren für das FSME-Virus. Die Virusprävalenz (Durchseuchungsrate von Zeckenpopulationen) ist bei ungesogenen Zecken mit 0–1 % meist sehr gering. Unter den adulten Zecken kommen gelegentlich auch höhere Durchseuchungsraten vor, bei *I. ricinus* in einigen Fällen bis zu etwa 5 % (Süss, 2003; Dobler und Tkachev, 2019).

Die mit Abstand wichtigste einheimische Vektorzecke ist *I. ricinus*, die in Mitteleuropa in praktisch allen Waldgebieten, vielen Parks und an parkähnlichen Standorten vorkommt. Sie hat ein großes Wirtsspektrum, und alle ihre Entwicklungsstadien sind exophil, das heißt, sie lauern auf der Laubstreu oder auf Stauden oder Gräsern bis zu einer Höhe von etwa 1,20 m über dem Waldboden auf ihre Wirte (Kahl und Petney, 2019).

Zur selben Gattung gehört die ebenfalls in Europa weit verbreitete Igelzecke, *Ixodes hexagonus*, die Igel, Füchse und andere Carnivore wie Hunde und Katzen befällt, den Menschen aber nur äußerst selten. Ihr Vorkommen beschränkt sich auf die Bauten/Nester ihrer Wirte. Dasselbe gilt für *Ixodes arboricola*, eine weitere für das FSME-Virus vektorkompetente (Lichard und Kožuch, 1967) und auf Vögel spezialisierte Zecke, die ein für den Menschen recht verborgenes Dasein führt. Noch unbekannt ist, ob der wie *I. ricinus* exophile *Ixodes inopinatus*, eine erst vor wenigen Jahren beschriebene Zeckenspezies (Estrada-Peña et al., 2014), als Vektor für das FSME-Virus fungiert. Neueste Erkenntnisse belegen, dass er in Deutschland weit verbreitet ist und fast regelmäßig mit *I. ricinus* vergesellschaftet auftritt (Chitimia-Dobler et al., 2018, O. Kahl et al., unveröffentlicht). Außerdem wurde das FSME-Virus auch schon in ungesogenen Exemplaren dieser Zeckenart nachgewiesen (L.

Tab. 4.1: Vektorzecken (Überträger) des FSME-Virus in Mitteleuropa.

Ixodidae (Schildzecken)	
Ixodes ricinus (Gemeiner Holzbock)	Grešiková und Řeháček (1960)
	Benda (1958b), u. v. a.
Ixodes hexagonus (Igelzecke)	Streissle (1960)
	van Tongeren (1962)
Ixodes arboricola	Lichard und Kožuch (1967)
Dermacentor reticulatus (Auwaldzecke)	Kožuch und Nosek (1971)
Dermacentor marginatus (Schafzecke)	Kožuch und Nosek (1971)
Haemaphysalis concinna (Reliktzecke)	Ryijov und Skrynnik (1941)
	Kožuch und Nosek (1980)
Haemaphysalis punctata	Grešiková und Řeháček (1988)
	Kožuch und Nosek (1980)
Haemaphysalis inermis (Winterzecke)	Grešiková und Nosek (1966)
	Chunikhin et al. (1979)

Chitimia-Dobler und G. Dobler, pers. Mitteilung).

Die Schildzeckengattung *Dermacentor* ist in Deutschland mit 2 Arten vertreten, die mit ihrem Stich das FSME-Virus übertragen können (Tab. 4.1): *D. reticulatus*, die in Deutschland und einigen angrenzenden Ländern mittlerweile recht weit verbreitete Auwaldzecke, und *D. marginatus*, die in Deutschland auf den Südwesten beschränkte Schafzecke (Rubel et al., 2016). Obwohl das ungesogene Adultstadium von *D. reticulatus* im Freiland mitunter bis zu ca. 10–12 % Träger des FSME-Virus ist (Wójcik-Fatla et al., 2011; Biernat et al., 2014; Chitimia-Dobler et al., 2019a) und sie deshalb möglicherweise lokal eine wichtige Rolle bei der Zirkulation des FSME-Virus spielt, stechen diese Zecken den Menschen nur äußerst selten. Ihre Rolle als Vektor wird zudem durch die Tatsache eingeschränkt, dass das Larvenstadium jahreszeitlich vor dem Nymphenstadium auftritt und deshalb der Kernzyklus des Virus (Zeckennymphe–Wirt–gesogene Zeckenlarve–Zeckennymphe, Abb. 4.1) längst nicht so effektiv wie bei *I. ricinus* ablaufen kann, wo Larven- und Nymphenstadium über mehrere Monate pro Jahr zeitlich parallel zueinander aktiv sind.

Auch die beiden in Deutschland vorkommenden Vertreter der Schildzeckengattung *Haemaphysalis*, *H. concinna* (Reliktzecke) und *H. punctata*, sind nachgewiesene Vektoren des FSME-Virus. Beide Arten kommen in Deutschland nur verhältnismäßig selten vor (Rubel et al., 2018), und insofern dürfte ihre Bedeutung als FSME-Virus-Überträger im Freiland und auf den Menschen von untergeordneter Bedeutung sein. In der Slowakei kommt *Haemaphysalis inermis* (die Winterzecke) vor, die ebenfalls ein FSME-Virus-Vektor ist (Tab. 4.1).

4.3 Mitteleuropäische Wirbeltiere, die das FSME-Virus übertragen

Neben vielen Antikörpernachweisen aus Wild- und Haustieren, die für sich genommen wenig über das natürliche Transmissionsgeschehen des FSME-Virus aussagen, wurde das Virus oder seine RNA in zahlreichen Säugerarten aus verschiedenen Familien und in einigen Vogelarten gefunden (Übersichten bei Hubálek und Rudolf, 2012; Chitimia-Dobler et al., 2019b). Aber auch hier gilt: Längst nicht alle Träger des FSME-Virus sind auch Überträger. Zumindest erhält man durch derartige Befunde wertvolle Hinweise, in welchen Gebieten das FSME-Virus vorkommt.

Wichtig für die Zirkulation des FSME-Virus im Freiland sind hauptsächlich solche Wirbeltierarten, die, einmal infiziert, ihre Infektion auf saugende Zecken übertragen, zumindest für eine bestimmte Zeit. Man spricht in diesem Zusammenhang von Reservoirkompetenz. Reservoirwirte entwickeln nach In-

Tab. 4.2: Nachgewiesene und vermutete (*) Überträger des FSME-Virus unter mitteleuropäischen Wirbeltieren.

Mammalia: Rodentia (Nagetiere)	
Muridae (Langschwanzmäuse)	
Apodemus agrarius (Brandmaus)	Labuda et al. (1993b)
Apodemus flavicollis (Gelbhalsmaus)	Radda et al. (1969b)
	Labuda et al. (1993b, 1996a)
**Apodemus sylvaticus* (Waldmaus)	Nuttall und Labuda (1994)
**Mus musculus* (Hausmaus)	Radda et al. (1964)
**Micromys minutus* (Zwergmaus)	Grulich et al. (1967)
Gliridae (Bilche)	
**Muscardinus avellanarius* (Haselmaus)	Kožuch et al. (1963)
**Glis glis* (Siebenschläfer)	Nosek und Grulich (1967)
Cricetidae (Wühler)	
**Microtus agrestis* (Erdmaus)	Tonteri et al. (2011)
**Microtus arvalis* (Feldmaus)	Kožuch et al. (1967)
Microtus subterraneus (Kurzohrmaus)	Labuda et al. (1993b)
Myodes glareolus (Rötelmaus)	Labuda et al. (1993b)
Sciuridae (Hörnchen)	
**Sciurus vulgaris* (Euras. Eichhörnchen)	Hubálek und Rudolf (2012)
Eulipotyphla (Insektenfresser)	
**Erinaceus europaeus* (Westigel)	Labuda et al. (1993b)
**Erinaceus roumanicus* (Ostigel)	Kožuch et al. (1967)
**Talpa europaea* (Europäischer Maulwurf)	Grulich (1960)
Soricidae (Spitzmäuse)	
**Sorex araneus* (Waldspitzmaus)	Bakhvalova et al. (2016)
	Kožuch et al. (1967)
Carnivora (Raubtiere)	
Canidae (Hunde)	
**Vulpes vulpes* (Rotfuchs)	Radda (1973)
Mustelidae (Marder)	
Mustela putorius (Europäischer Iltis)	Radda et al. (1969a)

fektion eine ausgeprägte Virämie, d. h., das Virus reichert sich in ihrem Blut an. In dieser meist nur einige Tage dauernden virämischen Phase infizieren sich auf diesem Wirt saugende Zecken, werden ihrerseits zu Virusträgern und können das Virus später weiter übertragen. In Tab. 4.2 sind diejenigen einheimischen Wirbeltierarten aufgeführt, die das FSME-Virus nachweislich oder

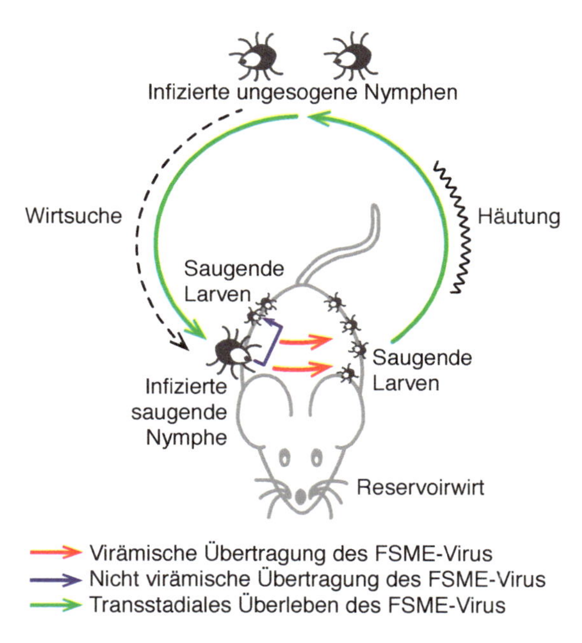

Abb. 4.1: Schematische Darstellung des Kernzyklus des FSME-Virus zwischen *Ixodes ricinus* als Hauptvektor (unter Beteiligung des Larven- und Nymphenstadiums) und Kleinsäugern als Reservoirwirten.

höchstwahrscheinlich auf saugende Zecken übertragen können. Es handelt sich ausschließlich um kleine und mittelgroße Säuger. Durchaus möglich, dass es weitere einheimische Reservoirwirte für das FSME-Virus gibt, zum Beispiel einige Vogelarten, aber dazu fehlen die entsprechenden Untersuchungen. Großsäuger gehören nicht zu den Reservoirwirten des FSME-Virus. Sie entwickeln nach Infektion keine ausreichend hohe Virämie, um saugende Zecken zu infizieren. Eine Virämie stellt sich nur bei zuvor naiven Wirtsindividuen (also bei Erstinfektion) oder nach Abklingen einer zuvor vorliegenden Immunität ein. Bei bereits vorausgegangenem Viruskontakt und vorliegender Immunität bekämpft das Immunsystem des Wirtes das Virus so schnell und effektiv, dass es nicht zu einer erneuten, für eine Übertragung auf saugende Zecken ausreichend hohen Virämie kommt.

Auch bei einigen Vogelarten konnte nach experimenteller Infektion eine Virämie nachgewiesen werden, die ausreichen dürfte, um saugende Zecken zu infizieren. Es stehen aber Transmissionsversuche mit häufig von Vektorzecken befallenen Vogelarten aus, die notwendig sind, um ihre Reservoirkompetenz eindeutig zu belegen. Eine Virämie nach experimenteller Infektion wurde bei zahlreichen in Mitteleuropa vorkommenden Vertebraten nachgewiesen (Übersichten über FSME-Virus-Isolierungen und eine experimentell ausgelöste Virämie bei diversen Wirbeltieren bei Hubálek und Rudolf, 2012), aber die öko-epidemiologische Bedeutung dieser Laborbefunde für die Zirkulation des FSME-Virus im Freiland ist unklar. Als Goldstandard für den Nachweis von Reservoirkompetenz gelten einzig *In-vivo*-Virus-Übertragungsversuche.

Großsäuger nehmen auf zweierlei Weise Einfluss auf die FSME-Virus-Zirkulation, indem sie einerseits wichtige Wirte für die adulten Vektorzecken-Weibchen darstellen (Kleinsäuger werden von den Zeckenweibchen in der Regel nicht parasitiert) und damit ganz erheblich zur Vermehrung der Vektorzecken beitragen. Andererseits übertragen sie die Infektion nicht auf saugende Zecken. Es gibt einzelne Hinweise in der Literatur, dass eine Infektion mit dem FSME-Virus bei kleinen und mittelgroßen Säugern unter Umständen (z. B. während der Winterruhe) auch längere Zeit andauern kann (Radda, 1973; Tonteri et al., 2011), aber es ist unklar, ob das auch für die Infektiosität dieser Wirte gilt und inwieweit das somit für die FSME-Virus-Zirkulation von Bedeutung ist.

4.4 Formen der Virusübertragung

Das FSME-Virus wird von Zecken auf ihre Wirte und von Zeckenwirten auf saugende Zecken übertragen, es kommt aber auch zur Virustransmission von Zecke zu Zecke. Im Folgenden ein kurz gefasster Überblick über die verschiedenen Formen der Virusübertragung in Naturherden.

Transmission des FSME-Virus von Vektorzecke auf Wirt

Infizierte Vektorzecken übertragen das FSME-Virus auf ihre Wirte. Das gilt auch für auf transovarialem Weg infizierte Vektorzecken, einschließlich des Larvenstadiums (Petrishcheva und Levkovich, 1949). Die Übertragung des Virus von der Zecke auf den Wirt beginnt bereits in der allerersten Phase des Saugaktes (Alekseev und Chunikhin, 1990a). Dementsprechend findet sich das Virus schon in den Speicheldrüsen der ungesogenen Zecke, bereit, mit der ersten Speichelabgabe in die Wirtswunde gespült zu werden. Unbekannt ist, ob sich Prädatoren wie z. B. Rotfüchse durch das Fressen von FSME-virämischen Mäusen und/oder den auf ihnen saugenden virushaltigen Zecken infizieren. Immerhin übersteht das FSME-Virus bei der alimentären Infektion des Menschen die hohe Azidität (pH = 1,5–1,8) während der Magenpassage für 1–2 Stunden (Pogodina, 1958). Kožuch und Nosek (1964) berichten über einen Versuch, bei dem Igel im Labor mit FSME-Virus-infizierten weißen Mäusen gefüttert wurden (Stamm: Hypr) und von Tag 2 bis 10 *post infectionem* eine Virämie entwickelten, und auch Ašmera et al. (1962) sahen Anzeichen einer

Infektion bei Greifvögeln nach dem Fressen FSME-Virus-infizierter Kleinsäuger.

Transmission des FSME-Virus von Zeckenwirt auf Vektorzecke

Die virämische Virusübertragung wurde bereits in Abschnitt 4.3 erörtert. Daneben gibt es eine nicht virämische Übertragung, im Englischen oft auch *Cofeeding Transmission* genannt (Alekseev und Chunikhin, 1990b; Labuda et al., 1993a). Hierbei kommt es nicht unbedingt zu einer Virämie im Wirt, sondern das Virus befällt Langerhans-Zellen, Neutrophile sowie Monozyten/Makrophage (Labuda et al., 1996a). Werden diese virusinfizierten Wirtszellen von anderen in der Nähe auf demselben Wirt saugenden Vektorzecken mit der Blutmahlzeit aufgenommen, werden auch sie infiziert und können das Virus ihrerseits später übertragen (Abb. 4.1). Dieser Übertragungsmechanismus funktioniert nach derzeitiger Erkenntnis nur bei Kleinsäugern, allerdings hält deren nicht virämische Infektiosität auch nur wenige Tage an. Auch bereits immune Kleinsäuger übertragen das FSME-Virus auf diesem Wege (Labuda et al., 1996b). Unabhängig vom Übertragungsmechanismus, virämisch oder nicht virämisch, werden im Folgenden alle Zeckenwirte, die das FSME-Virus auf saugende Zecken weitergeben und damit zu seiner Zirkulation im Freiland beitragen, als Reservoirwirte bezeichnet.

Transmission des FSME-Virus von Zecke zu Zecke

Es gibt verschiedene Wege, wie eine Übertragung des FSME-Virus von Zecke zu Zecke stattfinden kann. Dazu gehört auf jeden Fall nicht die sogenannte transstadiale Transmission, da es sich dabei um keine Übertragung im eigentlichen Sinne handelt. Vielmehr beschreibt dieser inkorrekte Terminus lediglich das Überleben des FSME-Virus von einem Entwicklungsstadium der Zecken zum nächsten, eine Grundvoraussetzung für Vektorkompetenz. Die Infektion verbleibt in diesem Fall beim selben Zeckenindividuum.

Es gibt nachgewiesenermaßen Fälle, in denen gesogene *I. ricinus*-Weibchen ihre FSME-Virus-Infektion transovarial auf die F1-Generation weitergegeben haben (Benda, 1958a; Řeháček, 1962; Danielová und Holubová, 1991). Die nicht allzu zahlreichen vorliegenden Befunde deuten darauf hin, dass nur relativ wenige Larven (etwa 1 %) eines infizierten Weibchens transovarial infiziert werden. Dies wird z. B. bestätigt durch die Ergebnisse der Freilandstudie von Danielová et al. (2010), in der nur 2 von 647 in 2 FSME-Naturherdgebieten gefangene ungesogene *I. ricinus*-Larven mit dem FSME-Virus infiziert waren. Trotz geringer Übertragungsrate ist es aber durchaus denkbar, dass die transovariale Übertragung des FSME-Virus bei Vektorzecken einen wesentlichen Beitrag zur Zirkulation des Virus im Freiland leistet (Randolph, 1994; Danielová et al., 2002).

Chunikhin et al. (1983) fanden, dass etwa 10 % der mit FSME-Virus infizierten *I. persulcatus*-Männchen ihre Infektion bei der Paarung an Weibchen weitergeben. Hofmann (1970) demonstrierte, dass *I. ricinus*-Männchen mit ihrem Stich weiße Labormäuse mit dem FSME-Virus infizieren können. In eine ähnliche Richtung geht der Befund von Alekseev (1991), dass der Speichel von *I. persulcatus*-Männchen genügend FSME-Virus enthält, um Wirte zu infizieren. Unter der Voraussetzung, dass sexuell infizierte *Ixodes*-Weibchen ihre Infektion zumindest an einen Teil ihrer Nachkommenschaft transovarial weitergeben, würde auch die sexuelle Transmission des FSME-Virus von Zeckenmännchen auf -Weibchen die Viruszirkulation wesentlich unterstützen.

4.5 Zirkulation des FSME-Virus im Freiland

Der Zyklus des FSME-Virus umfasst Schildzecken als Vektoren und einige ihrer Wirte als Reservoirwirte. Einmal infiziert, beherbergen Zecken das Virus lebenslang, also oft über Jahre. Reservoirwirte können das Virus in einigen Fällen über mehrere Wochen oder Monate tragen, in der Regel ist ihre infektiöse Phase (oder sind ihre infektiösen Phasen) zeitlich aber auf jeweils wenige Tage begrenzt. Eine länger anhaltende Virämie und auch Infektiosität wurde bei wechselwarmen, überwinternden Kleinsäugern beobachtet (Tonteri et al., 2011; Knap et al., 2012).

Die Existenz des FSME-Virus ist in gleicher Weise abhängig von Vektorzecken und Reservoirwirten. Vektorzecken sind ihrerseits abhängig von ihren Wirten und ihrer Verfügbarkeit bzw. ihren Populationsdichten. Auf jeden dieser Partner und auf all diese Parasit-Wirt-Beziehungen wirken zudem noch auf komplexe Art abiotische und biotische Faktoren ein. Dieses Beziehungsgeflecht ist noch längst nicht in all seinen Facetten verstanden, und es ist ein Phänomen, dass die eigentlichen Naturherde, in denen das FSME-Virus oft über lange Zeitspannen vorkommt, vielfach eng umgrenzte Areale sind, oft nicht größer als ein Fußballfeld (Dobler und Tkachev, 2019). Was zeichnet diese Herde ökologisch aus, was unterscheidet sie von den umgebenden Flächen? Hierzu wird es noch einiges an wissenschaftlicher Freilandarbeit bedürfen, um auf diese wichtigen Fragen fundierte Antworten zu finden. Vor allem Langzeitstudien sind in diesem Zusammenhang vonnöten.

Unabhängig davon, ob das FSME-Virus virämisch oder nicht virämisch übertragen wird, umfasst der Kernzyklus die folgenden 3 Schritte (Abb. 4.1): (i)

Eine infizierte Vektorzecken-Nymphe überträgt das Virus mit dem Stich auf einen Reservoirwirt. (ii) Mehr oder weniger zeitgleich oder kurze Zeit danach auf diesem dann schnell infektiösen Reservoirwirt saugende Vektorzecken-Larven nehmen das Virus auf, sie fallen gesogen vom Wirt ab und häuten sich in den folgenden Wochen oder Monaten zum Nymphenstadium. (iii) Als infizierte Nymphen befallen sie ihrerseits Reservoirwirte, und damit beginnt der beschriebene Kernzyklus erneut. Es muss nur zum mehr oder weniger zeitgleichen Saugakt von infizierten Vektorzecken-Nymphen und noch nicht infizierten Vektorzecken-Larven auf jeweils denselben Kleinsäugerindividuen kommen.

Neben diesem Kernzyklus gibt es Sonderfälle, denen in ihrer Gesamtheit durchaus Bedeutung für das gesamte System zukommen mag. Wegen der lebenslang andauernden Virusinfektion erscheint es logisch, dass das Adultstadium von Vektorzecken das mit der höchsten Virusprävalenz (Durchseuchung) ist. Während dieser Umstand für das Infektionsrisiko des Menschen bei Zeckenstich bedeutsam ist, spielt die adulte Vektorzecke im FSME-Naturherd keine besondere Rolle, da sie nur mittelgroße und große Säuger als Wirte akzeptiert, die aber nicht zu den nachgewiesenen Reservoirwirten des FSME-Virus gehören. Eine Ausnahme davon bildet der einheimische Igel. Er ist der kleinste Wirt, den das Adultstadium von *I. ricinus* regelmäßig parasitiert und der ein nachgewiesener Reservoirwirt des FSME-Virus ist. Befällt ein infiziertes Vektorzecken-Weibchen einen Igel, kann die Infektion über diesen Wirt auf andere nicht infizierte, zeitnah saugende Zecken (Larven, Nymphen, Adulte) übergehen. Das infizierte Weibchen kann aber, wie bereits erwähnt, unter Umständen auch noch einen Teil seiner Eier infizieren und damit die Viruszirkulation zusätzlich unterstützen.

Nehmen Vektorzecken-Larven oder -Nymphen nur eine unvollständige Blutmahlzeit auf einem infizierten Reservoirwirt zu sich, z. B. bedingt durch den plötzlichen Tod des Wirtes, verlassen sie das tote Wirtstier, und diese unvollständig gesogenen Zecken können anschließend einen anderen Wirt befallen und die Infektion im Verlauf ihrer restlichen Blutmahlzeit auf ihn übertragen.

Unklar ist, inwieweit FSME-Virus-infizierte Reservoirwirte ihre Nachkommen infizieren und diese daraufhin für saugende Zecken infektiös sind. Noch zu klären ist auch, welche Bedeutung enzootischen (verborgen ablaufenden) Zyklen bei der Zirkulation des FSME-Virus zukommt. Denkbar ist, dass das Virus zwischen bestimmten wirtsspezifischen Zeckenarten, z. B. *I. arboricola*, und ihren Wirten regelmäßig zirkuliert, ohne dass der Mensch damit in Kontakt kommt. Da *I. ricinus* – und eventuell auch *I. inopinatus* – zumindest gelegentlich dieselben Wirte parasitiert, können diese Zecken als sogenannte

Brückenvektoren das Virus unter Umständen aus solchen verborgenen Zyklen zum Menschen und zu anderen Reservoirwirten tragen.

Auch wenn sich von Zeit zu Zeit neue FSME-Herde bilden, in den letzten Jahren z. B. auch gelegentlich in der Nordhälfte Deutschlands (Robert Koch-Institut, 2019), sind existierende Herde oft erstaunlich langlebig und stabil (Dobler und Tkachev, 2019). Was macht diese Naturherde ökologisch aus, und was sind die entscheidenden Faktoren, die dem FSME-Virus das Überleben dort über längere Zeiträume erlauben? Diesen grundlegenden Fragen zur Öko-Epidemiologie der FSME ist weiterhin nachzugehen, um unser Verständnis über die Virusdynamik in Raum und Zeit entscheidend zu verbessern.

4.6 Literaturverzeichnis

Alekseev, A., 1991. [Ecology of tick-borne encephalitis virus: Role of male Ixodidae in its circulation]. Ecol. Parasitology 100, 51–62, in Russisch, zit. nach Chitimia-Dobler et al., 2019b.

Alekseev, A., Chunikhin, S. P., 1990a. [Exchange of the tick-borne encephalitis virus between Ixodidae simultaneously feeding on animals with subthreshold levels of viremia]. Med. Parazit. (Moskva) 2, 48–50, in Russisch, zit. nach Nuttall und Labuda, 1994.

Alekseev, A., Chunikhin, S. P., 1990b. [Experimental transmission of the tick-borne encephalitis virus by ixodid ticks (mechanism, time periods, species, and sex differences)]. Parazitologiia 25, 177–185, in Russisch, zit. nach Gritsun et al., 2003.

Ašmera, J., Šedenka, B., Nedvidek, J., 1962. [Results of parasitological investigations in a natural focus of tick-borne encephalitis in former Ostravsky territory]. Čsl. Parasitol. 9, 5–14, engl. Übersetzung NAMRU-3, Nr. 132, zit. nach Nuttall und Labuda, 1994.

Bakhvalova, V. N., Chicherina, G. S., Potapova, O. F., Panov, V., Glupov, V. V., Potapov, M. A., Seligman, S. J., Morozova, O. V., 2016. Tick-borne encephalitis virus diversity in ixodid ticks and small mammals in south-western Siberia, Russia. Vector Borne Zoonotic Dis. 16, 541–549.

Benda, R., 1958a. [The common tick, *Ixodes ricinus* L., as a reservoir and vector of tick-borne encephalitis. I. Survival of the virus (strain B3) during tick development under laboratory conditions]. J. Hyg. Epidemiol. Microbiol. Immunol. 2, 314–330, in Tschechisch, zit. nach Nuttall und Labuda, 1994.

Benda, R., 1958b. [The common tick, *Ixodes ricinus* L., as a reservoir and vector of tick-borne encephalitis. II. Experimental transmission of encephalitis to laboratory animals by ticks of various stages of development]. J. Hyg. Epidemiol. Microbiol. Immunol. 2, 331–344, in Tschechisch, zit. nach Nuttall und Labuda, 1994.

Bestehorn, M., Dobler, G., 2019. Das FSME-Virus. In: Rubel, F., Schiffner-Rohe, J. (Hrsg.), FSME in Deutschland: Stand der Wissenschaft. Deutscher Wissenschafts-Verlag, Baden-Baden (DE), Kap. 1, 11–22.

Biernat, B., Karbowiak, G., Werszko, J., Stańczak, J., 2014. Prevalence of tick-borne encephalitis virus (TBEV) RNA in *Dermacentor reticulatus* ticks from natural and urban environment, Poland. Exp. Appl. Acarol. 64, 543–551.

Chitimia-Dobler, L., Lemhöfer, G., Król, N., Bestehorn, M., Dobler, G., Pfeffer, M., 2019a.

Repeated isolation of tick-borne encephalitis virus from adult *Dermacentor reticulatus* ticks in an endemic area in Germany. Parasit. Vectors. 12, 90.

Chitimia-Dobler, L., Mackenstedt, U., Kahl, O., Petney, T. N., 2019b. Transmission/Natural cycle. In: Dobler, G., Erber, W., Bröker, M., Schmitt, H.-J. (Hrsg.), TBE–The Book, 2nd Edition. Global Health Press, Singapore (SG), 62–86.

Chitimia-Dobler, L., Rieß, R., Kahl, O., Wölfel, S., Dobler, G., Nava, S., Estrada-Peña, A., 2018. *Ixodes inopinatus* – occurring also outside the Mediterranean region. Ticks Tick Borne Dis. 9, 196–200.

Chunikhin, S. P., Kurenkov, V. B., Dzhivanyan, T. I., Ryl'tseva, E. V., 1979. [Study of transstadial and transmissive transmission properties of tick-borne encephalitis virus strains with different degrees of pathogenicity for mice]. Med. Parazit. (Moskva) 48, 61–65, engl. Übersetzung NAMRU-3, Nr. 1423.

Chunikhin, S. P., Stefutkina, L., Korolev, M., Reshetnikov, I., Khozinskaya, G., 1983. [Sexual transmission of tick-borne encephalitis virus in ixodids (Ixodidae)]. Parazitologiia 7, 214–215, in Russisch, zit. nach Chitimia-Dobler et al., 2019b.

Danielová, V., Daniel, M., Schwarzová, L., Materna, J., Rudenko, N., Golovchenko, M., Holubová, J., Grubhoffer, L., Kilián, P., 2010. Integration of a tick-borne encephalitis virus and *Borrelia burgdorferi* sensu lato into mountain ecosystems, following a shift in the altitudinal limit of distribution of their vector, *Ixodes ricinus* (Krkonoše Mountains, Czech Republic). Vector Borne Zoonotic Dis. 10, 223–230.

Danielová, V., Holubová, H., Pejčoch, M., Daniel, M., 2002. Potential significance of transovarial transmission in the circulation of tick-borne encephalitis. Folia Parasitol. 49, 323–325.

Danielová, V., Holubová, J., 1991. Transovarial transmission rate of tick-borne encephalitis virus in *Ixodes ricinus* ticks. In: Dusbábek, F., Bukva, V. (Hrsg.), Modern Acarology. Proc. VIII Internat. Congr. Acarol., České Budějovice, Czechoslovakia. Vol. 2. SPB Academic Publ., Amsterdam (NL), 7–10.

de la Fuente, J., Estrada-Peña, A., Venzal, J. M., Kocan, K. M., Sonenshine, D. E., 2008. Overview: Ticks as vectors of pathogens that cause disease in humans and animals. Front. Biosci. 13, 6938–6946.

Dobler, G., Tkachev, S., 2019. General epidemiology of tick-borne encephalitis. In: Dobler, G., Erber, W., Bröker, M., Schmitt, H.-J. (Hrsg.), TBE–The Book, 2nd Edition. Global Health Press, Singapore (SG), 192–211.

Estrada-Peña, A., Nava, S., Petney, T. N., 2014. Description of all the stages of *Ixodes inopinatus* n. sp. (Acari: Ixodidae). Ticks Tick Borne Dis. 5, 734–743.

Grešiková, M., Nosek, J., 1966. Isolation of tick-borne encephalitis virus from *Haemaphysalis inermis* ticks. Acta. Virol. 10, 359–364.

Grešiková, M., Řeháček, J., 1960. Isolierung des Zeckenenzephalitisvirus aus Blut und Milch von Haustieren (Schaf und Kuh) nach Infektion durch Zecken der Gattung *Ixodes ricinus* L. Arch. ges. Virusforsch. 9, 359–361.

Grešiková, M., Řeháček, J., 1988. Tick-borne encephalitis. In: Monath, T. P. (Hrsg.), The Arboviruses. Epidemiology and Ecology. Vol. IV. CRC Press, Inc., Boca Raton (US), 177–202, zit. nach Nuttall und Labuda, 1994.

Grulich, I., 1960. The European mole (*Talpa europaea* L. – Mamm. Insectivora) as an important host of the tick (*Ixodes ricinus* L.) in Czechoslovakia. Zool. Listy. 9, 171–187, zit. nach Nuttall und Labuda, 1994.

Grulich, I., Nosek, J., Szabó, L., 1967. The autecology of small rodents and insectivores of the

Tribeč Mountain range. Bull. World Health Organ. 36 (Suppl 1), 25–30.

Hofmann, H., 1970. Zur Infektion mit Frühsommer-Meningoenzephalitis-(FSME-)Virus durch Zecken. Wien. Klin. Wochenschr. 82, 180–181.

Hubálek, Z., Rudolf, I., 2012. Tick-borne viruses in Europe. Parasitol. Res. 111, 9–36.

Kahl, O., Petney, T. N., 2019. Biologie und Ökologie des wichtigsten FSME-Virus-Überträgers in Mitteleuropa, der Zecke *Ixodes ricinus*. In: Rubel, F., Schiffner-Rohe, J. (Hrsg.), FSME in Deutschland: Stand der Wissenschaft. Deutscher Wissenschafts-Verlag, Baden-Baden (DE), Kap. 2, 23–38.

Knap, N., Korva, M., Dolinšek, V., Sekirnik, M., Trilar, T., Avšič-Županc, T., 2012. Patterns of tick-borne encephalitis virus infection in rodents in Slovenia. Vector Borne Zoonotic Dis. 12, 236–242.

Kožuch, O., Grešiková, M., Nosek, J., Lichard, M., Sekeyová, M., 1967. The role of small rodents and hedgehogs in a natural focus of tick-borne encephalitis. Bull. World Health Organ. 36 (Suppl. 1), 61–66.

Kožuch, O., Nosek, J., 1964. Alimentary infection of the hedgehog with tick-borne encephalitis (TBE) virus. Acta. Virol. 8, 284.

Kožuch, O., Nosek, J., 1971. Transmission of tick-borne encephalitis (TBE) virus by *Dermacentor marginatus* and *D. reticulatus*. Acta. Virol. 15, 334.

Kožuch, O., Nosek, J., 1980. Experimental transmission of tick-borne encephalitis (TBE) virus by *Haemaphysalis concinna* ticks. Acta. Virol. 24, 377.

Kožuch, O., Nosek, J., Ernek, E., Lichard, M., Albrecht, P., 1963. Persistence of tick-borne encephalitis virus in hibernating hedgehogs and dormice. Acta. Virol. 7, 430–433.

Labuda, M., Austyn, J. M., Žuffová, E., Kožuch, O., J., N. F., Lysy, Nuttall, P. A., 1996a. Importance of localized skin infection in tick-borne encephalitis virus transmission. Virology 219, 357–366.

Labuda, M., Jones, L. D., Williams, T., Danielová, V., Nuttall, P. A., 1993a. Efficient transmission of tick-borne encephalitis virus between cofeeding ticks. J. Med. Entomol. 30, 295–299.

Labuda, M., Kožuch, O., Žuffová, E., Elečková, E., Hails, R. S., Nuttall, P. A., 1996b. Tick-borne encephalitis virus transmission between ticks co-feeding on specific immune natural rodent hosts. Virology 235, 138–143.

Labuda, M., Nuttall, P. A., Kožuch, O., Elečková, E., Williams, T., Zuffová, E., Sabó, A., 1993b. Non-viraemic transmission of tick-borne encephalitis virus: a mechanism for arbovirus survival in nature. Experientia 49, 802–805.

Lichard, M., Kožuch, O., 1967. Persistence of tick-borne encephalitis virus in nymphs and adults of *Ixodes arboricola* and its transmission to white mice. Acta Virol. 11, 480.

Nosek, J., Grulich, I., 1967. The relationship between the tick-borne encephalitis virus and the ticks and mammals of the Tribeč Mountain range. Bull. World Health Organ. 36 (Suppl. 1), 31–47.

Nuttall, P. A., Labuda, M., 1994. General epidemiology of tick-borne encephalitis. In: Sonenshine, D. S., Mather, T. N. (Hrsg.), Ecological dynamics of tick-borne zoonoses. Oxford University Press, Oxford (UK), 351–391.

Pavlovsky, E., 1966. Natural nidality of transmissible diseases: with special reference to the landscape epidemiology of zooanthroponoses. University of Illinois Press, Champaign (US), 261 S.

Petney, T. N., Moser, E., Littwin, N., Pfäffle, M., Muders, S. V., Taraschewski, H., 2015. Additions to the "Annotated checklist of the ticks of Germany": *Ixodes acuminatus* and *Ixodes inopinatus*. Syst. Appl. Acarol. 20, 221–224.

Petney, T. N., Pfäffle, M. P., Skuballa, J. D., 2012. An annotated checklist of the ticks (Acari: Ixodida) of Germany. Syst. Appl. Acarol. 17, 115–170.

Petrishcheva, P. A., Levkovich, E. N., 1949. [On the spontaneous virus-carrier state of *Ixodes persulcatus* and *Ixodes ricinus* ticks in new foci of tick-borne encephálitis]. Vopr. Kraj. Obshch. Eksp. Parasitol. 4, 42, in Russisch, zit. nach Blaškovic und Řeháček, 1962.

Pogodina, V. V., 1958. [The resistance of tick-borne encephalitis virus to the effects of gastric juice]. Vopr. Virusol. 3, 295–299, in Russisch, zit. nach Gritsun et al., 2003.

Radda, A., 1973. Die Zeckenenzephalitis in Europa. Geographische Verbreitung und Ökologie des Virus. Z. Angew. Zool. 60, 409–461.

Radda, A., Hofmann, H., Kunz, C., 1969a. Viraemia of polecats (*Putorius putorius*) after infection with tick-borne encephalitis (TE) virus by ticks. Acta Virol. 13, 159.

Radda, A., Hofmann, H., Pretzmann, G., 1969b. Threshold of viraemia in *Apodemus flavicollis* for infection of *Ixodes ricinus* with tick-borne encephalitis virus. Acta Virol. 13, 74–77.

Radda, A., Pretzmann, G., Kovac, W., 1964. Experimental infection of *Mus musculus* with early summer meningoencephalitis (tick-borne encephalitis) virus. Zentralbl. Bakteriol. Orig. 193, 285–292, zit. nach Grulich et al., 1967.

Randolph, S., 1994. The relative contributions of transovarial and transstadial transmission to the maintenance of tick-borne diseases. In: Axford, J. S., Rees, D. H. E. (Hrsg.), Lyme Borreliosis. NATO ASI Series (Series A: Life Sciences). Vol. 260. Springer, Boston (US), 131–134.

Řeháček, J., 1962. Transovarial transmission of tick-borne encephalitis virus by ticks. Acta Virol. 6, 220–226.

Robert Koch-Institut, 2019. FSME: Risikogebiete in Deutschland (Stand: Januar 2019). Bewertung des örtlichen Erkrankungsrisikos. Epid. Bull. 7, 57–703.

Rubel, F., Brugger, K., Pfeffer, M., Chitimia-Dobler, L., Didyk, Y., Leverenz, S., Dautel, H., Kahl, O., 2016. Geographical distribution of *Dermacentor marginatus* and *Dermacentor reticulatus* in Europe. Ticks Tick Borne Dis. 7, 224–233.

Rubel, F., Brugger, K., Walter, M., Vogelgesang, J., Didyk, Y., Fu, S., Kahl, O., 2018. Geographical distribution, climate adaptation and vector competence of the Eurasian hard tick *Haemaphysalis concinna*. Ticks Tick Borne Dis. 9, 1080–1089.

Ryijov, N. V., Skrynnik, A. N., 1941. [On the natural infectivity of ixodid ticks for the spring-summer encephalitis virus]. Trudy. Voj. Med. Akad. Krasn. Arm. S. M. Kirov. 25, 27, in Russisch, zit. nach Blaškovic und Řeháček, 1962.

Streissle, G., 1960. Untersuchungen zur Übertragung des Virus der Frühsommer-Meningo-Encephalitis durch die Zecke *Ixodes hexagonus* LEACH. Zbl. Bakt. II Orig. 179, 289–297.

Süss, J., 2003. Epidemiology and ecology of TBE relevant to the production of effective vaccines. Vaccine 21 (Suppl. 1), 19–35.

Tonteri, E., Jääskeläinen, A., Tikkakoski, T., Voutilainen, L., Niemimaa, J., Henttonen, H., Vaheri, A., Vapalahti, O., 2011. Tick-borne encephalitis virus in wild rodents in winter, Finland, 2008-2009. Emerg. Infect. Dis. 17, 72–75.

van Tongeren, H. A. E., 1962. Central European encephalitis – epidemiology and vectors. In: Proc. 6th Int. Congr. Trop. Ned. Malar. Vol. 5. 174–179, zit. nach Nuttall und Labuda, 1994.

Wójcik-Fatla, A., Cisak, E., Zając, V., Zwoliński, J., Dutkiewicz, J., 2011. Prevalence of tick-borne encephalitis virus in *Ixodes ricinus* and *Dermacentor reticulatus* ticks collected from the Lublin region (eastern Poland). Ticks Tick Borne Dis. 2, 16–19.

5

Deutschlandkarte der Dichte des FSME-Virus-Vektors *Ixodes ricinus*

Katharina Brugger

Inhaltsverzeichnis

Zusammenfassung

Der wichtigste Überträger des Frühsommer-Meningoenzephalitis (FSME)-Virus in weiten Teilen Europas ist der Gemeine Holzbock (*Ixodes ricinus*), der deutschlandweit flächendeckend vorkommt. Für die Verbreitung des FSME-Virus ist die Zeckendichte, d. h. die Anzahl Zecken pro definierter Fläche, von Bedeutung. Die hier vorgestellte hoch auflösende Deutschlandkarte der Zeckendichte wurde mit einem statistischen Modell aus Zeckenbeobachtungen an 69 Standorten erstellt. Die Dichte der *I. ricinus*-Nymphen kann mit den Jahresmittelwerten der Temperatur, des Niederschlags und der relativen Feuchte der Luft sowie der Temperatur im trockensten Quartal und der Landbedeckung bzw. -nutzung abgeschätzt werden. Hohe Zeckendichten sind vorwiegend in den südlichen Bundesländern wie Bayern oder Baden-Württemberg, aber auch im nördlichen Brandenburg zu finden. Hingegen gibt es niedrige Dichten vor allem in höheren Lagen mit Nadelwäldern wie in den alpinen Regionen in Südbayern, dem Harz und dem Erzgebirge. In Parks und Wäldern in Städten wie München oder Berlin sind meist nur niedrige bis moderate Dichten zu finden.

5.1 Einleitung

Der Gemeine Holzbock (*Ixodes ricinus*) ist in weiten Teilen Europas der Hauptüberträger für verschiedene Humanpathogene, beispielsweise den Erregern der Frühsommer-Meningoenzephalitis (FSME) und der Lyme-Borreliose. Nicht nur für den einzelnen Menschen, der sich in der Natur aufhält (individuelles Infektionsrisiko), sondern gerade auch für Entscheidungsträger im Öffentlichen Gesundheitswesen ist es von Interesse, das Übertragungsrisiko dieser Pathogene zu quantifizieren und zu beurteilen. Bisher wurde das Vorkommen und damit auch die räumliche Verbreitung von Zecken als erster Indikator für ein potenzielles Auftreten von zeckenübertragenen Krankheiten betrachtet. Mit sogenannten Habitatmodellen (engl.: *species distribution models*) können für Zecken geeignete Habitate[1] charakterisiert und die Habitateignung räumlich auf regionaler oder kontinentaler Ebene abgeschätzt werden (Porretta et al., 2013).

Alternativ kann die Dichte von ungesogenen Zecken, d. h. die Anzahl der Zecken pro definierter Fläche, die auf der Suche nach einem Wirt und somit einer Blutmahlzeit sind, abgeschätzt werden. Die Zecke *I. ricinus* kommt in Deutschland flächendeckend vor, da fast überall geeignete Habitate wie Wälder oder waldähnliche Grünflächen zu finden sind (Petney et al., 2012; Rubel et al., 2014). Die Zeckendichte wird abhängig von der Skala und dem Modellgebiet durch verschiedene Umweltvariablen bestimmt (Abb. 5.1). Um die räumliche Verteilung der Zeckendichte in Deutschland auf einer Fläche von über 357.000 km^2 (regionale Skala) abzuschätzen, werden Umweltvariablen wie Temperatur, Topografie oder Landbedeckung benötigt (Brugger et al., 2016). Hingegen haben biotische Wechselwirkungen wie das Verhältnis Vektor zu Wirt oder andere lokale Phänomene nur kleinräumig einen Einfluss.

[1]Ein Habitat bezeichnet in der Biologie den durch abiotische und biotische Faktoren bestimmten Lebensraum einer Spezies.

Skala / Variable	Mikro	Standort	Lokal	Landschaft	Regional	Kontinental	Global
Biotische Wechselwirkung							
Landnutzung							
Topografie							
Klima							
Variable / Modellgebiet	$< 1\cdot10^{-4}$	$1\cdot10^{-4} - 1\cdot10^{0}$	$1\cdot10^{0} - 1\cdot10^{2}$	$1\cdot10^{2} - 5\cdot10^{4}$	$5\cdot10^{4} - 5\cdot10^{6}$	$5\cdot10^{6} - 1\cdot10^{8}$	$1\cdot10^{8} - 5\cdot10^{8}$

Abb. 5.1: In Abhängigkeit von der Skala wird die Zeckendichte durch unterschiedliche Umweltvariablen beeinflusst. Die Skalen sind durch das Modellgebiet in km^2 charakterisiert (Boehnke et al., 2015).

Kleinskalige Studien beruhen meist auf Beobachtungsdaten, die im Rahmen eines klar definierten Projekts gesammelt wurden (Schwarz et al., 2009; Brugger et al., 2017). Für die Erstellung der hier beschriebenen Deutschlandkarte wurde ein Datensatz mit Beobachtungen aus verschiedenen Projekten zusammengestellt. Dabei wurden Zecken unter anderem in Süddeutschland (Schulz et al., 2014), in Parkanlagen bayrischer Großstädte (Schorn et al., 2011) und in städtischen Gebieten in oder rund um Leipzig (Silaghi et al., 2012) gesammelt. Der kleinste gemeinsame Nenner dieser Daten ist die Sammelmethode, d. h. das monatliche Flaggen einer Fläche von 100 m^2. Inkonsistenzen hinsichtlich der zeitlichen Übereinstimmung mussten jedoch akzeptiert werden, da die Daten aus den verschiedenen Projekten unterschiedliche Zeiträume abdecken. Daher sollte die Deutschlandkarte der mittleren jährlichen Dichte von wirtsuchenden Nymphen als eine erste Approximation interpretiert werden.

Ein ähnlicher Ansatz ist aus der Klimatologie bekannt. Die längsten Temperaturbeobachtungsreihen reichen über zwei Jahrhunderte zurück (z. B. Berlin seit 1700, Hohenpeißenberg seit 1781), erste Niederschlagsaufzeichnungen gibt es seit Mitte des 19. Jahrhunderts. Globale Niederschlagskarten wurden erstmals um das Jahr 1900 aus allen damals bekannten Niederschlagsbeobachtungen zusammengestellt. Mitte des 20. Jahrhunderts wurden erste monatliche Niederschlagskarten vorgestellt und sind mittlerweile seit 1979 durchgehend verfügbar (Rudolf und Rubel, 2005). Die flächendeckende Abschätzung und Darstellung der Zeckendichte steht vor ähnlichen Herausforderungen wie die Kartierung der Klimadaten vor 100 Jahren.

5.2 Regelmäßige Beobachtungen von *Ixodes ricinus*-Nymphen

In den letzten Jahren wurden mehrere Forschungsprojekte mit Fokus auf *I. ricinus*-Populationen in Deutschland durchgeführt. Für die Deutschlandkarte wurden Beobachtungsdaten dieser Studien, erfasst an 69 Standorten in Deutschland zwischen 2006 und 2014, zusammengeführt. Die meisten Standorte (51 von 69) liegen in den südlichen Bundesländern Bayern und Baden-Württemberg (Abb. 5.2). Diese räumlichen Cluster sind unter anderem auf die dort hohen FSME-Inzidenzen (Robert Koch-Institut, 2018) und die daraus resultierenden Forschungsschwerpunkte in diesen Regionen zurückzuführen.

Trotz unterschiedlicher Fragestellungen wurden an allen Standorten monatlich wirtsuchende Zecken mit der Flaggmethode gesammelt. Bei dieser Methode wird ein etwa 1 x 1 m großes, weißes Flanelltuch über die Laubstreu und Krautschicht einer definierten Fläche, meist 100 m^2, gezogen. Die Zecken bleiben an dem vermeintlichen Wirt hängen, werden vom Tuch abgesammelt und anschließend im Labor morphologisch bestimmt und gezählt. Der individuelle Beobachtungszeitraum variierte zwischen ein und 6 Jahren. An 48 der 69 Standorte wurden in mehr als 2 aufeinanderfolgenden Jahren regelmäßig Zecken gesammelt. Da Nymphen das wichtigste Entwicklungsstadium für eine Pathogenübertragung auf Menschen sind (Gray, 1998), wurde hier nur dieses Stadium berücksichtigt. Die kumulierte Anzahl der wirtsuchenden Nymphen, monatlich von März bis Oktober auf einer Fläche von 100 m^2 geflaggt, wird im Folgenden als die jährliche Nymphendichte bezeichnet. Dies ist eine zulässige Vereinfachung, da eine sporadische Winteraktivität zwischen November und Februar (Dautel et al., 2008) nur 1–2 % zu diesem Wert beitragen würde (Schulz et al., 2014).

5.3 Klimadaten und Landklassen als erklärende Variablen

Um die Zeckendichte deutschlandweit abzuschätzen, wurden räumlich und zeitlich hoch aufgelöste Klimadaten verwendet, die vom *Climate Data Center* des Deutschen Wetterdienstes (2019) zur Verfügung gestellt werden. Die Temperatur- und Niederschlagsfelder haben eine räumliche Auflösung von 1 km und eine zeitliche Auflösung von einem Tag beginnend 1881 bis aktuell. Aus diesem Datensatz wurde die Jahresmitteltemperatur T_a, die Temperatur

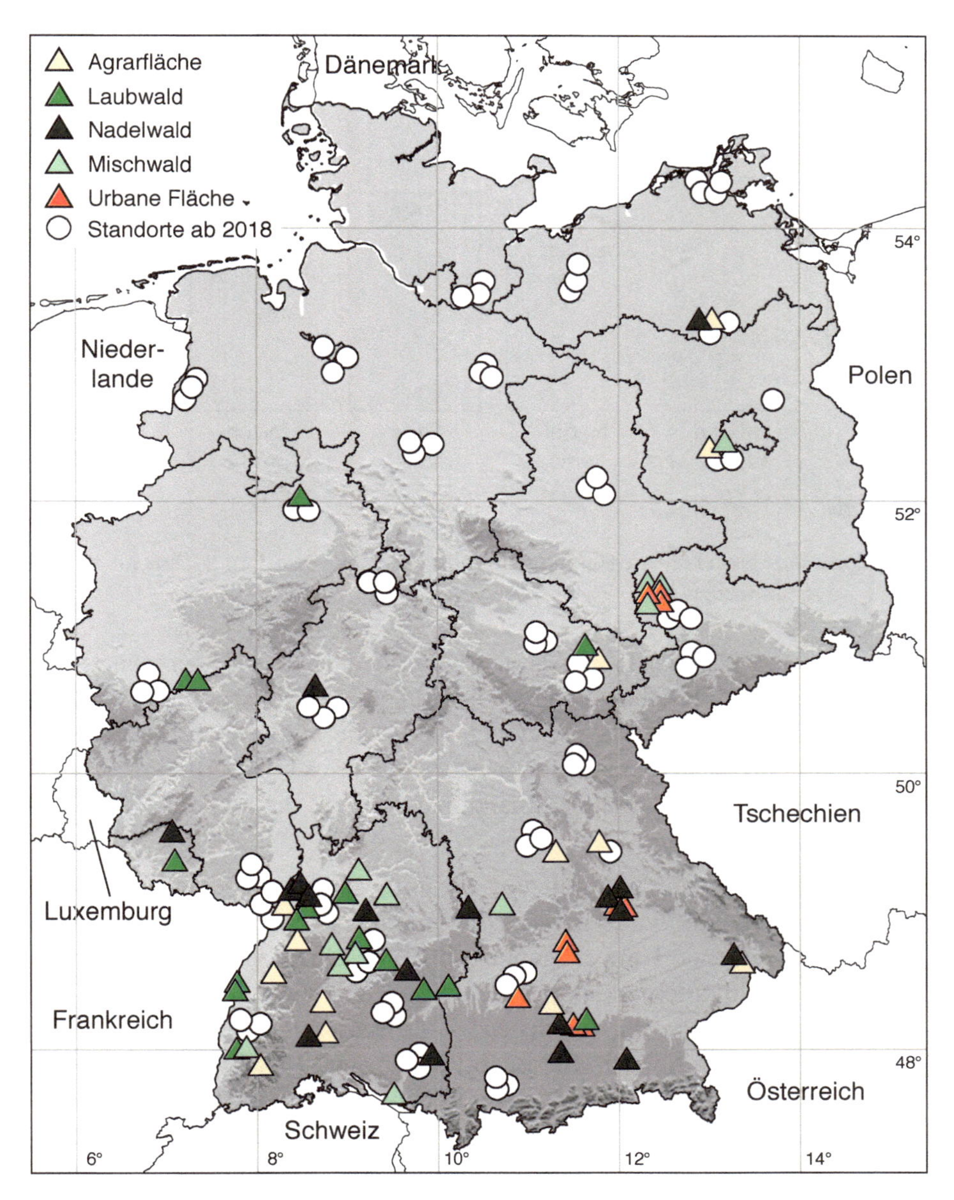

Abb. 5.2: *Ixodes ricinus*-Nymphen wurden regelmäßig zwischen 2006 und 2014 an 69 Standorten gesammelt (Dreiecke). Details zu den Standorten sind in Brugger et al. (2016) zu finden. In einem Forschungsprojekt werden seit Anfang 2018 an fast 90 Standorten deutschlandweit Zecken gesammelt (Kreise). Diese Daten waren hier aber noch nicht verfügbar.

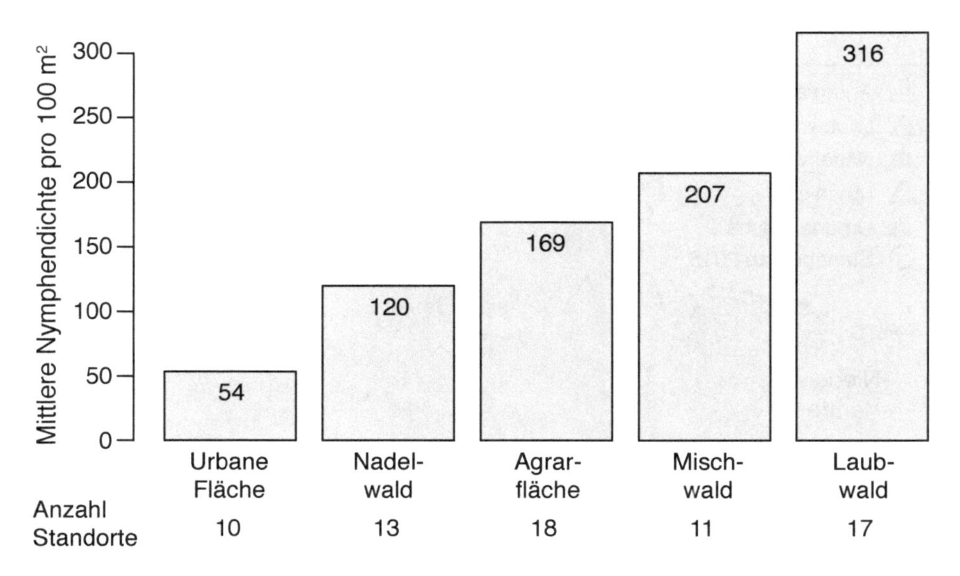

Abb. 5.3: Mittlere Dichte der *Ixodes ricinus*-Nymphen pro Landklasse an den 69 Standorten.

des trockensten Quartals T_t und der jährliche Niederschlag N_a berechnet. Diese Variablen repräsentieren die physiologischen Bedürfnisse und Ansprüche der Zeckenart an das Klima. Zusätzlich wurde die mittlere jährliche relative Feuchte der Luft F_a aus dem HYRAS-Datensatz (Frick et al., 2014) verwendet. Für alle Variablen wurden die Klimanormalwerte für die Periode 1976–2015 berechnet.

Die Landbedeckung und -nutzung der europäischen Landoberfläche wird durch den CORINE (*Coordination of Information on the Environment*)-Datensatz der Europäischen Umweltagentur (2013) beschrieben. Dieser Datensatz beruht auf Satellitenfernerkundungsdaten und teilt die Landbedeckung und -nutzung in 44 Klassen ein, von denen 37 für Deutschland relevant sind. Hier wurden die Klassen Agrarfläche, Laub-, Nadel- und Mischwald sowie urbane Fläche verwendet. In der Klasse Agrarfläche sind Ackerflächen, Dauerkulturen wie Obstanbau, Grünland und auch heterogene Agrarflächen wie land- und forstwirtschaftliche Flächen zusammengefasst. Als urbane Flächen werden u. a. städtisch geprägte Flächen, Siedlungsflächen, städtische Grünflächen, Sport- und Freizeitanlagen bezeichnet. *Ixodes ricinus* bevorzugt Mikrohabitate, in denen die relative Feuchte der Luft über einen längeren Zeitraum nicht unter 80 % fällt (Gray et al., 2009). Daher weisen Laub- und Mischwälder mit einer teilweise ganzjährig vorhandenen Laubstreu vielfach deutlich höhere Zeckendichten auf als urbane Flächen oder Nadelwälder (Abb. 5.3).

Tab. 5.1: Die Dichte der *Ixodes ricinus*-Nymphen wird mit einem negativen binomialen Regressionsmodell abgeschätzt. Für jede erklärende Variable ist der Regressionskoeffizient β, der Standardfehler SF und die z-Teststatistik mit dem dazugehörigen p-Wert gegeben. Die Landklassifikation wird als Faktor berücksichtigt, der den Wert 0 (falsch) oder 1 (wahr) annehmen kann. Der Faktor Agrarfläche wurde als Standardwert gesetzt ($\beta = 0$).

	β	SF	z-Wert	p-Wert
Achsenabschnitt (engl.: *intercept*)	2,400	8,018	0,299	0,765
Jahresmitteltemperatur T_a	0,306	0,142	2,152	0,031
Temp. des trockensten Quartals T_t	0,093	0,037	2,490	0,013
Jährlicher Niederschlag N_a	-0,003	0,001	-4,782	<0,001
Jährliche relative Feuchte der Luft F_a	0,248	0,066	3,762	<0,001
Geografische Breite B	-0,350	0,081	-4,315	<0,001
Faktor Laubwald	0,501	0,230	2,183	0,029
Faktor Nadelwald	-0,640	0,267	-2,397	0,017
Faktor Mischwald	0,512	0,266	1,926	0,054
Faktor urbane Fläche	-2,012	0,292	-6,883	<0,001

Die Diapause[2] von Zecken wird durch die Photoperiode (Tageslänge) beeinflusst (Belozerov, 1995), und diese ist von der geografischen Breite abhängig. Daher wird Letztere im Modell mitberücksichtigt.

Für das Modell und somit auch für alle erklärenden Variablen wurde eine räumliche Auflösung von 30 arcsec ausgewählt. Das entspricht einer Gitterboxlänge von 0,9 km in der geografischen Breite und 0,6 km in der Länge oder einer Gitterboxfläche von 0,54 km^2.

5.4 Das statistische Modell

Der statistische Zusammenhang zwischen den beobachteten Zeckendichten und den Umweltvariablen wurde mit einem negativen binomialen Regressionsmodell untersucht. Das Modell, seine Entwicklung sowie die Selektion der erklärenden Variablen sind im Detail in der Publikation von Brugger et al. (2016) beschrieben. Mit den Jahresmittelwerten der Temperatur T_a, des Niederschlags N_a und der relativen Feuchte der Luft F_a, der mittleren Temperatur des trockensten Quartals T_t, der geografischen Breite B sowie den Landklas-

[2]Die Diapause (griech. *diapausis* = Zwischenpause) ist ein Ruhezustand der Entwicklung bei reduziertem Stoffwechsel zum Überdauern ungünstiger Perioden (z. B. Winter). Exogener Zeitgeber ist bei vielen terrestrischen Lebewesen die Photoperiode (Gray et al., 2016).

sen LK kann die Dichte N abgeschätzt und durch folgenden formalen Zusammenhang beschrieben werden:

$$N = \exp\left(\beta_0 + \beta_1 T_a + \beta_2 T_t + \beta_3 N_a + \beta_4 F_a + \beta_5 B + \sum_{i=6}^{9} \beta_i LK_i\right)$$

Die Regressionskoeffizienten sind in Tab. 5.1 zusammengefasst. Alle Variablen außer der Landklasse sind metrisch, d. h. der Wert wird mit dem dazugehörigen β multipliziert. Die Landklasse wird hingegen als kategoriale Variable (Faktor) berücksichtigt.

Für die Anpassungsgüte (engl.: *goodness of fit*) des Regressionsmodells wurde der RMS-Fehler (engl.: *root mean square error*, Wurzel aus dem mittleren quadratischen Fehler) von 126 Nymphen pro 100 m^2 bestimmt. Dieser Fehler ist in der Größenordnung des Beobachtungsfehlers, sprich der Genauigkeit der Flaggmethode. Das Modell konnte daher verwendet werden, um die räumliche Verteilung der Dichte von *I. ricinus*-Nymphen deutschlandweit abzuschätzen und als Landkarte darzustellen.

5.5 Deutschlandkarte der *Ixodes ricinus*-Nymphendichte

In Abb. 5.4 ist die Dichte der *I. ricinus*-Nymphen deutschlandweit dargestellt. Die Dichte entspricht jeweils der Anzahl der ungesogenen Nymphen, die innerhalb eines Jahres durch monatliches Flaggen einer Fläche von 100 m^2 gesammelt werden.

Niedrige Zeckendichten wurden vor allem in den höheren Lagen wie dem Alpenraum in Südbayern, dem Harz mit dem Brocken (mit 1.141 m Höhe der höchste Berg der Deutschen Mittelgebirge) oder dem südöstlichen Teil von Sachsen entlang des Erzgebirges, abgeschätzt. Charakteristisch für diese Landschaften sind Nadelwälder, in denen die Europäische Fichte (*Picea abies*) in der Baumvegetation dominiert. Im Gegensatz dazu sind mittlere Zeckendichten vor allem in der Norddeutschen Tiefebene und den bergigen oder hügeligen Gebieten wie dem Alpenvorland zu finden. Für Ballungsräume wie Berlin, München, Hamburg oder der Metropolregion Rhein-Ruhr wurden niedrige bis mittlere Dichten abgeschätzt. Auch wurden in Regionen mit Laub- bzw. Mischwäldern, in denen die Rotbuche (*Fagus sylvatica*) überwiegt, hohe Dichten ermittelt. Dazu zählen große Teile der Bundesländer Bayern, Baden-Württemberg, Saarland, Rheinland-Pfalz und Hessen, aber auch der nördliche Teil Brandenburgs sowie die westlichen Teile Niedersachsens und Nordrhein-Westfalens.

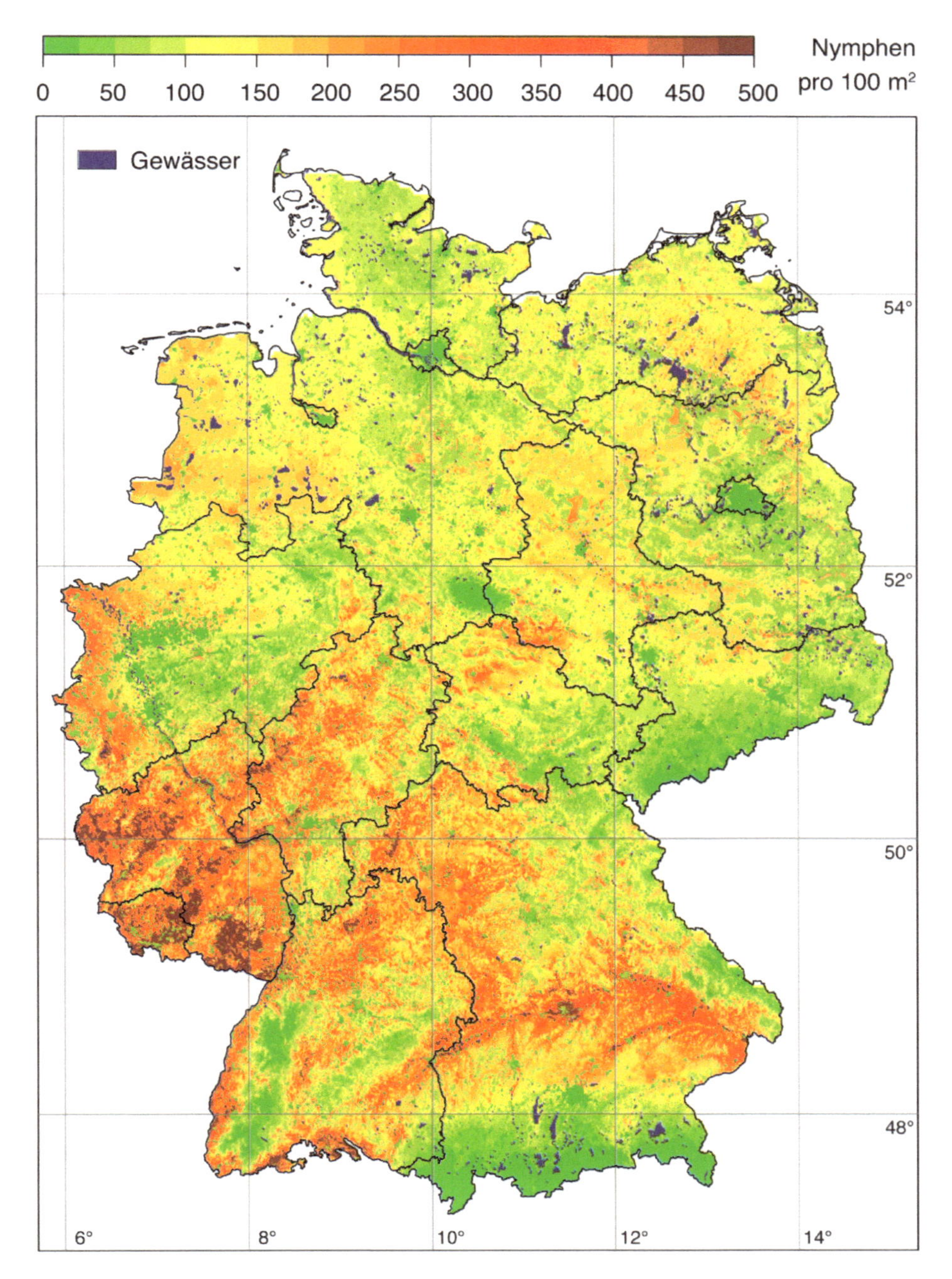

Abb. 5.4: Dichtekarte der wirtsuchenden *Ixodes ricinus*-Nymphen in Deutschland. Die Dichte entspricht der Anzahl der Nymphen, die innerhalb eines Jahres durch monatliches Flaggen einer 100 m^2-Fläche gesammelt werden.

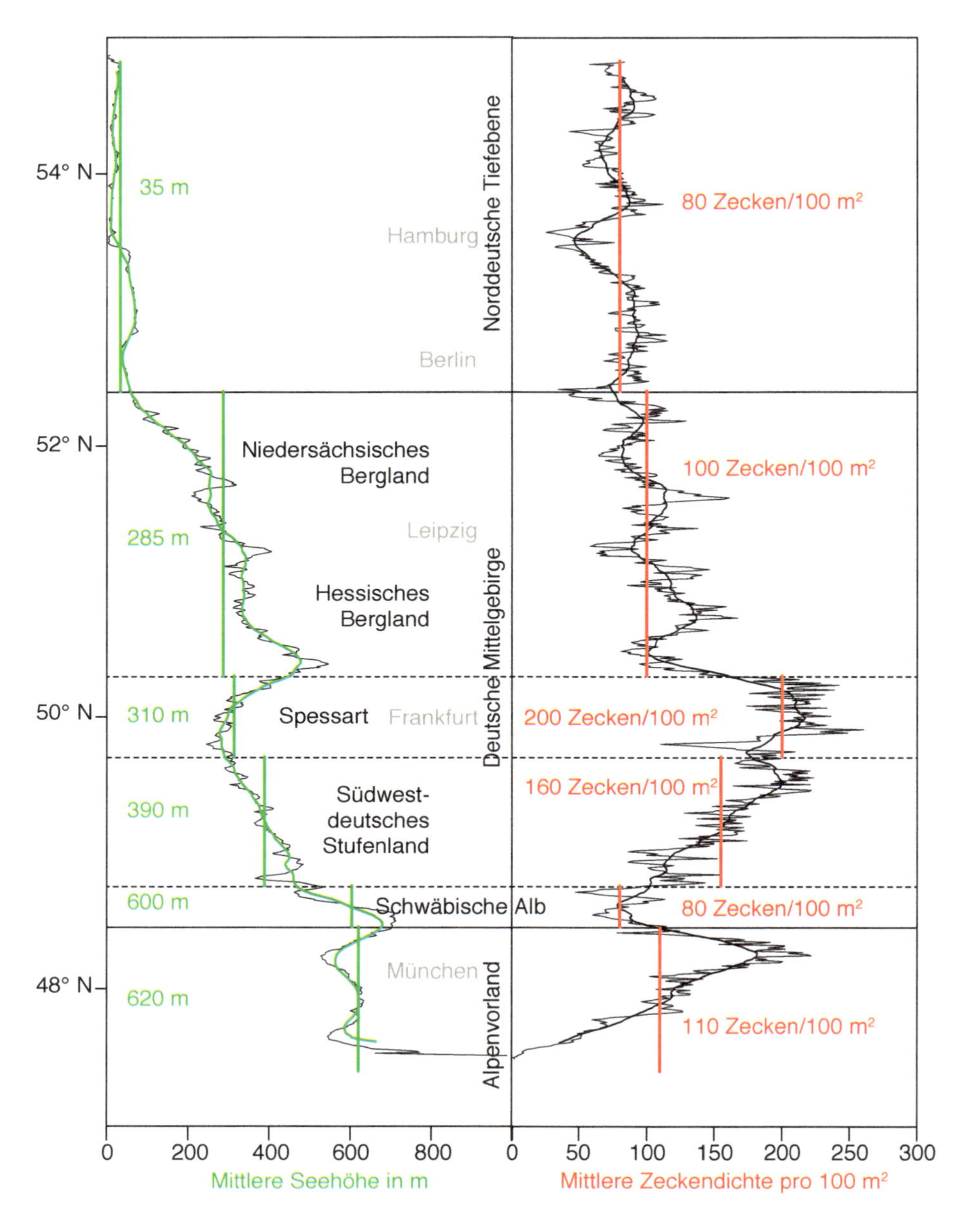

Abb. 5.5: Nord-Süd-Querschnitt der Seehöhe (links) und der Dichte wirtsuchender *Ixodes ricinus*-Nymphen (rechts), gemittelt zwischen 9,5 und 10,0° östlicher Länge für die 3 Großlandschaften in Deutschland. In Grau sind Großstädte auf dem selben Breitengrad angegeben.

Eine alternative Perspektive bietet der Nord-Süd-Querschnitt der Zeckendichten, der zwischen 9,5 und 10,0° östlicher Länge gelegt wurde (Abb. 5.5). Beginnend im Süden zeigt sich im Alpenvorland eine mittlere Dichte von 110 Nymphen pro 100 m^2. In den Deutschen Mittelgebirgen variiert die Dichte zwischen 200 Nymphen pro 100 m^2 im Spessart, dem größten Mischwald Deutschlands, und 80 Nymphen pro 100 m^2 auf der Schwäbischen Alb. Vom Hessischen und Niedersächsischen Bergland hin zur Norddeutschen Tiefebene, einer von Landwirtschaft und weiten Marsch- und Geestgebieten geprägten Region im Norden, reduziert sich die mittlere Dichte von 100 auf 80 Nymphen pro 100 m^2.

5.6 Diskussion und Ausblick

Die hier vorgestellte hoch auflösende Deutschlandkarte von *I. ricinus*-Nymphen gibt erstmals einen Einblick in die räumliche Dichteverteilung dieser wichtigen Zeckenart. Deutschland gilt als eines der waldreichsten Länder in der Europäischen Union. Laut der Bundeswaldinventur (Bundesministerium für Ernährung und Landwirtschaft, 2016) ist knapp ein Drittel der Fläche bewaldet, wobei Fichten, Kiefern, Rotbuchen und Eichen dominieren. Daher ist es nicht verwunderlich, dass *I. ricinus* hier flächendeckend vorkommt. Aber auch suburbane Gebiete mit kleinen Laub- und Mischwäldern, wie sie in öffentlichen Parks, Gärten und Freizeitgebieten am Stadtrand üblicherweise zu finden sind, bieten ideale Habitate für *I. ricinus* und seine Wirte (Rizzoli et al., 2014). Aus human- und veterinärmedizinischer Sicht ist damit natürlich ein potenzielles Infektionsrisiko für Menschen und ihre Haustiere verbunden. Typische von *I. ricinus* übertragene Erreger wie das FSME-Virus, *B. burgdorferi* s.l., *Rickettsia* spp., *Babesia* spp. oder das neu entdeckte Bakterium *Candidatus* Neoehrlichia mikurensis wurden in deutschen Großstädten wie München (Schorn et al., 2011), Bonn (Maetzel et al., 2005), Leipzig (Silaghi et al., 2012), Hannover (Blazejak et al., 2018), Berlin (Kahl et al., 1989; Pichon et al., 2006) und Hamburg (May et al., 2015) nachgewiesen.

Besonders der komplexe Lebenszyklus von *I. ricinus* erschwert die Abschätzung der realen Populationsdichte. Mit der Flaggmethode können nur wirtsuchende Zecken gesammelt werden, die aber nur einen Teil der Gesamtpopulation darstellen (Dobson, 2014). Jedoch ist gerade die Dichte der wirtsuchenden Zecken für die Beurteilung des epidemiologischen Risikos für den Menschen entscheidend. In diesem Lebensabschnitt versuchen Zecken einen Wirt zu finden, diesen zu stechen, eine Blutmahlzeit aufzunehmen und übertragen dabei möglicherweise Krankheitserreger (Kahl und Petney, 2019).

Generell sollte die hier vorgestellte Karte (Abb. 5.4) als eine erste Approximation zur Abschätzung der räumlichen Dichte wirtsuchender *I. ricinus*-Nymphen in Deutschland verstanden werden. Die zugrunde liegenden Zeitreihen der Zeckenbeobachtungen sind meist sehr kurz; bei einem Großteil der Standorte (56 von 69) umfassen sie nur ein oder 2 Jahre. Die Standorte Haselmühl in Bayern und Stuttgart in Baden-Württemberg sind mit über 5 Jahren in Folge bemerkenswert, da monatliches Flaggen und die morphologische Bestimmung der Zecken sehr zeitaufwendig sind.

Für eine verbesserte Karte der räumlichen Zeckendichte ist vermutlich ein ähnlicher Ansatz wie in der Klimatologie erforderlich. Dort werden charakteristische Werte, sogenannte Klimanormalwerte, über einen Zeitraum von 30 Jahren gemittelt, um so Extremwerte und kurzfristige Fluktuationen herauszufiltern (Arguez und Vose, 2011). Umgelegt auf die Dynamik der Zeckenpopulationen werden kontinuierliche Beobachtungen von mindestens 10 oder noch mehr aufeinander folgenden Jahren benötigt. Dabei sollte die Zeckenaktivität monatlich mit der standardisierten Flaggmethode an regelmäßig verteilten Standorten deutschlandweit erhoben werden. Solche *Zeckennormalwerte* sind die Basis für quantitative Aussagen über Änderungen der Zeckendichte auch im Hinblick auf den Klimawandel. Im Rahmen eines kürzlich gestarteten Forschungsprojekts wird ein breit angelegtes Monitoring erstmals in Deutschland umgesetzt. An fast 90 Standorten (Abb. 5.2) werden Zecken gesammelt, bestimmt und anschließend für weiterführende Pathogenbestimmungen aufbewahrt. Mit diesem einzigartigen Datensatz werden nicht nur monatliche Karten der Zeckendichte erstellt, sondern auch eine bisher noch nie dagewesene Momentaufnahme der Artenvielfalt der Zecken in Deutschland erfasst.

5.7 Literaturverzeichnis

Arguez, A., Vose, R., 2011. The definition of the standard WMO climate normal: the key to deriving alternative climate normals. Bull. Amer. Meteor. Soc. 92, 699–704.

Belozerov, V. N., 1995. [A description of some parameters of two-step photoperiodic reaction controlling seasonal development of nymphs in the European forest tick, *Ixodes ricinus* L. (Acarina: Ixodidae)]. Parazitologiya 29, 240–249, in Russisch.

Blazejak, K., Raulf, M.-K., Janecek, E., Jordan, D., Fingerle, V., Strube, C., 2018. Shifts in *Borrelia burgdorferi* (s.l.) genospecies infections in *Ixodes ricinus* over a 10-year surveillance period in the city of Hanover (Germany) and *Borrelia miyamotoi*-specific reverse line blot detection. Parasit. Vectors 11, 1.

Boehnke, D., Brugger, K., Pfäffle, M., Sebastian, P., Norra, S., Petney, T. N., Oehme, R., Littwin, N., Lebl, K., Raith, J., Walter, M., Gebhardt, R., Rubel, F., 2015. Estimating *Ixodes ricinus* densities on the landscape scale. Int. J. Health Geogr. 14, 23.

Brugger, K., Boehnke, D., Petney, T. N., Dobler, G., Pfeffer, M., Silaghi, C., Schaub, G., Pinior,

B., Dautel, H., Kahl, O., Pfister, K., Süss, J., Rubel, F., 2016. A density map of the tick-borne encephalitis and Lyme borreliosis vector *Ixodes ricinus* (Acari: Ixodidae) for Germany. J. Med. Entomol. 53, 1292–1302.

Brugger, K., Walter, M., Chitimia-Dobler, L., Dobler, G., Rubel, F., 2017. Seasonal cycles of the TBE and Lyme borreliosis vector *Ixodes ricinus* modelled with time-lagged and interval-averaged predictors. Exp. Appl. Acarol. 73, 439–450.

Bundesministerium für Ernährung und Landwirtschaft, 2016. Dritte Bundeswaldinventur 2012, https://www.bundeswaldinventur.de/ (zuletzt aufgerufen am 22.02.2019).

Dautel, H., Dippel, C., Kämmer, D., Werkhausen, A., Kahl, O., 2008. Winter activity of *Ixodes ricinus* in a Berlin forest. Int. J. Med. Microbiol. 298 (Suppl. 1), 50–54.

Deutscher Wetterdienst, 2019. CDC – Climate Data Center, https://cdc.dwd.de/portal/ (zuletzt aufgerufen am 06.03.2019).

Dobson, A. D. M., 2014. History and complexity in tick-host dynamics: discrepancies between 'real' and 'visible' tick populations. Parasit. Vectors 7, 231.

Europäische Umweltagentur, 2013. CORINE Landbedeckung und -nutzung. Version 17, http://www.eea.europa.eu/data-and-maps/data/corine-land-cover-2006-raster-3 (zuletzt aufgerufen am 14.08.2018).

Frick, C., Steiner, H., Mazurkiewicz, A., Riediger, U., Rauthe, M., Reich, T., Gratzki, A., 2014. Central European high-resolution gridded daily data sets (HYRAS): mean temperature and relative humidity. Meteorol. Z. 23, 15–32.

Gray, J. S., 1998. The ecology of ticks transmitting Lyme borreliosis. Exp. Appl. Acarol. 22, 249–258.

Gray, J. S., Dautel, H., Estrada-Peña, A., Kahl, O., Lindgren, E., 2009. Effects of climate change on ticks and tick-borne diseases in Europe. Interdiscipl. Perspect. Infect. Dis. 2009, 1–12.

Gray, J. S., Kahl, O., Lane, R. S., Levin, M. L., Tsao, J. I., 2016. Diapause in ticks of the medically important *Ixodes ricinus* species complex. Ticks Tick Borne Dis. 7, 992–1003.

Kahl, O., Petney, T. N., 2019. Biologie und Ökologie des wichtigsten FSME-Virus-Überträgers in Mitteleuropa, der Zecke *Ixodes ricinus*. In: Rubel, F., Schiffner-Rohe, J. (Hrsg.), FSME in Deutschland: Stand der Wissenschaft. Deutscher Wissenschafts-Verlag, Baden-Baden (DE), Kap. 2, 23–38.

Kahl, O., Schmidt, K., Schönberg, A., Laukamm-Josten, U., Knülle, W., Bienzle, U., 1989. Prevalence of *Borrelia burgdorferi* in *Ixodes ricinus* ticks in Berlin (West). Zentralbl. Bakteriol. Mikrobiol. Hyg. A 270, 434–440.

Maetzel, D., Maier, W. A., Kampen, H., 2005. *Borrelia burgdorferi* infection prevalences in questing *Ixodes ricinus* ticks (Acari: Ixodidae) in urban and suburban Bonn, western Germany. Parasitol. Res. 95, 5–12.

May, K., Jordan, D., Fingerle, V., Strube, C., 2015. *Borrelia burgdorferi* sensu lato and co-infections with *Anaplasma phagocytophilum* and *Rickettsia* spp. in *Ixodes ricinus* in Hamburg, Germany. Med. Vet. Entomol. 29, 425–429.

Petney, T. N., Pfäffle, M., Skuballa, J., 2012. An annotated checklist of the ticks (Acari: Ixodida) of Germany. System. Appl. Acarol. 17, 115–170.

Pichon, B., Kahl, O., Hammer, B., Gray, J., 2006. Pathogens and host DNA in *Ixodes ricinus* nymphal ticks from a German forest. Vector Borne Zoonotic Dis. 6, 382–387.

Porretta, D., Mastrantonio, V., Amendolia, S., Gaiarsa, S., Epis, S., Genchi, C., Bandi, C., Otranto, D., Urbanelli, S., 2013. Effects of global changes on the climatic niche of the tick *Ixodes ricinus* inferred by species distribution modelling. Parasit. Vectors 6, 271.

Rizzoli, A., Silaghi, C., Obiegala, A., Rudolf, I., Hubálek, Z., Földvári, G., Plantard, O., Vayssier-Taussat, M., Bonnet, S., Špitalská, E., Kazimírová, M., 2014. *Ixodes ricinus* and its transmitted pathogens in urban and peri-urban areas in Europe: new hazards and relevance for public health. Front. Public Health 2, 251.

Robert Koch-Institut, 2018. SurvStat@RKI 2.0, https://survstat.rki.de (zuletzt aufgerufen am 14.08.2018).

Rubel, F., Brugger, K., Monazahian, M., Habedank, B., Dautel, H., Leverenz, S., Kahl, O., 2014. The first German map of georeferenced ixodid tick locations. Parasit. Vectors 7, 477.

Rudolf, B., Rubel, F., 2005. Global precipitation. In: Hantel, M. (Hrsg.), Observed Global Climate. New Series on Landolt-Börnstein, Numerical Data and Functional Relationships. Springer, Berlin (DE), 11.1–11.53.

Schorn, S., Pfister, K., Reulen, H., Mahling, M., Silaghi, C., 2011. Occurrence of *Babesia* spp., *Rickettsia* spp. and *Bartonella* spp. in *Ixodes ricinus* in Bavarian public parks, Germany. Parasit. Vectors 1, 135.

Schulz, M., Mahling, M., Pfister, K., 2014. Abundance and seasonal activity of questing *Ixodes ricinus* ticks in their natural habitats in southern Germany in 2011. J. Vector Ecol. 39, 56–65.

Schwarz, A., Maier, W. A., Kistemann, T., Kampen, H., 2009. Analysis of the distribution of the tick *Ixodes ricinus* L. (Acari: Ixodidae) in a nature reserve of western Germany using Geographic Information Systems. Int. J. Hyg. Environ. Health 212, 87–96.

Silaghi, C., Woll, D., Hamel, D., Pfister, K., Mahling, M., Pfeffer, M., 2012. *Babesia* spp. and *Anaplasma phagocytophilum* in questing ticks, ticks parasitizing rodents and the parasitized rodents - analyzing the host-pathogen-vector interface in a metropolitan area. Parasit. Vectors 5, 191.

6

Freilandstudien zu Kleinsäugern und Zecken

Trevor N. Petney, Nina Littwin, Denise Böhnke, Anna Obiegala, Monika Schaeffer, Senta Muders, Miriam Pfäffle, Martin Pfeffer

Inhaltsverzeichnis

Zusammenfassung

Die Übertragung und Verbreitung des Frühsommer-Meningoenzephalitis (FSME)-Virus ist unmittelbar von der natürlichen Populationsdynamik seiner Reservoirwirte und Vektoren abhängig. Dies sind vor allem Kleinsäuger und Zecken. Der diesbezügliche Stand der Forschung, basierend auf aktuell durchgeführten Feldstudien in Baden-Württemberg, Rheinland-Pfalz und Sachsen sowie weiteren Studien aus dem deutschen Raum, wird hier im Folgenden zusammengefasst. Dabei wird der

Schwerpunkt auf die saisonale, die jährliche und die habitatspezifische Variabilität der Populationsdynamik von Kleinsäugern und Zecken (*Ixodes ricinus*) gelegt.

6.1 Einleitung

Obwohl es mittlerweile zahlreiche Studien zur Prävalenz des Frühsommer-Meningoenzephalitis (FSME)-Virus in Zecken und zu seiner Seroprävalenz in Wild- und Haustieren gibt (Kahl et al., 2019; Pfeffer et al., 2019) und das variable, schwerpunktmäßige Auftreten der FSME über zahlreiche Jahre beobachtet und dokumentiert wurde (Dobler, 2019), bleiben die Ursachen für die schwankenden Virusprävalenzen in Zecken und Wirten sowie die oft extreme Eingrenzung der FSME-Herde rätselhaft. Derzeit werden die engen Interaktionen zwischen Vektorzecken und Reservoirwirten dafür verantwortlich gemacht, ohne jedoch diese Zusammenhänge im Einzelnen zu verstehen.

Es gibt zahlreiche Studien zur Populationsdynamik und Verbreitung des Hauptvektors des FSME-Virus, *Ixodes ricinus* (Chitimia-Dobler et al., 2019), und weitere Studien zu Wirten der Zecken, den Kleinsäugern (Obiegala et al., 2014, 2015; Silaghi et al., 2016). Viele dieser Studien sind aber auf wenige Monate oder ein Jahr beschränkt, sodass die Variabilität und Dynamik zwischen den Jahren darin unberücksichtigt bleibt (Pfäffle et al., 2013).

Eine weitere Limitierung ist, dass in den verfügbaren Studien oft nur bestimmte Vektor-Wirt-Pathogen-Wechselbeziehungen untersucht werden. Dies erschwert den Blick auf die komplexen biotischen und abiotischen Wechselwirkungen innerhalb von Naturherden (Obiegala et al., 2015). Bei der Untersuchung nur eines Standortes können naturgemäß keine Unterschiede zwischen verschiedenen Lokalitäten festgestellt werden. Auch sind Studien selten, die die vertikale Übertragung von Erregern in die Untersuchung einbeziehen (Obiegala et al., 2014). Räumliche und zeitliche Aspekte müssen jedoch berücksichtigt werden, um fundierte Erklärungen für die beobachteten Dynamiken zu finden (Galfsky et al., 2019). In diesem Kapitel werden die Ergebnisse von Langzeitstudien (3 Jahre oder länger) der dynamischen Interaktionen zwischen Zecken und ihren Wirten in Deutschland vorgestellt und diskutiert.

6.2 Mikroklima im Zeckenhabitat

Um den Einfluss des Mikroklimas auf die Zeckendichte zu untersuchen haben Boehnke et al. (2017) an 25 Waldstandorten in Baden-Württemberg Messungen der Temperatur (T) und der relativen Feuchte der Luft (rF) durchgeführt.

In den Jahren 2012–2015 wurden kontinuierliche Messungen in 5 cm Tiefe, in der Streuschicht, in 0,5 m (die Höhe, in der Zecken häufig auf der Vegetation auf einen Wirt warten) und in 2 m Höhe aufgezeichnet (Abb. 6.1). Die Messungen in 2 m Höhe innerhalb und außerhalb des Waldes dienten dem Vergleich mit der jeweils nächstgelegenen Wetterstation des Deutschen Wetterdienstes.

Hauptvektor des FSME-Virus in Deutschland ist die Schildzecke *Ixodes ricinus*, die ein relativ feuchtes Mikroklima bevorzugt. Die Zecke trocknet bei steigendem Sättigungsdefizit relativ schnell aus, vermag aber durch ihren wasseranziehenden Speichel Wasser aus der ungesättigten Umgebungsluft aufzunehmen, wenn die relative Feuchte Werte von 85 % überschreitet. Dieser Wert wird als kritische Gleichgewichtsluftfeuchte bezeichnet (Kahl und Knülle, 1988). Zecken finden in der Streuschicht im Durchschnitt etwa 24 % höhere Werte der relativen Feuchte der Luft vor als in 2 m Höhe an der nächstgelegenen, offiziellen Wetterstation. In 0,5 m Höhe hat die Luft immerhin noch um 13 % höhere Feuchtewerte. Aufschlussreich ist auch der Vergleich der re-

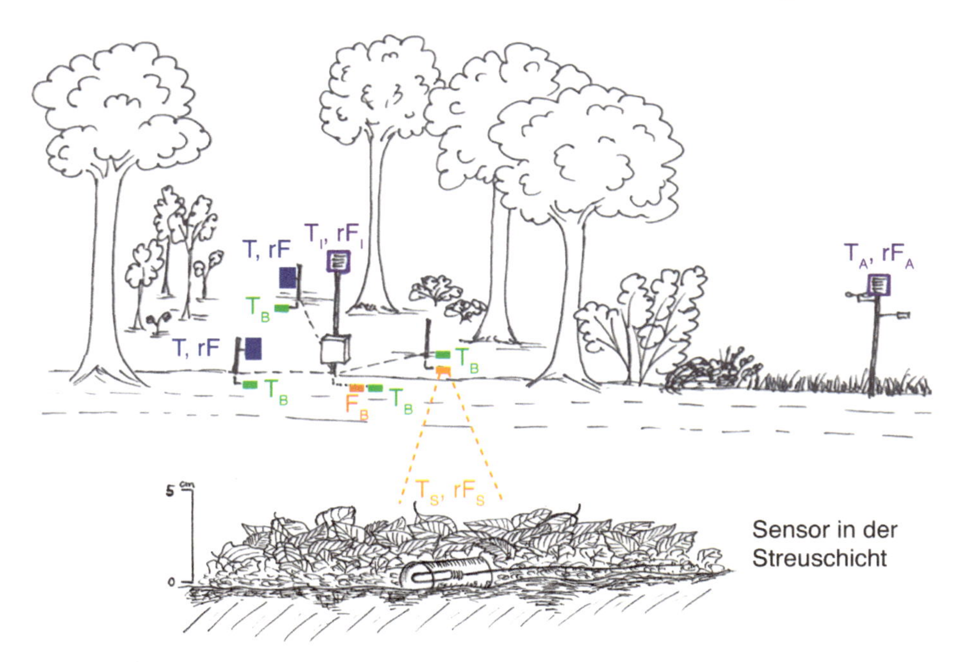

Abb. 6.1: Messaufbau zur Erfassung des für Zecken relevanten Mikroklimas (10-minütige Werte). Verwendet wurden Bodensensoren zur Aufzeichnung der Temperatur (T_B) und Bodenfeuchte (F_B) und Kombinationssensoren für die Lufttemperatur und die relative Feuchte der Luft in der Streuschicht (T_S, rF_S), in 0,5 m (T, rF) und in 2 m Höhe innerhalb (T_I, rF_I) und außerhalb (T_A, rF_A) des Waldes (Boehnke et al., 2017).

lativen Feuchte der Luft im Frühling, der Zeit höchster Zeckenaktivität, mit der im Sommer, der Zeit in der Zecken aufgrund u.a. von Hitze und Trockenheit oft weniger aktiv sind (Abb. 6.2). In der Streuschicht konnten die Zecken so gut wie immer ihren Wasserhaushalt aufrechterhalten und selbst in 0,5 m Höhe lagen die Feuchtewerte über die Hälfte der Zeit oberhalb der kritischen Gleichgewichtsluftfeuchte von 85 %.

Die Daten offizieller Wetterstationen bilden die tatsächlichen mikroklimatischen Bedingungen eines Waldbodenhabitats nicht realistisch ab, da stets in 2 m Höhe über kurzem Gras gemessen wird. Dennoch haben sie einige Vorteile, wenn es um die leichte Verfügbarkeit, die Datenqualität, lange Messreihen und die Interpolation der punktuellen Messdaten in die Fläche geht. Nur mithilfe von Daten des Deutschen Wetterdienstes konnte z. B. ein Modell für die lokal gesammelten Zeckendaten erstellt werden, das eine Extrapolation über ganz Baden-Württemberg ermöglichte.

So entstand die weltweit erste, vergleichsweise fein aufgelöste Karte der Zeckendichte für eine ganze Region (Boehnke et al., 2015). Neben dem Mikroklima spielen Prozesse auf einer zeitlich oder räumlich größeren Skala eine wichtige Rolle, weshalb offizielle Wetterdaten für diese Analysen bessere Ergebnisse liefern (Hallett et al., 2004). Eine aus Klimadaten und Landnutzung abgeschätzte Karte der Zeckendichte für ganz Deutschland ist bei Brugger (2019) dargestellt.

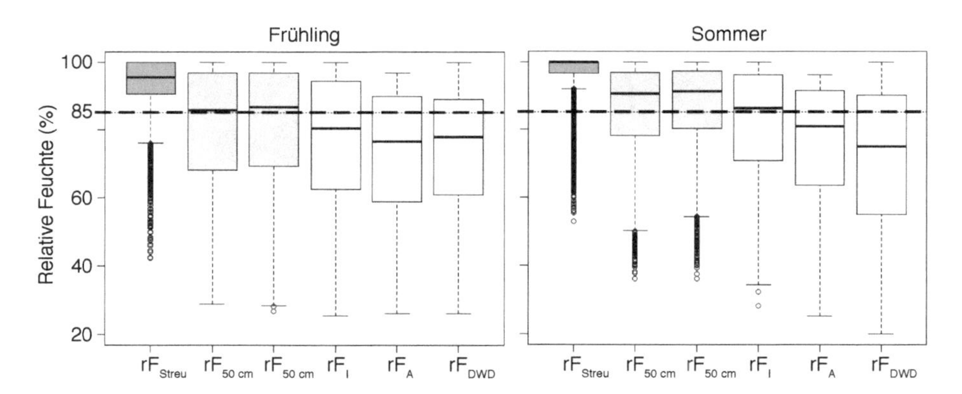

Abb. 6.2: Relative Feuchte der Luft gemessen im Zeckenhabitat und kritische Gleichgewichtsluftfeuchte von *Ixodes ricinus*. Die Box-Whisker-Plots zeigen die relative Feuchte im Frühling (März–Mai) und im Sommer (Juni–August) der Jahre 2013 und 2014. Im Bereich oberhalb der roten Linie (rF = 85 %) können die mobilen Entwicklungsphasen von *I. ricinus* Wasser aus der Luft aufnehmen, darunter verlieren sie Wasser und drohen auf Dauer zu vertrocknen (Boehnke et al., 2017).

6.3 Dynamik von Kleinsäugerpopulationen

Das FSME-Virus zirkuliert in einem natürlichen Übertragungszyklus zwischen Kleinsäugern (Reservoirwirten) und Zecken (Vektoren; Kahl et al., 2019). Als Beitrag zur Quantifizierung des FSME-Übertragungszyklus werden hier die Ergebnisse von 3 in Deutschland durchgeführten Freilandstudien zusammengefasst. Die erste Studie wurde von Littwin (2016) in Baden-Württemberg (Periode 2012–2014) an den 4 Standorten Auwald, Hardtwald, Michaelsberg und Schwarzwald durchgeführt. Ziel war es, den Einfluss der Kleinsäugerpopulationen auf die Dichte und Dynamik von Zecken zu untersuchen. Im Rahmen der zweiten Studie haben Babian (2016) und Batmaz (2017) an mehreren Standorten im Bienwald, Rheinland-Pfalz (Periode 2014–2017), Zecken nicht nur von wildlebenden Kleinsäugern sondern auch von der Vegetation abgesammelt. Die dritte Studie wurde in Sachsen (Periode 2012–2017) durchgeführt. Dafür wurden 4 Standorte in Leipzig und Umgebung beprobt (Silaghi et al., 2012).

An den 4 Waldstandorten in Baden-Württemberg wurden Kleinsäuger jeweils mit Longworth-Lebendfallen gefangen, individuell markiert und wieder freigelassen. Insgesamt wurden 2.909 Kleinsäuger erfasst. Die am häufigsten gefangenen Arten waren an allen Standorten die Gelbhalsmaus *Apodemus flavicollis* (58 %) und die Rötelmaus *Myodes glareolus* (42 %). Neben diesen beiden häufig vorkommenden Arten wurden vereinzelte Individuen der Waldspitzmaus *Sorex araneus*, der Zwergspitzmaus *S. minutus*, der Waldmaus *A. sylvaticus* und der Erdmaus *Microtus agrestis* gefangen. Der prozentuale Anteil der gefangenen Gelbhals- und Rötelmäuse in Rheinland-Pfalz unterschied sich nur in den Nachkommastellen von jenen in Baden-Württemberg. In Sachsen (Tab. 6.1) hingegen war die Rötelmaus mit 65 % der am häufigsten gefangene Kleinsäuger. Danach folgten die Gelbhalsmaus (32 %), die Brandmaus *A. agrarius* (1 %) und die Feldmaus *Microtus arvalis* (1 %). Darüber hinaus wurden *Arvicola terrestris*, *Mi. agrestis*, *S. araneus*, *Mustela nivalis* und *Talpa europaea* gefangen. Zu beachten ist, dass in der Studie in Sachsen mit Sherman-Lebendfallen ein anderer Fallentyp verwendet wurde. Die Kleinsäugerspezies wurden nach dem Schlüssel von Stresemann (1989) morphologisch bestimmt.

Neben dem vorhandenen Artenspektrum interessieren vor allem die jährlichen Schwankungen der Populationsdichte der Kleinsäuger und ihre Ursachen. Es ist bekannt, dass die Populationen der Kleinsäuger insbesondere mit den sogenannten Mastjahren schwanken. Von einem Mastjahr spricht man, wenn die Waldbäume blühen und fruktifizieren. Bei einem Jahr mit vielen

Bucheckern spricht man von einem guten Jahr der Buchenmast. Zeitreihen der Samenproduktion bei Rotbuche (*Fagus sylvatica*), Traubeneiche (*Quercus petraea*), Stieleiche (*Q. robur*), Fichte (*Picea abies*) und Weißtanne (*Abies alba*) sind daher nicht nur für die Forstwirtschaft von Bedeutung, sondern auch für Epidemiologen, die sich mit Krankheitserregern beschäftigen, die in Populationen von Kleinsäugern (vorwiegend Wühlmäuse) zirkulieren. Infolge des guten Nahrungsangebots treten ein Jahr nach einem Mastjahr vermehrt Kleinsäuger auf, was einen direkten Einfluss darauf hat, dass sich Menschen vermehrt mit Hantaviren (Reil et al., 2015) oder wiederum im darauffolgenden Jahr mit FSME-Viren (Brugger et al., 2018) infizieren. Man spricht von Vollmast, wenn die Samenproduktion maximal ist. Daneben unterscheidet man noch Halbmast, Sprengmast und Fehlmast. Der Zusammenhang zwischen der FSME, dem Auftreten von Kleinsäugern und der Mast von Waldbäumen wird durch diese vierteilige Skala und den Einfluss verschiedener Baumarten wie auch durch klimatische Bedingungen kompliziert. Am besten untersucht ist der Zusammenhang zwischen der Abundanz von Kleinsäugern (Tab. 6.1) und

Tab. 6.1: Absolute Häufigkeiten der dominanten Kleinsäugerarten in den Jahren 2012–2017 in Leipzig und Umgebung, Sachsen.

Spezies	2012	2013	2014	2015	2016	2017	Σ
Apodemus flavicollis	127	48	39	17	15	31	277
Apodemus agrarius	4	-	3	-	1	-	8
Arvicola terrestris	-	-	-	1	-	-	1
Microtus arvalis	8	-	-	-	-	-	8
Microtus agrestis	1	-	-	-	-	-	1
Sorex araneus	5	-	-	-	-	-	5
Mustela nivalis	2	-	-	-	-	-	2
Myodes glareolus	306	42	87	55	31	51	572
Talpa europaea	1	-	-	-	-	-	1
Gesamt	454	90	129	73	47	82	875

Tab. 6.2: Buchenmast in Deutschland nach Konnert et al. (2014), ergänzt um aktuelle Daten. Vierteilige Skala: Fehlmast (0), Sprengmast (1), Halbmast (2) und Vollmast (3). Der Zusammenhang mit der Abundanz von Kleinsäugern im jeweils darauffolgenden Jahr ist evident.

Spezies	2011	2012	2013	2014	2015	2016
Fagus sylvatica	3	0	1	1	0	3

der Buchenmast (Tab. 6.2). Für Deutschland haben dazu Reil et al. (2015) Korrelationen für Daten der Periode 2000–2012 präsentiert.

In der hier präsentierten Studie in Sachsen wurde 2012 nicht nur die mit Abstand höchste Fangzahl an Kleinsäugern sondern auch die größte Speziesdiversität festgestellt (Tab. 6.1). In den darauffolgenden Jahren schwankten die Fangzahlen der Kleinsäuger auf niedrigem Niveau. Dies könnte aber auch darauf zurückzuführen sein, dass Kleinsäuger durch monatliches Fangen am selben Standort nachhaltig reduziert wurden. Die Populationsdynamik von Kleinsäugern wurde in der Vergangenheit bereits als stark schwankend beschrieben, wobei sich Rötelmauspopulationen bei Überbevölkerung stressbedingt durch eine höhere Mortalitätsrate und eine verminderte Reproduktionsrate selbst dezimieren können (Pucek et al., 1993). Rötelmaus- wie auch Gelbhalsmauspopulationen waren in gleichem Maße reduziert. Die Gründe dafür sind unklar.

6.4 Dynamik des Zeckenbefalls von Kleinsäugern

Littwin (2016) sammelte in Baden-Württemberg insgesamt 18.819 Zecken von Kleinsäugern. Die am stärksten vertretene Art war der Gemeine Holzbock *I. ricinus* (94,1 %), gefolgt von der Auwaldzecke *Dermacentor reticulatus* (5,2 %), der Mauszecke *I. trianguliceps* (0,4 %) und der Südlichen Nagetierzecke *I. acuminatus* (0,3 %). Der Fund von *I. acuminatus* stellte dabei den ersten Fund dieser Art in Deutschland dar (Petney et al., 2015). Die beiden letztgenannten Arten sind reine Kleinsäugerparasiten. Das in allen Jahren und an allen Standorten am stärksten auf Kleinsäugern vertretene Zecken-Entwicklungsstadium war das der Larven (95 %), gefolgt von den Nymphen

Tab. 6.3: Anzahl der Zecken, die von 2012 bis 2017 in Leipzig und Umgebung (Sachsen) von Kleinsäugern abgesammelt wurden. Von *Ixodes trianguliceps* wurden nur Nymphen abgesammelt.

Zeckenart und Entwicklungsstadium	2012	2013	2014	2015	2016	2017	Σ
Ixodes ricinus	1.567	475	941	279	238	644	4.144
Larven	1.429	441	865	265	207	611	3.818
Nymphen	138	34	76	14	31	33	326
Dermacentor reticulatus	126	-	186	33	35	46	426
Larven	72	-	82	3	-	9	166
Nymphen	54	-	104	30	35	37	260
Ixodes trianguliceps	3	-	-	-	-	-	3

Tab. 6.4: Anzahl der Zecken, die von 2012 bis 2014 im Bienwald, Rheinland-Pfalz, von Kleinsäugern abgesammelt wurden. Angegeben sind die Mittelwerte von 4 Standorten (nach Obiegala et al., 2014, 2015; Galfsky et al., 2019).

Zeckenart und Entwicklungsstadium	2012	2013	2014	2015	2016	2017	Σ
Ixodes ricinus	1.365	1.322	1.818	-	-	-	4.505
Larven	1.358	1.276	1.794	-	-	-	4.428
Nymphen	7	46	24	-	-	-	76
Dermacentor reticulatus	90	63	90	-	-	-	243
Larven	45	15	47	-	-	-	108
Nymphen	45	48	43	-	-	-	136
Ixodes acuminatus	9	1	3	-	-	-	13
Ixodes trianguliceps	9	8	4	-	-	-	21

(5 %) und sporadisch auftretenden adulten Zecken (*I. ricinus*). Die absoluten Häufigkeiten der von Kleinsäugern abgesammelten Zecken aus den beiden anderen hier berücksichtigten Studien sind in Tab. 6.4 für die Standorte in Rheinland-Pfalz und in Tab. 6.3 für die Standorte in Sachsen zusammengefasst. In Sachsen wurden die höchsten Zeckenzahlen pro Wirtsindividuum bei Rötel- wie auch bei Gelbhalsmäusen in den Sommermonaten gefunden. Eine doppelt so große Anzahl an Zecken der Gattung *I. ricinus* wurde im Vergleich zur Rötelmauspopulation von Gelbhalsmäusen abgesammelt. Dies mag daran liegen, dass Gelbhalsmäuse eine größere Körperoberfläche haben. Jedoch wird auch diskutiert, dass Rötelmäuse eine Immunität gegen *I. ricinus* entwickeln können, wodurch der Befall dieser Zeckenart auf Rötelmäusen bei hoher Zeckendichte geringer ausfällt (Dizij und Kurtenbach, 1995). Im Vergleich dazu wurden 97 % aller subadulten *D. reticulatus* Zecken von Rötelmäusen abgesammelt und scheinen für diese Kleinsäugerart wirtsspezifisch zu sein (Obiegala et al., 2017). Im Jahr 2012 wurde in Sachsen zwar die höchste Anzahl an saugenden Zecken an den Tieren gefunden, aber die Anzahl von Zecken pro Kleinsäuger war in den Nachfolgejahren höher. Für den unterschiedlich hohen Zeckenbefall auf Kleinsäugern könnte der sogenannte Verdünnungseffekt der Grund sein. Der Verdünnungseffekt wurde auch in Studien von Petney et al. (2013) und Rosá und Pugliese (2007) nachgewiesen. Demnach führen hohe Dichten an kompetenten Wirten wie der Gelbhalsmaus und der Rötelmaus zu niedrigeren Befallsraten mit Zecken. Die Aggregation der Zecken auf relativ wenigen Wirtsindividuen (Abb. 6.3) ist aus epidemiologischer Sicht von großer Bedeutung. Durch gemeinsames Saugen am selben

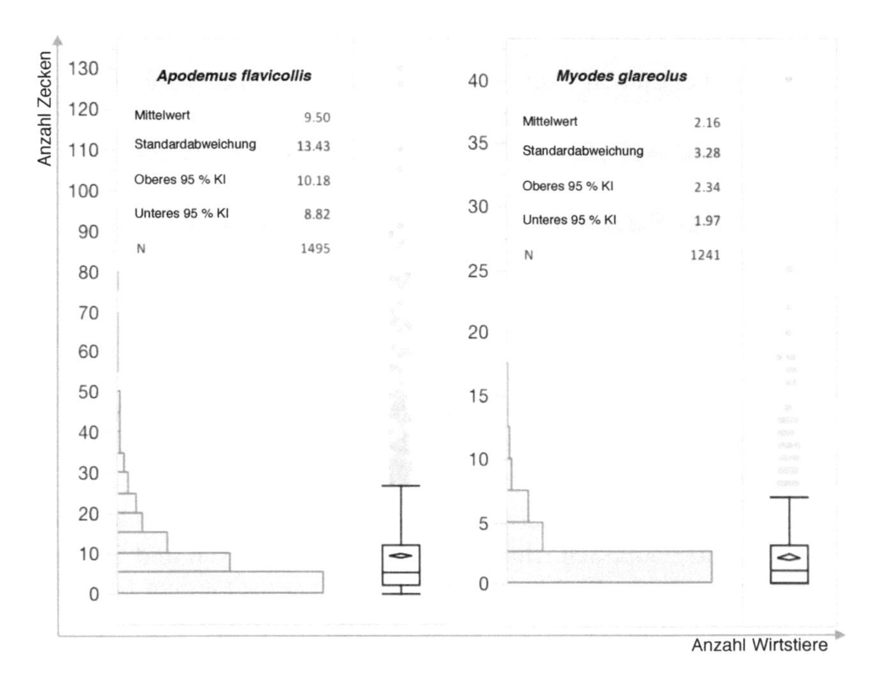

Abb. 6.3: Häufigkeitsverteilung des *Ixodes ricinus*-Larvenbefalls der Gelbhalsmaus *Apodemus flavicollis* (links) und der Rötelmaus *Myodes glareolus* (rechts) in Baden-Württemberg (Littwin, 2016). Dargestellt ist der Anteil der Mäuse (x-Achse), die von einer bestimmten Anzahl an Zeckenlarven (y-Achse) befallen sind. Demnach sind viele Mäuse von keinen oder wenigen Larven und nur wenige Mäuse von vielen Zeckenlarven befallen (rechtsschiefe Häufigkeitsverteilung, Median niedriger als Mittelwert der Zeckenbelastung). Der Box-Whisker-Plot jeweils rechts neben den Diagrammen zeigt das 1. Quartil als untere Begrenzung der Box, den Median als vertikale Linie in der Mitte der Box und das 3. Quartil als obere Begrenzung der Box. Der Mittelwert mit Konfidenzintervall (KI) ist als Raute und potenzielle Ausreißer sind als Punkte dargestellt.

Wirt können sich Larven und Nymphen von *I. ricinus* gegenseitig mit Pathogenen wie dem FSME-Virus infizieren, dieser Prozess wird Cofeeding genannt (Kahl et al., 2019).

6.5 Dynamik von der Vegetation geflaggter Zecken

In der Studie in Sachsen wurden im Zeitraum 2012–2017 insgesamt 1.490 wirtssuchende Zecken von der Vegetation gesammelt. Bei dieser als „Flaggen“ bezeichneten Methode wird ein ca. 1 m^2 großes Baumwolltuch in langsamem Schritttempo über die bodennahe Vegetation oder auch Laubstreu gezogen.

Nach ca. 10 Metern wird die „Flagge“ umgedreht und die auf ihr befindlichen Zecken abgesammelt (Abb. 6.4). Pro Exkursion wurden 10 Flaggenzüge gemacht, also 100 m^2 Fläche auf wirtssuchende Zecken untersucht. Die entsprechend gemittelte Zeckendichte bezieht sich also auf ca. 100 m^2 Fläche. Diese Sammelmethode ist einheitlicher aufgrund der vorgegebenen Fläche als beispielsweise das Flaggen in einem bestimmten Zeitintervall, wobei unterschiedlich versierte Personen zu verschiedenen Ergebnissen kommen.

Es wurden die zwei Arten *I. ricinus* und *D. reticulatus* gesammelt, deren Häufigkeit, d. h. die Dichte an wirtsuchenden Individuen, im Jahresverlauf in Abb. 6.5 dargestellt ist. Im langjährigen Mittel war das Verhältnis von geflaggten adulten *I. ricinus* zu adulten *D. reticulatus* 1,5 : 1. Allerdings wurden von *I. ricinus* nicht nur Adulte, sondern auch Larven und Nymphen geflaggt. Das Verhältnis von geflaggten *I. ricinus*-Nymphen zu Adulten war 2,4 : 1.

Während *I. ricinus* von März bis November geflaggt werden konnte, waren *D. reticulatus* hauptsächlich in den Monaten März–Mai und September–November zu finden. In den Monaten von Dezember bis Februar fanden keine Exkursionen statt. Adulte *I. ricinus* wurden hauptsächlich in den Monaten Mai und Juni geflaggt, während *I. ricinus*-Nymphen hauptsächlich von März bis

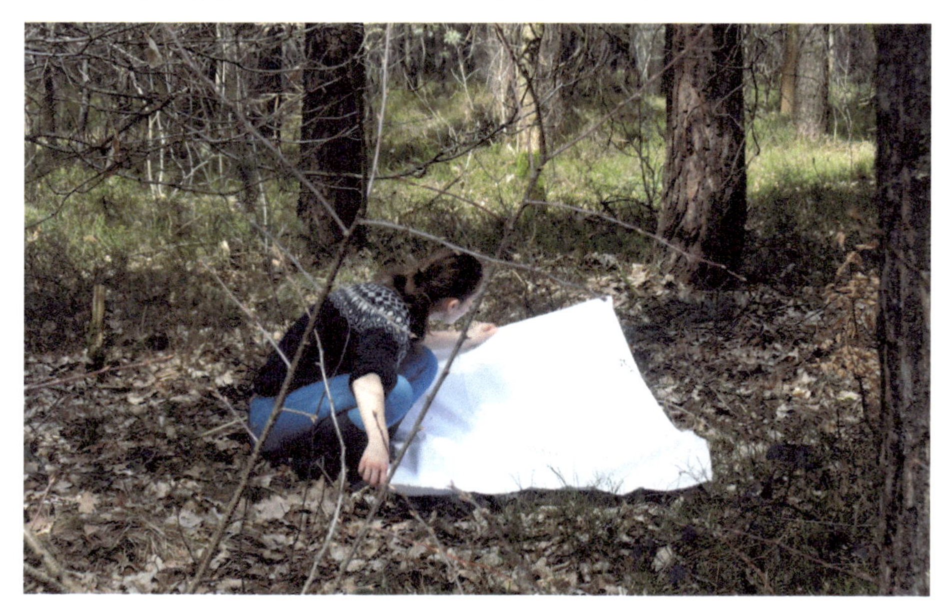

Abb. 6.4: Methode des Zeckenflaggens: Das Baumwolltuch wird ca. 10 Meter über die Laubstreu und den Unterwuchs eines Waldes gezogen, anschließend gewendet und nach Zecken abgesucht. Diese Aufnahme wurde im April gemacht, als das Unterholz noch nicht stark ausgetrieben hatte.

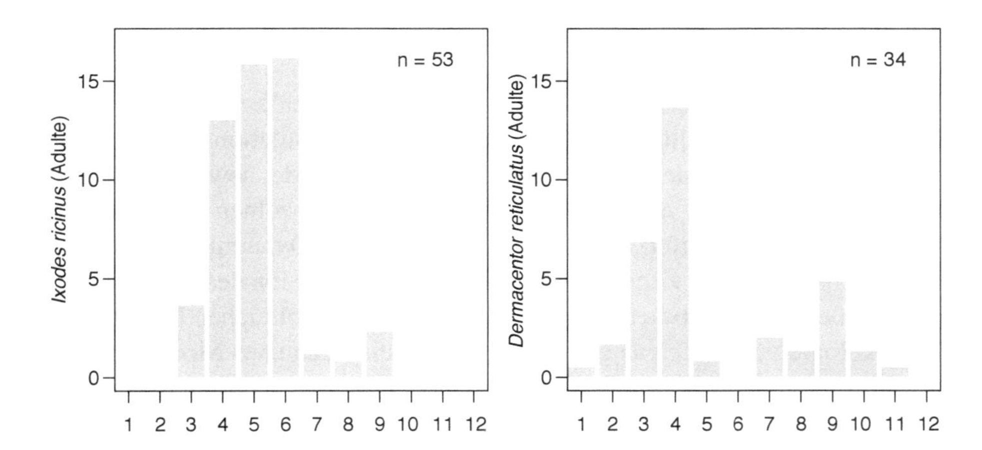

Abb. 6.5: Jahresverlauf der wirtssuchenden adulten *Ixodes ricinus-* (links) und *Dermacentor reticulatus*-Zecken (rechts) in Sachsen. Die Daten wurden von März bis November gesammelt. Dargestellt sind die mittleren Zahlen geflaggter Zecken pro 100 m^2 und Monat (berechnet aus n = 53 bzw. n = 34 Monaten) in der Periode 2012–2017.

Mai und im September und Oktober geflaggt wurden. Larven konnten vereinzelt vor allem im April und Mai geflaggt werden.

Generell waren Nymphen wie auch adulte *I. ricinus* hauptsächlich im Mai zu finden wie auch in den frühen Herbstmonaten. Diese Beobachtung wurde bereits für *I. ricinus* beschrieben (Gray, 1981). Die Anzahl der geflaggten Zecken hat sich pro Jahr ähnlich der Anzahl der gefangenen Kleinsäuger verhalten. Jedoch sollte man hierbei bedenken, dass nicht ausschließlich Kleinsäuger als Wirte für subadulte Zeckenstadien dienen, sondern auch mittelgroße Säugetiere und Vögel (Rizzoli et al., 2014). Ebenfalls ist zu beachten, dass sich klimatische Bedingungen für Kleinsäuger und Zecken ähnlich vorteilhaft wie auch ähnlich nachteilig auf deren Populationsgröße auswirken können (Knülle und Rudolph, 1982). Brugger et al. (2017) haben für einen Standort in Bayern gezeigt, dass der mittlere Jahresgang der Dichte wirtssuchender Zecken mit sehr hoher Genauigkeit (96 % erklärter Varianz) aus den Monatsmittelwerten der Temperatur und der relativen Feuchte der Luft berechnet werden kann. Zur Erklärung der jährlichen Schwankungen war darüber hinaus noch eine Schätzung der Wirtsdichte erforderlich. Da keine Daten zu Kleinsäugern vorhanden waren, wurde in dieser Studie die Jagdstatistik des Europäischen Feldhasen *Lepus europaeus* verwendet. Damit konnten 65 % der monatlichen Schwankungen der geflaggten *I. ricinus*-Zecken erklärt werden.

6.6 Schlussbetrachtung

Die Ökologie von Zecke-Wirt-Systemen unterliegt hochkomplexen Dynamiken. Die hier vorgestellten Studien zeigen, dass die Populationsdichten beider Organismengruppen, der Zecke *I. ricinus* und ihrer Wirte, sowohl zeitlich als auch räumlich extrem variabel sind, sogar zwischen einzelnen Jahren oder an wenig voneinander entfernt liegenden Standorten. Die Dynamik und Interaktion zwischen Wirt und Zecke können daher als 4-dimensionales Mosaik variabler Größe und Form beschrieben werden. Trotz der zahlreichen Forschungen zur Ökologie von *I. ricinus* gibt es bisher erst ein adäquates Modell, um Populationsdichten für bestimmte Standorte für bestimmte Jahre vorherzusagen. Brugger et al. (2018) zeigten für einen Standort in Bayern, dass die Prognose von *I. ricinus*-Zeckendichten mit sehr hoher Genauigkeit aus der Buchenmast vor 2 Jahren, der Jahresmitteltemperatur des letzten Jahres und der aktuellen Wintertemperatur vorhergesagt werden kann. Trotzdem bleiben Langzeitstudien, die in der Lage sind, die Bedeutung multipler Variablen zu erfassen, unerlässlich. Alle 3 hier zusammengefassten Studien bestätigen den zum Beispiel schon für *Borrelia burgdorferi* sensu stricto, den Erreger der nordamerikanischen Lyme-Borreliose, beschriebenen sogenannten Verdünnungseffekt: Eine kleinere Wirtstierpopulation bedingt höhere Befallsraten mit Zecken pro Wirtstierindividuum. Im Gegenzug bedingt eine größere Wirtstierpopulation, dass sich die Anzahl der Zecken pro Wirtstierindividuum verringert. Im Sinne der Pathogenübertragung resultiert aus ersterem Szenario eine erhöhte Infektionsrate von Kleinsäugern und Zecken.

6.7 Literaturverzeichnis

Babian, J., 2016. Die Zeckenpopulation in Feuchtgebieten und Trockengebieten des Bienwalds. BSc Zulassungsarbeit, Karlsruher Institut für Technologie, Deutschland, 75 S.

Batmaz, A., 2017. Dynamik der Zeckenpopulation in feuchten und trockenen Gebieten des Bienwaldes. BSc Zulassungsarbeit, Karlsruher Institut für Technologie, Deutschland, 94 S.

Boehnke, D., Brugger, K., Pfäffle, M., Sebastian, P., Norra, S., Petney, T. N., Oehme, R., Littwin, N., Lebl, K., Raith, J., Walter, M., Gebhardt, R., Rubel, F., 2015. Estimating *Ixodes ricinus* densities on the landscape scale. Int. J. Health Geogr. 14, 23.

Boehnke, D., Gebhardt, R., Petney, T. N., Norra, S., 2017. On the complexity of measuring forests microclimate and interpreting its relevance in habitat ecology: the example of *Ixodes ricinus* ticks. Parasit. Vectors 10, 549.

Brugger, K., 2019. Deutschlandkarte der Dichte des FSME-Virus-Vektors *Ixodes ricinus*. In: Rubel, F., Schiffner-Rohe, J. (Hrsg.), FSME in Deutschland: Stand der Wissenschaft. Deutscher Wissenschafts-Verlag, Baden-Baden (DE), Kap. 5, 67–80.

Brugger, K., Walter, M., Chitimia-Dobler, L., Dobler, G., Rubel, F., 2017. Seasonal cycles of the TBE and Lyme borreliosis vector *Ixodes ricinus* modelled with time-lagged and interval-averaged predictors. Exp. Appl. Acarol. 73, 439–450.

Brugger, K., Walter, M., Chitimia-Dobler, L., Dobler, G., Rubel, F., 2018. Forecasting next season's *Ixodes ricinus* nymphal density: the example of southern Germany 2018. Exp. Appl. Acarol. 75, 281–288.

Chitimia-Dobler, L., Mackenstedt, U., Kahl, O., Petney, T. N., 2019. Transmission/Natural cycle. In: Dobler, G., Erber, W., Bröker, M., Schmitt, H.-J. (Hrsg.), TBE–The Book, 2nd Edition. Global Health Press, Singapore (SG), 62–86.

Dizij, A., Kurtenbach, K., 1995. *Clethrionomys glareolus*, but not *Apodemus flavicollis*, acquires resistance to *lxodes ricinus* L, the main European vector of *Borrelia burgdorferi*. Parasite Immunol. 17, 177–193.

Dobler, G., 2019. Epidemiologie der FSME in Deutschland. In: Rubel, F., Schiffner-Rohe, J. (Hrsg.), FSME in Deutschland: Stand der Wissenschaft. Deutscher Wissenschafts-Verlag, Baden-Baden (DE), Kap. 9, 115–128.

Galfsky, D., Król, N., Pfeffer, M., Obiegala, A., 2019. Long-term trends of tick-borne pathogens in regard to small mammal and tick populations from Saxony, Germany. Parasit. Vectors 12, 131.

Gray, J. S., 1981. The fecundity of *Ixodes ricinus* (L.) (Acarina: Ixodidae) and the mortality of its developmental stages under field conditions. Bull. Entomol. Res. 71, 533–542.

Hallett, T. B., Coulson, T., Pilkington, J. G., Clutton-Brock, T. H., Pemberton, J. M., Grenfell, B. T., 2004. Why large-scale climate indices seem to predict ecological processes better than local weather. Nature 430, 71–75.

Kahl, O., Chitimia-Dobler, L., Mackenstedt, U., Petney, T. N., 2019. Zirkulation des FSME-Virus im Freiland. In: Rubel, F., Schiffner-Rohe, J. (Hrsg.), FSME in Deutschland: Stand der Wissenschaft. Deutscher Wissenschafts-Verlag, Baden-Baden (DE), Kap. 4, 53–66.

Kahl, O., Knülle, W., 1988. Water vapour uptake from subsaturated atmospheres by engorged immature ixodid ticks. Exp. Appl. Acarol. 4, 73–83.

Knülle, W., Rudolph, D., 1982. Humidity relationships and water balance of ticks. In: Obenchain, F. D., Galun, R. (Hrsg.), Physiology of ticks. Pergamon, Oxford, (UK), 43–70.

Konnert, M., Schneck, D., Zoller, A., 2014. Blühen und Fruktifizieren unserer Waldbäume in den letzten 60 Jahren. LWF-Wissen 74, 37–45.

Littwin, N.-V., 2016. Of ticks, mice and men – shaping the ecology of tick-borne pathogens in Baden-Württemberg. Dissertation, Karlsruher Institut für Technologie, Deutschland, 247 S.

Obiegala, A., Król, N., Oltersdorf, C., Nader, J., Pfeffer, M., 2017. The enzootic life-cycle of *Borrelia burgdorferi* (sensu lato) and tick-borne rickettsiae: an epidemiological study on wild-living small mammals and their ticks from Saxony, Germany. Parasit. Vectors 10, 115.

Obiegala, A., Pfeffer, M., Pfister, K., Karnath, C., Silaghi, C., 2015. Molecular examinations of *Babesia microti* in rodents and rodent-attached ticks from urban and sylvatic habitats in Germany. Ticks Tick Borne Dis. 6, 445–449.

Obiegala, A., Pfeffer, M., Woll, D., Balling, A., Karnath, C., Pfister, K., Silaghi, C., 2014. Investigations on the transmission paths of *Anaplasma phagocytophilum* and *Candidatus* Neoehrlichia mikurensis in small mammals and hard ticks. Parasit. Vectors 7, 563.

Petney, T. N., Moser, E., Littwin, N., Pfäffle, M., Muders, S. V., Taraschewski, H., 2015. Additions to the "Annotated Checklist of the Ticks of Germany": *Ixodes acuminatus* and *Ixodes inopinatus*. Syst. Appl. Acarol. 20, 221–224.

Petney, T. N., Pfäffle, M., Skuballa, J., Taraschewski, H., 2013. Zecken und zeckenübertragene

Krankheiten in Baden-Württemberg – Ökologie und Epidemiologie. Carolinea 71, 55–99.

Pfäffle, M., Littwin, N., Muders, S. V., Petney, T. N., 2013. The ecology of tick-borne diseases. Int. J. Parasitol. 43, 1059–1077.

Pfeffer, M., Schmuck, H. M., Leschnik, M., 2019. Veterinärmedizinische Bedeutung des FSME-Virus. In: Rubel, F., Schiffner-Rohe, J. (Hrsg.), FSME in Deutschland: Stand der Wissenschaft. Deutscher Wissenschafts-Verlag, Baden-Baden (DE), Kap. 15, 197–214.

Pucek, Z., Jędrzejewski, W., Jędrzejewska, B., Pucek, M., 1993. Rodent population dynamics in a primeval deciduous forest (Białowieża National Park) in relation to weather, seed crop, and predation. Acta Theriol. 83, 199–232.

Reil, D., Imholt, C., Eccard, J. A., Jacob, J., 2015. Beech fructification and bank vole population dynamics - Combined analyses of promoters of human Puumala virus infections in Germany. PLoS ONE 10, e0134124.

Rizzoli, A., Silaghi, C., Obiegala, A., Rudolf, I., Hubálek, Z., Földvári, G., Plantard, O., Vayssier-Taussat, M., Bonnet, S., Špitalská, E., Kazimírová, M., 2014. *Ixodes ricinus* and its transmitted pathogens in urban and peri-urban areas in Europe: new hazards and relevance for public health. Front. Public Health 2, 251.

Rosá, R., Pugliese, A., 2007. Effects of tick population dynamics and host densities on the persistence of tick-borne infections. Math. Biosci. 208, 216–240.

Silaghi, C., Pfeffer, M., Kiefer, D., Kiefer, M., Obiegala, A., 2016. *Bartonella*, rodents, fleas and ticks: a molecular field study on host-vector-pathogen-associations in Saxony, Eastern Germany. Microb. Ecol. 72, 965–974.

Silaghi, C., Woll, D., Hamel, D., Pfister, K., Mahling, M., Pfeffer, M., 2012. *Babesia* spp. and *Anaplasma phagocytophilum* in questing ticks, ticks parasitizing rodents and the parasitized rodents – Analyzing the host-pathogen-vector interface in a metropolitan area. Parasit. Vectors 5, 191.

Stresemann, E., 1989. Exkursionsfauna von Deutschland, Band 3: Wirbeltiere. Spektrum Akademischer Verlag, Gustav Fischer, Heidelberg (DE), 370 S.

7

Zecken und FSME: Infektionsrisiko im suburbanen und urbanen Raum

Ute Mackenstedt

Inhaltsverzeichnis

Zusammenfassung

Das Vorkommen von Zecken wird überwiegend mit Wäldern und natürlichen Landschaften in Verbindung gebracht. Erst in den letzten Jahren sind auch innerstädtische Grünanlagen, Gärten und Schrebergartenanlagen als Zeckenhabitate in den Fokus gerückt. Verschiedene Studien haben gezeigt, dass Zecken in urbanen Räumen vorkommen und dort Krankheitserreger auf Menschen und Haustiere übertragen können. Zu diesen Krankheitserregern gehört auch das Frühsommer-Meningoenzephalitis (FSME)-Virus und mittlerweile hat sich bestätigt, dass sich Personen in ihren Gärten durch Zeckenstiche infiziert haben.

7.1 Einleitung

Vektorassoziierte Infektionen von Menschen und Tieren beruhen auf sehr komplexen Interaktionen zwischen Vektoren, ihren Wirten sowie pathogenen Mikroorganismen. Das Auftreten solcher Lebenszyklen hängt damit u. a. von der Verbreitung und der Dichte der Vektoren und ihrer Wirtstiere ab. Zecken, insbesondere einige Schildzecken, sind hochkompetente Überträger von vielen Krankheitserregern, die zu Bakterien, Viren, Protisten und parasitischen Würmern gehören (de la Fuente et al., 2008). Die Verbreitung von Zecken wird durch viele biotische und abiotische Faktoren (z. B. Temperatur, relative Feuchte der Luft) beeinflusst, die sowohl zeitlichen als auch räumlichen Veränderungen unterliegen. Der Klimaveränderung wird z. B. eine große Bedeutung für die Verbreitung von Zecken zugeschrieben, da endemische Zeckenarten in neue Gebiete einwandern und ihr Verbreitungsgebiet damit ausweiten können. So wurde bereits seit Jahren beobachtet, dass sich der Gemeine Holzbock (*Ixodes ricinus*) in Skandinavien ausgebreitet hat, und es wird angenommen, dass sich diese Tendenz weiter fortsetzt (Alkishe et al., 2017).

Die Frühsommer-Meningoenzephalitis (FSME) ist die gefährlichste von Zecken übertragene Erkrankung in Europa, und in Deutschland ist *I. ricinus* der wichtigste Überträger des FSME-Virus (Kahl und Petney, 2019). Alle Zeckenarten, die als Vektoren für das FSME-Virus bestätigt sind, gehören zu den dreiwirtigen Zecken, die im Laufe ihres Lebens von jeweils 3 verschiedenen Wirten Blut aufnehmen (Chitimia-Dobler et al., 2019). Larven und Nymphen häuten sich nach ihrer Blutmahlzeit und Weibchen legen nach der Blutaufnahme Eier ab, aus denen Larven schlüpfen. Für die erfolgreiche Entwicklung jedes Zeckenstadiums ist es also essenziell, dass geeignete Wirte vorhanden sind. Vor allem Larven, aber auch Nymphen, nehmen das Blut überwiegend von Tieren wie Nagetieren, Eidechsen aber auch Füchsen, Igeln und Vögeln auf. Adulte Zecken und Nymphen bevorzugen mittelgroße und große Wirte wie Rehe, Hirsche, Rinder, Schafe oder Wildschweine (Chitimia-Dobler et al., 2019).

Kleinsäuger spielen im FSME-Viruszyklus eine besondere Rolle, da sich die Zecken an ihnen mit dem FSME-Virus direkt infizieren oder über Co-feeding die Viren von anderen, in dichter Nähe saugenden infizierten Zecken aufnehmen (Kahl und Petney, 2019). Menschen können sich mit dem FSME-Virus infizieren, wenn sie sich in Gebieten aufhalten, in denen FSME-Virus-positive Zecken vorkommen und sie von diesen gestochen werden. Das Vorkommen von Zecken wird hauptsächlich mit Wäldern assoziiert, und wahrscheinlich sind diese Gebiete auch die Hauptinfektionsorte, da sie für Wanderungen und andere Freizeitaktivitäten von Menschen besonders gerne und häufig aufgesucht werden. Erst in den letzten Jahren sind auch verstärkt Parks und Gärten als Infektionsorte für vektorübertragene Krankheiten ins Blickfeld gerückt (Pfäffle et al., 2013; Rizzoli et al., 2014; Uspensky, 2014; Mackenstedt et al., 2015; Kowalec et al., 2017; Oechslin et al., 2017). Diese Räume sind anthropogen veränderte Gebiete, die im Verlauf der Urbanisierung entstanden sind.

7.2 Urbanisierung

Definition Urbanisierung

Die Urbanisierung führt zu einer nachhaltigen Veränderung der Landschaft und wird u. a. als Verstädterung verstanden, die direkte Auswirkungen auf die Biodiversität von Pflanzen und Tieren hat. Weltweit werden nur noch etwa 25 % der Landschaft als naturbelassen angesehen, 75 % unterliegen einem anthropogenen Einfluss (United Nations, Department of Economic and Social Affairs, Population Division, 2015). Der Grad der Urbanisierung, d. h. der Anteil der Stadtbewohner an der Gesamtbevölkerung, ist in Europa besonders hoch und liegt in Deutschland bei über 75 %. Das Jahr 2007 ist hervorzuheben, da seit diesem Jahr mehr als die Hälfte der Weltbevölkerung in städtischen Siedlungsräumen lebt (United Nations, Department of Economic and Social Affairs, Population Division, 2014).

Der urbane Raum ist ein schwer zu fassender Begriff, da sowohl große und schnell expandierende Städte als auch kleine Städte und Dörfer als urban bezeichnet werden. Urbane Bereiche variieren daher in der Größe, in der Dichte der Besiedlung, in der Bevölkerungsdichte und in ökologischen Parametern. Bradley und Altizer (2007) kritisieren das Fehlen quantitativer Parameter, um die graduellen Veränderungen von ländlichen Gebieten über periurbane bis zu urbanen Räumen zu beschreiben. Einige Parameter sind die Bevölkerungsdichte und auch der Anteil der bebauten Fläche (Shochat et al., 2006), die mit einer Versiegelung von Flächen einhergeht und somit zu einem Verlust von Vegetation bis hin zum Totalverlust führt. Ein weiteres wichtiges Phänomen von Urbanisierung ist die Fragmentierung der Bebauungsflächen und der verbliebenen Grünflächen.

Auswirkung der Urbanisierung auf die Artenvielfalt

Urbanisierung führt zu tiefgreifenden Eingriffen in die Biodiversität der Tiere (und auch der Pflanzen). McKinney (2002) und Olden (2006) beschreiben die

Urbanisierung als einen der entscheidenden Faktoren für den globalen Artenverlust, da sich einige Wildtierarten nicht an die veränderten Lebensbedingungen, die mit einer Urbanisierung verbunden sind, anpassen können und folglich aus den urbanen Gebieten verschwinden. In Nordamerika betrifft dies z. B. einige Raubtierarten, in Europa verlassen viele Vogelarten die urbanen Gebiete (Übersicht siehe Werner und Zahner, 2010). Allerdings hängt die Veränderung der Biodiversität auch sehr stark von der Struktur der ländlichen Gebiete ab. In industrialisierten Ländern wie Deutschland besteht der ländliche Raum vorwiegend aus landwirtschaftlich genutzten Flächen und Waldgebieten. Viele der darin lebenden Arten werden von den urbanen Lebensbedingungen angezogen, da sie Schutz vor natürlichen Feinden und oft auch einen enormen Nahrungsreichtum bieten. Daher kann der Artenreichtum und auch die Populationsdichte dort manchmal die der ländlichen Gebiete sogar übertreffen (Despommier et al., 2006; Bradley und Altizer, 2007; Werner und Zahner, 2010). Viele dieser „Gewinner" sind Generalisten, die eine große Nahrungsbreite akzeptieren und sich durch Verkehr, Licht und Menschen mit ihren Haustieren nicht beeindrucken lassen. So liegt die Anzahl der Igel (*Erinaceus europaeus*) in urbanen Gebieten um ein Vielfaches höher als in ländlichen Regionen (Hubert et al., 2011; Skuballa et al., 2010). Gleiches gilt für Füchse: Untersuchungen in der Schweiz und in Süddeutschland haben gezeigt, dass im urbanen Raum mehr als 10 Füchse/km^2 leben, während im ländlichen Raum die Fuchsdichte maximal 3 Füchse/km^2 erreicht (Deplazes et al., 2004; Janko et al., 2012). Bei vielen anderen Tierspezies sind ähnliche Entwicklungen beobachtet worden. Daher unterscheiden sich sowohl die Populationsdichten bestimmter Tierarten als auch die Biodiversität in urbanen Gebieten deutlich von denen in ländlichen Gebieten. Einen Übergangsbereich bilden die periurbanen Gebiete (engl.: *urban fringes*), die eine Übergangszone zwischen urbanen und ruralen Gebieten darstellen. Die Urbanisierung ist daher ein sehr dynamisches Geschehen und führt zu tiefgreifenden Veränderungen in der Biodiversität. Diese Veränderungen sind von großer Relevanz für vektorassoziierte Infektionen, da viele der Wildtierarten wichtige Wirte bzw. Reservoirwirte für verschiedene Krankheitserreger sind (Chitimia-Dobler et al., 2019).

Auswirkung der Urbanisierung auf die Landschaft

Im Verlauf der Urbanisierung änderten sich nicht nur die Landschaft, sondern auch die Lebensweisen der Stadtbevölkerung. Zunehmend entkoppelte sich der Wohnort vom Arbeitsort und viele Wohnsiedlungen entstanden in den Randbereichen der Städte und Dörfer (suburbane Räume, periurbane Gebiete, Abb. 7.1). Damit grenzen Wohnbereiche direkt an ländliche Gebiete oder

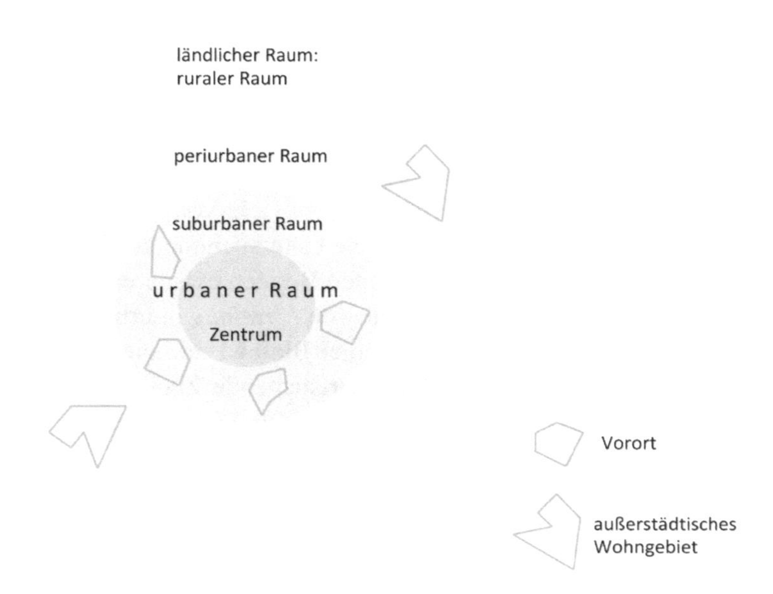

Abb. 7.1: Aufbau und Umgebung eines urbanen Gebiets.

sind in diese eingebettet und werden von diesen beeinflusst, z. B. durch einen engen Kontakt mit Wildtieren, die sich zeitweise in den Gärten aufhalten. Urbanisierung bedeutet allerdings nicht, dass der Anteil an Grünflächen in den Städten gering sein muss. In vielen Städten liegt der Grünflächenanteil weit über 60 %, und Städte wie München, Hamburg oder Berlin sind durch viele große innerstädtische Parks gekennzeichnet, in denen sich Menschen während der Freizeit gerne aufhalten. Auch Hausgärten und Schrebergartenanlagen sind wichtige Bestandteile des Grünflächenanteils der Städte. Beninde et al. (2015) analysierten die Faktoren, die die Artenvielfalt in urbanen Gebieten maßgeblich bestimmen und identifizierten die Größe und das Vorhandensein von verbindenden Korridoren zwischen Grünflächen als Hauptdeterminanten.

Ein Kennzeichen der Urbanisierung ist die Fragmentierung der Landschaft. Parks werden von Wegen durchzogen, kleine baumbestandene Inseln wechseln sich mit Rasenflächen ab. Dadurch entstehen Übergangsbereiche zwischen 2 Landschaften oder Ökosystemen, sogenannte Ökotone (engl.: *ecotones*), die das Vorkommen vieler Tierarten begünstigen. So konnten an Wald- bzw. Wegrändern besonders hohe Nagetierdichten nachgewiesen werden (Pfäffle et al., 2013; Rizzoli et al., 2014). Auch Rehe und Wildschweine dringen aus den ländlichen Gebieten bis in die Parks und Gärten von Städten vor, da sie dort sichere Futterquellen finden. Damit sind alle biotischen Voraussetzungen gegeben, um Zecken das Überleben auch in urbanen Gebieten zu ermöglichen.

Hohe Nagetierdichten sind die Voraussetzung für die Ernährung der Larven und Nymphen, während größere Tiere sowohl weitere Zecken in die urbanen Gebiete hineintragen als auch die bevorzugten Wirtstiere von Nymphen und insbesondere adulten Zecken sind (Pfäffle et al., 2013; Uspensky, 2014; Hansford et al., 2017). Damit dienen diese Tierarten dem Erhalt von Zeckenpopulationen und sind Reservoirwirte für viele von Zecken übertragene Pathogene. Mittlerweile liegen zahlreiche Untersuchungen vor, die belegen, dass stabile Zeckenpopulationen im urbanen Bereich existieren. So verglichen Kowalec et al. (2017) die Zeckendichte von *I. ricinus* in urbanen Gebieten Warschaus mit denen im Naturschutzgebiet Białowieża. Die Autoren sammelten über einen Zeitraum von 4 Jahren wirtsuchende Zecken (Larven, Nymphen und adulte *I. ricinus*) in 3 urbanen Habitaten und 3 Waldgebieten in dem Naturschutzgebiet. Die Zecken wurden in 2 Zeiträumen eingesammelt (März–Juli, August–Oktober) und die mittlere Zeckendichte (Anzahl aller wirtssuchenden Zecken pro 100 m^2) berechnet. Sie stellten fest, dass die Zeckendichte in den urbanen Gebieten bei 10,1 $\pm$ 0,9 Zecken pro 100 m^2 liegt, während sie in den von ihnen untersuchten Waldgebieten 16,5 $\pm$ 1,5 Zecken pro 100 m^2 erreicht. Interessanterweise lag die Prävalenz von *Borrelia*-Arten in den „urbanen" Zecken höher als in den Zecken der Waldgebiete. Vergleichbare Ergebnisse liegen auch für England vor. Dobson et al. (2011) untersuchten dortige Erholungsgebiete und zeigten, dass auch in einem periurbanen Park in London alle Entwicklungsstadien von *I. ricinus* vorhanden sind, die Zeckendichte aber deutlich unter der von anderen Erholungsgebieten im weiteren Umland lagen. In einer Gartenstudie, in der 100 Gärten und Schrebergärten auf Zeckenaktivität untersucht wurden, konnte auch in Deutschland eine geringe Zeckendichte nachgewiesen werden (U. Mackenstedt, unveröffentlichte Daten).

Auswirkung der Urbanisierung auf Zeckenhabitate

Neben der Veränderung der Flächen muss ebenfalls beachtet werden, dass Menschen sich häufiger und länger in Gärten und Parks aufhalten als in Wäldern. Damit erhöht sich die Zeitdauer, in der Menschen mit Zecken, die in Parks und/oder Gärten vorkommen, in Kontakt kommen können. Rizzoli et al. (2014) wiesen darauf hin, dass diese verlängerte Kontaktzeit die geringere Zeckendichte auf den urbanen Flächen kompensieren kann. Damit werden Parks, Gärten und Erholungsgebiete in Städten und Dörfern zu „Treffpunkten" von Zecken und Menschen (und ihren Haustieren), sodass die Übertragung von zeckenassoziierten Krankheitserregern durchaus in urbanen und periurbanen Gebieten stattfinden kann. Infizierte Zecken können immer wieder über Wildtiere, die die Vorzüge von Parks und Gärten angenommen haben und als Reservoirwirte für Pathogene eine große Rolle spielen, in die Städte transportiert werden. So wurden in der Gartenstudie Gärten identifiziert, in denen die Zeckendichten besonders hoch waren (U. Mackenstedt, unveröffentlichte Daten). In manchen Gärten konnten in einem Jahr mehr als 1.500 Zecken eingesammelt werden. Diese Gärten zeichneten sich neben einer hohen Nagetierdichte auch durch die häufige Anwesenheit von Rehen aus. Es konnte eine signifikante Korrelation zwischen der Anzahl an ungesogenen Zeckenlarven und der Präsenz von Rehen festgestellt werden (U. Mackenstedt, unveröffentlichte Daten). Da insbesondere adulte Zeckenweibchen an Rehen Blut aufnehmen, werden sie mit diesen in die Gärten transportiert und lassen sich abfallen, wenn ihre Blutmahlzeit beendet ist. Es kommt daher häufiger vor, dass vollgesogene Weibchen in den Gärten ihre Eier ablegen, sodass im weiteren Verlauf ganze Larvennester mit Hunderten von Larven nachgewiesen werden können. Dies konnte sowohl für *I. ricinus* als auch für *Ixodes frontalis* nachgewiesen werden.

Neben diesem fortgesetzten Eintrag von infizierten Zecken durch Großtiere besteht ebenfalls die Möglichkeit, dass sich davon unabhängige eigenständige vektorassoziierte Pathogenzyklen in den urbanen und periurbanen Gebieten etablieren. Der FSME-Viruszyklus ist primär ein silvatischer Zyklus, in dem Menschen keine Rolle spielen, sondern nur mehr oder weniger zufällig in einen existierenden Zyklus eindringen. Dies kann sich ändern, wenn sowohl Zeckenwirte als auch die Vektoren, z. B. durch die Folgen einer Urbanisierung, in den direkten Lebensbereich der Bevölkerung und damit in die Nähe des Menschen gelangen. Eine Untersuchung von Gärten und Schrebergärten in und um Stuttgart hat gezeigt, dass Zecken in allen Gebieten vorkommen, sowohl in Gärten, die innerorts liegen, als auch in Gärten, die in der Nähe von Waldgebieten angesiedelt sind (U. Mackenstedt, unveröffentlichte Daten).

7.3 FSME-Virus-Vorkommen im urbanen und periurbanen Raum

In zahlreichen Studien konnte nachgewiesen werden, dass Zecken auch im urbanen Raum mit verschiedenen Pathogenen infiziert sind und diese auch auf Menschen und Tiere übertragen können (Silaghi et al., 2012; Overzier et al., 2013; Rizzoli et al., 2014; Oechslin et al., 2017; Chitimia-Dobler et al., 2019). Während viele Pathogene wie z. B. einige *Borrelia*-Arten eine hohe Prävalenz in Zecken erreichen können und auch weitverbreitet in Zecken vorkommen, treten FSME-Virus-positive Zecken nur in Naturherden auf, die häufig sehr kleinräumig sind (Bestehorn und Dobler, 2019). Daher ist die Bestimmung des Infektionsortes nicht einfach, zumal sich das zufällige Einsammeln von

Zecken ohne genauere Ortsangaben als nicht zielführend für die Identifikation von Naturherden erwiesen hat. Patienteninformationen sind dagegen hilfreich, obwohl sich viele infizierte Personen nicht an einen Zeckenstich erinnern können und daher keine genauen Angaben über den Infektionsort machen können. In manchen Fällen ist eine räumliche Zuordnung jedoch möglich gewesen, sodass bestätigt werden kann, dass sich Personen in ihren Gärten durch Zeckenstich mit dem FSME-Virus infiziert haben (U. Mackenstedt, unveröffentlichte Daten). Für die Beurteilung des Infektionsrisikos in solchen Gärten müssen 2 Szenarien bewertet werden. (i) In einem Garten ist nur einmalig eine FSME-Virus-positive Zecke nachgewiesen worden. In diesem Fall liegt mit hoher Wahrscheinlichkeit kein Naturherd vor, und das Risiko für weitere Infektionen ist relativ gering. (ii) In einem Garten sind über einen Zeitraum von mehreren Jahren immer wieder FSME-Virus-positive Zecken nachgewiesen worden. In diesem Fall ist davon auszugehen, dass es sich um einen Naturherd handelt und weitere Infektionen möglich sind. Diese Art der Beurteilung setzt aber voraus, dass über mehrere Jahre Zecken in den betreffenden Gärten eingesammelt und auf FSME-Virus untersucht werden, um der Frage nachzugehen, ob es sich bei diesem Garten um einen Naturherd handelt oder ob nur ein einmaliges Geschehen vorliegt. Da auch in FSME-Naturherden nur wenige Zecken (0,1–2 %) mit dem FSME-Virus infiziert sind, müssen etwa 3.000 Zecken eingesammelt und molekularbiologisch untersucht werden, um einen Naturherd erstmalig nachweisen zu können. Treten FSME-Virus-positive Zecken dagegen nur einmal auf, dann ist vermutlich von einem einmaligen Eintrag auszugehen. Kurzzeitige Untersuchungen von Zecken sind nicht ausreichend, um das Infektionsrisiko, dem die Bewohner/Nutzer eines Gartens oder Schrebergartens ausgesetzt sind, zu beurteilen. Beide Szenarien konnten bereits dargestellt werden (U. Mackenstedt, unveröffentlichte Daten). Ein Garten in Stuttgart ist als Naturherd seit langer Zeit bekannt, da über mehr als 20 Jahre immer wieder FSME-Virus-positive Zecken in einem Teil des Gartens nachgewiesen wurden. In einem anderen Garten traten dagegen nur in einem einzigen Jahr FSME-Virus-positive Zecken auf, sodass derzeit von einem einmaligen Vorkommen auszugehen ist und dort somit vermutlich kein Naturherd existiert. Auch Waldkindergärten liegen häufig an der Grenze zwischen dem periurbanen Raum und dem ruralen Raum. Im Jahr 2018 kam es in Bayern in einem dieser Waldkindergärten zu mehreren FSME-Erkrankungen sowohl von einem Mitglied des Betreuungspersonals als auch von Kindern. Eine FSME-Virus-Infektion wird meist durch einen Zeckenstich verursacht, aber es ist auch die alimentäre FSME bekannt, bei der eine FSME-Erkrankung durch den Verzehr von Rohmilch bzw. Rohmilchprodukten verursacht wird

(Brockmann et al., 2018; Böhnke, 2019). Im Jahr 2018 infizierten sich 7 Personen mit dem FSME-Virus und erkrankten nach dem Verzehr von Rohmilch einer Ziege, die FSME-Viren über die Milch ausgeschieden hatte. Diese Ziege war Teil einer kleinen Ziegenherde, die in einer Waldorfschule in einem Stadtteil von Tübingen gehalten wurde. Die Schule grenzt an ein kleines Waldgebiet, das von Wanderwegen durchzogen ist und über die die Ziegen getrieben wurden.

7.4 Wie können sich Gartenbesitzer vor Zecken schützen?

Gärten, Parkanlagen und weitere Grünflächen müssen als potenzielle Zeckenhabitate wahrgenommen werden, und daher ist es notwendig, Schutzmaßnahmen durchzuführen, die auch bei Wanderungen in Wäldern gegen Zecken getroffen werden sollten. Von besonderer Bedeutung ist es, sich nach einem Aufenthalt im Garten oder in Parks sorgfältig abzusuchen, um Zecken gegebenenfalls sofort entfernen zu können. Auch der Einsatz von Repellents vermindert das Risiko, von einer Zecke gestochen zu werden. Trotzdem sind Zeckenstiche nicht immer zu vermeiden. Daher sollte eine FSME-Impfung bei gegebener Exposition sorgfältig geprüft werden.

7.5 Ausblick

Die Urbanisierung hat zu tiefgreifenden und dauerhaften Veränderungen der Landschaft geführt, sodass sich die Artenvielfalt und die Populationsdichte sowohl von Wildtieren, die als Zeckenwirte dienen können, als auch von Vektoren im urbanen und periurbanen Raum verändert haben. Parks und Gärten werden von vielen Wildtierarten, die im FSME-Virus-Zyklus eine Rolle spielen, als Lebensraum akzeptiert. Nagetierarten finden in Gärten ausreichend Platz und Schutz, um dort dauerhaft zu leben, während Großtiere wie Rehe und Wildschweine Parks und Gärten in aller Regel nur temporär aufsuchen. Da diese Tiere hauptsächlich eine Rolle bei der Verbreitung der Zecken übernehmen und als „Blutquelle“ für die Zeckenstadien dienen, sind die Voraussetzungen gegeben, um FSME-Naturherde zu etablieren. Solche Naturherde wurden bereits in Gärten nachgewiesen. Gärten, Parks und weitere Grünanlagen in städtischen Gebieten sind potenzielle Zeckenhabitate, in denen die Übertragung von Krankheitserregern stattfinden kann. Dies gilt auch für die Infektion des Menschen mit dem FSME-Virus.

Nach wie vor ist die Frage, warum FSME-Naturherde so kleinräumig sind und welche Faktoren sowohl für die Etablierung eines solchen Naturherdes als auch für seinen Erhalt verantwortlich sind, nicht beantwortet. Dies ist aber notwendig, um den sehr komplexen FSME-Virus-Zyklus zu verstehen. Durch die Urbanisierung unserer Landschaft sind solche Zyklen in die Nähe des Menschen gerückt, und es sollten weiterhin Anstrengungen unternommen werden, weitere dieser Herde zu identifizieren und zu erforschen.

7.6 Literaturverzeichnis

Alkishe, A. A., Peterson, A. T., Samy, A. M., 2017. Climate change influences on the potential geographic distribution of the disease vector tick *Ixodes ricinus*. PloS ONE 12, e0189092.

Beninde, J., Veith, M., Hochkirch, A., 2015. Biodiversity in cities needs space: a meta-analysis of factors determining intra-urban biodiversity variation. Ecol. Lett. 18, 581–592.

Bestehorn, M., Dobler, G., 2019. Das FSME-Virus. In: Rubel, F., Schiffner-Rohe, J. (Hrsg.), FSME in Deutschland: Stand der Wissenschaft. Deutscher Wissenschafts-Verlag, Baden-Baden (DE), Kap. 1, 11–22.

Böhnke, D., 2019. Risiko einer FSME-Infektion infolge individueller Exposition und alimentärer Übertragung. In: Rubel, F., Schiffner-Rohe, J. (Hrsg.), FSME in Deutschland: Stand der Wissenschaft. Deutscher Wissenschafts-Verlag, Baden-Baden (DE), Kap. 11, 137–150.

Bradley, C. A., Altizer, S., 2007. Urbanization and the ecology of wildlife diseases. Trends Ecol. Evol. 22, 95–102.

Brockmann, S. O., Oehme, R., Buckenmaier, T., Beer, M., Jeffery-Smith, A., Spannenkrebs, M., Haag-Milz, S., Wagner-Wiening, C., Schlegel, C., Fritz, J., Zange, S., Bestehorn, M., Lindau, A., Hoffmann, D., Tiberi, S., Mackenstedt, U., Dobler, G., 2018. A cluster of two human cases of tick-borne encephalitis (TBE) transmitted by unpasteurised goat milk and cheese in Germany, May 2016. Euro Surveill. 23, 15.

Chitimia-Dobler, L., Mackenstedt, U., Kahl, O., Petney, T. N., 2019. Transmission/Natural cycle. In: Dobler, G., Erber, W., Bröker, M., Schmitt, H.-J. (Hrsg.), TBE–The Book, 2nd Edition. Global Health Press, Singapore (SG), 62–86.

de la Fuente, J., Estrada-Peña, A., Venzal, J. M., Kocan, K. M., Sonenshine, D. E., 2008. Overview: Ticks as vectors of pathogens that cause disease in humans and animals. Front. Biosci. 13, 6938–6946.

Deplazes, P., Hegglin, D., Gloor, S., Romig, T., 2004. Wilderness in the city: the urbanization of *Echinococcus multilocularis*. Trends Parasitol. 20, 77–84.

Despommier, D., Ellis, B. R., Wilcox, B. A., 2006. The role of ecotones in emerging infectious diseases. EcoHealth 3, 281–289.

Dobson, A. D. M., Taylor, J. L., Randolph, S. E., 2011. Tick (*Ixodes ricinus*) abundance and seasonality at recreational sites in the UK: hazards in relation to fine-scale habitat types revealed by complementary sampling methods. Ticks Tick Borne Dis. 2, 67–74.

Hansford, K. H., Fonville, M., Gillingham, E. L., Coipan, E., Pietzsch, M. E., Krawczyk, A. I., Vaux, A. G. C., Culi, B., Sprong, H., Medlock, J. M., 2017. Ticks and *Borrelia* in urban and peri-urban green space habitats in a city in southern England. Ticks Tick Borne Dis. 8, 353–361.

Hubert, P., Julliard, R., Biagianti, S., Poulle, M., 2011. Landscape and urban planning ecological factors driving the higher hedgehog (*Erinaceus europaeus*) density in an urban area compared to the adjacent rural area. Landsc. Urban Plan. 103, 34–43.

Janko, J., Schröder, W., Linke, S., König, A., 2012. Space use and restriction site selection of red foxes living near villages and small towns in southern Germany. Acta Theriol. 57, 245–250.

Kahl, O., Petney, T. N., 2019. Biologie und Ökologie des wichtigsten FSME-Virus-Überträgers in Mitteleuropa, der Zecke *Ixodes ricinus*. In: Rubel, F., Schiffner-Rohe, J. (Hrsg.), FSME in Deutschland: Stand der Wissenschaft. Deutscher Wissenschafts-Verlag, Baden-Baden (DE), Kap. 2, 23–38.

Kowalec, M., Szewczyk, T., Welc-Falęciak, R., Siński, E., Karbowiak, G., Bajer, A., 2017. Ticks and the city - are there any differences between city parks and natural forests in terms of tick abundance and prevalence of spirochaetes? Parasit. Vectors 10, 573.

Mackenstedt, U., Jenkins, D., Romig, T., 2015. The role of wildlife in the transmission of parasitic zoonoses in peri-urban and urban areas. Int. J. Parasitol. Parasites Wildl. 4, 71–79.

McKinney, M. L., 2002. Urbanization, biodiversity, and conservation: The impacts of urbanization on native species are poorly studied, but educating a highly urbanized human population about these impacts can greatly improve species conservation in all ecosystems. BioScience 52, 883–890.

Oechslin, C., Heutsch, D., Lenz, N., Tischhauser, W., Péter, O., Rais, O., Beuret, C., Leib, S. L., Bankoul, S., Ackermann-Gäumann, R., 2017. Prevalence of tick-borne pathogens in questing *Ixodes ricinus* ticks in urban and suburban areas in Switzerland. Parasit. Vectors 10, 558.

Olden, J. D., 2006. Biotic homogenization: a new research agenda for conservation biogeography. J. Biogeogr. 2027–2039, 33.

Overzier, E., Pfister, K., Herb, I., Mahling, M., Böck, G., Silaghi, C., 2013. Detection of tick-borne pathogens in roe deer (*Capreolus capreolus*), in questing ticks (*Ixodes ricinus*), and in ticks infesting roe deer in southern Germany. Ticks Tick Borne Dis. 4, 320–328.

Pfäffle, M., Littwin, N., Muders, S. V., Petney, T. N., 2013. The ecology of tick-borne diseases. Int. J. Parasitol. 43, 1059–1077.

Rizzoli, A., Silaghi, C., Obiegala, A., Rudolf, I., Hubálek, Z., Földvári, G., Plantard, O., Vayssier-Taussat, M., Bonnet, S., Špitalská, E., Kazimirová, M., 2014. *Ixodes ricinus* and its transmitted pathogens in urban and peri- urban areas in Europe: new hazards and relevance for public health. Front. Public Health 2, 251.

Shochat, E., Warren, P. S., Feath, S. H., McIntyre, N. E., 2006. From patterns to emerging processes in mechanistic urban ecology. Trends Ecol. Evol. 21, 186–191.

Silaghi, C., Woll, D., Hamel, D., Pfister, K., Mahling, M., Pfeffer, M., 2012. *Babesia* spp. and *Anaplasma phagocytophilum* in questing ticks, ticks parasitizing rodents and the parasitized rodents – analyzing the host-pathogen-vector interface in a metropolitan area. Parasit. Vectors 5, 191.

Skuballa, J., Petney, T. N., Pfäffle, M., Taraschewski, H., 2010. Molecular detection of *Anaplasma phagocytophilum* in the European hedgehog (*Erinaceus europaeus*) and its ticks. Vector Borne Zoonotic Dis. 10, 1055–1057.

United Nations, Department of Economic and Social Affairs, Population Division, 2014. World urbanization prospects: The 2014 revision, highlights, sT/ESA/SER.A/352, 32 S.

United Nations, Department of Economic and Social Affairs, Population Division, 2015. World population prospects: The 2015 revision, key findings and advance tables, eSA/P/WP.241, 66 S.

Uspensky, I., 2014. Tick pests and vectors (Acari: Ixodoidea) in European towns: Introduction, persistence and management. Ticks Tick Borne Dis. 5, 41–47.

Werner, P., Zahner, R., 2010. Urban patterns and biological diversity: A review. In: Müller, N., Werner, P., Kelcey, J. G. (Hrsg.), Urban Biodiversity and Design. Blackwell Publishing Ltd., Oxford (UK), Kap. 7, 145–173.

8

Diagnostische Methoden

Rainer Oehme

Inhaltsverzeichnis

Zusammenfassung

Der Enzymimmunoassay (EIA, ELISA) ist in der Praxis der wichtigste Test, um Antikörper gegen das Frühsommer-Meningoenzephalitis (FSME)-Virus und so eine Infektion nachzuweisen. Es kann dabei aber zu Kreuzreaktionen mit Antikörpern gegen andere Flaviviren kommen. Der Neutralisationstest (NT) weist in den meisten Fällen die spezifischen neutralisierenden Antikörper nach. Bei manchen Fragestellungen kommt der direkte Virusnachweis mithilfe der reversen Transkriptase-PCR (RT-PCR) in Form einer Real-Time RT-PCR zum Einsatz.

8.1 Einleitung

Nach dem Stich einer mit Frühsommer-Meningoenzephalitis (FSME)-Viren infizierten Zecke oder nach dem Genuss von Rohmilchprodukten, die das FSME-Virus enthalten, kann es beim Menschen zu einer Infektion mit dem Virus kommen. Viele Infektionen verlaufen symptomlos oder äußern sich lediglich in Form einer Sommergrippe. Schätzungen gehen dabei von 70 bis 95 % aus (Lindquist und Vapalahti, 2008; Růžek et al., 2010). Ist das Zentralnervensystem betroffen, verläuft die Erkrankung meist biphasisch. Nach den unspezifischen fieberhaften Symptomen folgen auf eine symptomlose Phase von ca. einer Woche die spezifischen neurologischen Manifestationen (Meningitis, Enzephalitis, Myelitis). Da bei einer FSME-Erkrankung oft typische Symptome wie starke Kopfschmerzen oder Nackensteifigkeit fehlen, ist die Anamnese des Patienten ein wichtiger Baustein bei der Diagnose. Hierzu gehören ein Zeckenstich oder der Aufenthalt in einem Zeckengebiet bzw. der Genuss von Rohmilchprodukten, jeweils in einem FSME-Endemiegebiet, aber auch in Gebieten, wo bereits autochthone FSME-Erkrankungen aufgetreten sind. Um eine Infektion mit dem FSME-Virus zu bestätigen, kann bei Beginn der Erkrankung der direkte Nachweis des Virus geführt werden oder in der Regel später der indirekte Weg über den Nachweis der Antikörper gegen das Virus im Blut und Liquor. Beim Nachweis der Antikörper ist die hohe Kreuzreaktivität unter den Flaviviren zu beachten.

8.2 Direkter Virusnachweis

Die ersten **FSME-Virus-Isolierungen** erfolgten in Babymäusen. Hierzu wurde den Mäusen Patientenmaterial oder Zeckenhomogenate intrazerebral verabreicht. Diese Methode wurde durch die Entwicklung der Zellkultur abgelöst und findet heute nur noch in Ausnahmefällen Anwendung. Die meisten heute verwendeten Zelllinien sind PS-Zellen (Schweinenierenzellen), Vero-Zellen (Nierenzellen von Grünen Meerkatzen), BHK-21-Zellen (Babyhamster-Nierenzellen) und A549-Zellen (menschliche Adenokarzinomzellen der Lunge).

Das Virus kann in der ersten fieberhaften Phase der Erkrankung bis ca. 10 Wochen nach der Infektion aus dem Blut der Patienten isoliert werden. Auch aus Gehirngewebe ist der Virusnachweis während der Phase, in der die Patienten neurologische Symptome zeigen, möglich (Saksida et al., 2005). Aus Liquor gelingt die Virusanzucht in der Regel nicht. In der Routinediagnostik ist die Virusanzucht durch molekularbiologische Techniken (PCR) weitgehend abgelöst worden. Die Virusanzucht wird heute hauptsächlich für weiterfüh-

Tab. 8.1: Nachweis des FSME-Virus mit der RT-PCR aus Patientenproben in Abhängigkeit vom Infektionsstadium (Saksida et al., 2005).

Antikörper-status	Serum	Blut	Liquor	Gehirn-gewebe
IgM–/IgG–	30/30 (100 %)	19/19 (100 %)	1/10 (10 %)	–
IgM+/IgG–	3/13 (23 %)	3/5 (60 %)	0/2 (0 %)	–
IgM+/IgG+	1/34 (3 %)	1/6 (16 %)	0/19 (0 %)	1/1 (100 %)

rende genetische oder phänotypische Untersuchungen verwendet. Sie ist aber auch die Grundlage für den Neutralisationstest.

Heute ist die Methode der Wahl für den direkten Nachweis des FSME-Virus die **Polymerase-Kettenreaktion** (PCR). Da das FSME-Virus eine einzelsträngige RNA als Erbgut hat, muss der eigentlichen PCR eine reverse Transkription (RT) vorgeschaltet werden. Hier wird die RNA in eine komplementäre sogenannte cDNA umgeschrieben, die als Ausgangsprodukt für die eigentliche PCR dient. Die ersten PCR-Formate waren nested RT-PCR Reaktionen (Whitby et al., 1993; Puchhammer-Stöckl et al., 1995; Süss et al., 1997). Dabei wurde nach der Umschreibung und der ersten PCR noch eine zweite PCR mit Primern, die innerhalb des initial amplifizierten DNA-Fragmentes liegen, nachgeschaltet. Die Detektion der PCR-Produkte erfolgte durch eine Agarosegel-Elektrophorese, bei der die DNA-Fragmente nach ihrer Größe aufgetrennt und mit Ethidiumbromid oder anderen interkalierenden Farbstoffen angefärbt wurden. Für die heutige Diagnostik sind diese Formate nicht mehr zeitgemäß. Zum einen waren diese Methoden sehr anfällig für Kontaminationen, zum anderen konnte hier keine interne Kontrolle mitgeführt werden, die die PCR-Reaktion in jeder einzelnen Probe kontrolliert. Dies ist bei den heute verwendeten Real-Time RT-PCR-Verfahren möglich (Schwaiger und Cassinotti, 2003). In der Regel wird die interne Kontrolle bereits der Aufreinigung zugesetzt. So lässt sich der gesamte diagnostische Ablauf, Nukleinsäure-Extraktion, reverse Transkription und PCR, überprüfen. Ein falsch-negatives Ergebnis wird so weitgehend ausgeschlossen.

Die PCR ist allerdings nur eine Hilfestellung bei der Diagnostik, da das Virus in der Regel nur in der ersten fieberhaften Phase der Erkrankung aus Blut und Gehirngewebe positiv getestet werden kann. Nach der Antikörperbildung bzw. dem Befall des Zentralnervensystems ist das Virus im Blut und Gehirngewebe nur noch in seltenen Fällen nachweisbar. Im Gehirn selbst lässt sich das Virus in diesem Stadium sehr gut nachweisen (Tab. 8.1, Puchhammer-Stöckl et al., 1995; Saksida et al., 2005). Eine schwedische Studie hat gezeigt, dass

FSME-Virus RNA bis 19 Tage nach Beginn der neurologischen Symptome im Urin der Patienten nachweisbar ist. Aber auch dies ist keine Routinediagnostik.

8.3 Indirekter Nachweis einer FSME-Virus-Infektion

In der Routinediagnostik ist der Nachweis von Antikörpern gegen das Virus die Methode der Wahl. Das wichtigste immunogene Protein des FSME-Virus ist das Envelope (E)-Protein. Es induziert die Bildung von hämagglutinierenden, neutralisierenden und schützenden Antikörpern vor einer weiteren Infektion. Das Capsid (C)-Protein und das Nichtstruktur-Protein 1 (NS1) sind Antigene, gegen die der Mensch komplementbindende Antikörper produziert. Für den Nachweis dieser Antikörper stehen verschiedene Testverfahren zur Verfügung. Es ist darauf zu achten, dass es bei Flavivirusinfektionen häufig zu Kreuzreaktionen kommt. Daher sind Informationen zu etwaigen früheren Infektionen mit zum Beispiel Dengue-Viren oder Zika-Viren von großer Bedeutung. Auch eine Gelbfieberimpfung oder eine Impfung gegen die Japanische Enzephalitis kann zu kreuzreagierenden Antikörpern führen. Beweisend für eine FSME kann dann ein starker Titeranstieg der IgG-Antikörper sein oder auch der Nachweis spezifischer Antikörper im Neutralisationstest.

Die **Komplementbindungsreaktion** (KBR) ist einer der ältesten Nachweisverfahren, um Antikörper im Blut eines Patienten nachzuweisen. Die KBR kann nicht zwischen den verschiedenen Antikörperklassen differenzieren, da sowohl IgM- als auch IgG-Antikörper Komplement binden können. Das Testprinzip beruht darauf, dass Antigen-Antikörper-Komplexe das Komplementsystem aktivieren und daher zu einem Verbrauch von Komplementfaktoren führen. Je mehr Antikörper im zu testenden Blutserum vorhanden sind, desto höher ist der Komplementverbrauch. Da der Komplementverbrauch nicht direkt gemessen werden kann, verwendet man als Indikator antikörperbeladene Erythrozyten, die bei Vorhandensein von Komplement aufgelöst werden (hämolytisches System). Die KBR ist inzwischen weitgehend durch den ELISA ersetzt worden.

Der **Hämagglutinationshemmtest** (HAHT) beruht auf der Eigenschaft des E-Proteins der Flaviviren Ganter-Erythrozyten zu agglutinieren. Enthält das zugegebene Patientenserum Antikörper gegen das E-Protein, so geht diese Agglutination verloren und es erscheint kein oder nur ein sehr geringes Erythrozyten-Pellet nach der Reaktion. In Abwesenheit dieser Antikörper erscheint ein gut sichtbares Pellet, da die Erythrozyten agglutinieren. Auch hier ist eine Unterscheidung der Antikörperklassen nicht möglich. Durch Verdünnungsreihen der Patientenseren lässt sich ein Titer bestimmen. Bei einem signifikanten (4-fachen) Titeranstieg liegt eine akute Infektion vor. Da bei diesem Test eine sehr starke Kreuzreaktivität zwischen den einzelnen Flaviviren besteht und für den HAHT immer frische Ganter-Erythrozyten beschaffbar sein müssen, wird er heute in der Routinediagnostik kaum mehr eingesetzt.

Beim Nachweis von spezifischen Antikörpern gegen das FSME-Virus handelt es sich um einen indirekten **Immunfluoreszenztest** (IFT). Mit FSME-Viren infizierte Zellen werden auf einem Objektträger fixiert und mit einer Verdünnungsreihe des Patientenserums inkubiert. Enthält das Patientenserum Antikörper gegen FSME-Viren, binden diese an die fixierten Zellen. Die Antigen-Antikörper-Reaktion kann nun durch einen fluoreszenzmarkierten Zweitantikörper, gerichtet gegen humanes Immunglobulin M, G oder A, unter dem Fluoreszenzmikroskop sichtbar gemacht werden (Sonnenberg et al., 2004). Die Ergebnisangabe erfolgt auch hier in Titerstufen. Auch beim IFT kommt es bei vorliegenden Antikörpern gegen andere Flaviviren zu Kreuzreaktionen.

Der **Enzymimmunoassay** (EIA, ELISA) ist der am häufigsten angewandte Test, um Antikörper gegen das FSME-Virus nachzuweisen (Hofmann et al., 1983; Roggendorf et al., 1981). Beim ELISA wird aufgereinigtes Antigen auf einer Festphase (z. B. Mikrotiterplatte) gebunden. Das Antigen ist in der Regel ein Zell-Lysat einer FSME-Virus-Zellkultur. Bei den deutschen Testherstellern sind das meist Stämme des Europäischen Subtyps. Nach Zugabe von Patientenserum mit spezifischen Antikörpern gegen das FSME-Virus binden diese an das Antigen. Durch Zugabe eines enzymmarkierten Zweitantikörpers, der gegen humane Antikörper gerichtet ist, wird ein positives Ergebnis durch einen Farbumschlag des Konjugats sichtbar gemacht. Die Intensität des Farbumschlags kann photometrisch gemessen und so auch die Menge der Antikörper im Blut des Patienten bestimmt werden. Auch beim ELISA können IgM- und IgG-Antikörper getrennt getestet werden. Der ELISA wird heute automatisiert angeboten. Um einen Titeranstieg bei einem Patienten nachzuweisen, ist es wichtig, den gleichen ELISA anzuwenden. Testergebnisse von unterschiedlichen Formaten von verschiedenen Herstellern lassen sich nicht vergleichen. Der ELISA ist ein sehr sensitiver Test, aber auch hier gibt es Kreuzreaktionen zwischen den verschiedenen Flaviviren. Der IgM-ELISA zeigt eine höhere Spezifität (Litzba et al., 2014). Durch Verwendung des NS1-Proteins als Antigen kann eine höhere Spezifität erzielt werden, allerdings auf Kosten der Sensitivität. Auch bei der Diagnostik von Zika-Virus-Infektionen wird das NS1-Protein der Zika-Viren eingesetzt. NS1-ELISAs sind in der Lage, zwischen Antikörpern nach Impfung und Antikörpern nach einer Infektion zu unterscheiden. So zeigt der NS1-ELISA ein negatives Ergebnis nach einer Impfung.

Beim **Neutralisationstest** (NT) werden lebende FSME-Viren in Zellkultur durch die neutralisierenden Antikörper im Patientenserum neutralisiert (Heinz et al., 1969). Es gibt unterschiedliche Formate. Ein gängiges Format ist der Plaque-Reduzierungs-NT (PRNT). Durch Bindung der neutralisierenden Antikörper an die Oberfläche der Viren wird die Aufnahme in die Zellen und die Vermehrung der Viren verhindert. Dadurch nimmt die Zahl der Plaques in der Zellkultur ab. Das Serum des Patienten wird in einer Verdünnungsreihe auf die Zellkultur gegeben. Eine Serumverdünnung ist nicht mehr neutralisierend, wenn die Reduzierung der Plaques in der Zellkultur <90 Prozent ist.

Neutralisierende Antikörper werden ca. 2 Wochen nach einer Impfung oder Infektion gebildet. Die neutralisierenden Antikörper haben nur eine geringe Kreuzreaktivität zwischen den verschiedenen Flaviviren, sodass hier meist genau bestimmt werden kann, gegen welches Virus diese Antikörper gerichtet sind. Mit dem NT kann auch die Wirksamkeit einer erfolgten Impfung bestimmt werden, denn nur neutralisierende Antikörper schützen vor einer FSME.

8.4 Meldepflicht gemäß Infektionsschutzgesetz (IfSG)

Meldepflicht

Dem Gesundheitsamt wird gemäß § 7 Abs. 1 IfSG[1] der direkte oder indirekte Nachweis von FSME-Virus, soweit er auf eine akute Infektion hinweist, namentlich gemeldet. Die Meldungen müssen dem Gesundheitsamt spätestens 24 Stunden nach erlangter Kenntnis vorliegen. In § 8 IfSG werden die zur Meldung verpflichteten Personen benannt. In § 9 IfSG ist festgelegt, welche Angaben die namentliche Meldung an das Gesundheitsamt enthalten darf.

Übermittlung

Das Gesundheitsamt übermittelt gemäß § 11 Abs. 1 IfSG an die zuständige Landesbehörde nur Erkrankungs- oder Todesfälle und Erregernachweise, die der Falldefinition gemäß § 11 Abs. 2 IfSG entsprechen. Die vom Robert Koch-Institut (RKI) erstellten Falldefinitionen sind auf den Internetseiten des RKI unter `www.rki.de/falldefinitionen` veröffentlicht.

[1] Fassung: 20.07.2000 (BGBl. I S. 1045), letzte Änderung: 11.12.2018 (BGBl. I S. 2394)

8.5 Literaturverzeichnis

Heinz, F. X., Herzig, P., Asmera, J., Benda, R., 1969. [Comparison of the sensitivity of complement fixation tests, virus neutralization tests and the indirect immunofluorescence methods in the serologic diagnosis of tick-borne encephalitis]. Cesk. Epidemiol. Mikrobiol. Imunol. 18, 193–198, in Tschechisch.

Hofmann, H., Heinz, F. X., Dippe, H., 1983. ELISA for IgM and IgG antibodies against tick-borne encephalitis virus: quantification and standardization of results. Zentralbl. Bakteriol., Mikrobiol. Hyg. A. 255, 448–455.

Lindquist, L., Vapalahti, O., 2008. Tick-borne encephalitis. Lancet 371, 1861–1871.

Litzba, N., Zelená, H., Kreil, T. R., Niklasson, B., Kühlmann-Rabens, I., Remoli, M. E., Niedrig, M., 2014. Evaluation of different serological diagnostic methods for tick-borne encephalitis virus: enzyme-linked immunosorbent, immunofluorescence, and neutralization assay. Vector Borne Zoonotic Dis. 14, 149–159.

Puchhammer-Stöckl, E., Kunz, C., Mandl, C. W., Heinz, F. X., 1995. Identification of tick-borne encephalitis virus ribonucleic acid in tick suspensions and in clinical specimens by a reverse transcription-nested polymerase chain reaction assay. Clin. Diagn. Virol. 4, 321–326.

Roggendorf, M., Heinz, F. X., Deinhardt, F., Kunz, C., 1981. Serological diagnosis of acute tick-borne encephalitis by demonstration of antibodies of the IgM class. J. Med. Virol. 7, 41–50.

Růžek, D., Dobler, G., Mantke, O. D., 2010. Tick-borne encephalitis: pathogenesis and clinical implications. Travel Med. Infect. Dis. 8, 223–232.

Saksida, A., Duh, D., Lotric-Furlan, S., Strle, F., Petrovec, M., Avsic-Zupanc, T., 2005. The importance of tick-borne encephalitis virus RNA detection for early differential diagnosis of tick-borne encephalitis. J. Clin. Virol. 33, 331–335.

Schwaiger, M., Cassinotti, P., 2003. Development of a quantitative real-time RT-PCR assay with internal control for the laboratory detection of tick borne encephalitis virus (TBEV) RNA. J. Clin. Virol. 27, 136–145.

Sonnenberg, K., Niedrig, M., Steinhagen, K., Rohwäder, E., Meyer, W., Schlumberger, W., Müller-Kunert, E., Stöcker, W., 2004. State-of-the-art serological techniques for detection of antibodies against tick-borne encephalitis virus. Int. J. Med. Microbiol. 293 Suppl 37, 148–151.

Süss, J., Béziat, P., Ramelow, C., Kahl, O., 1997. Tick-borne encephalitis virus (TBEV)-specific RT-PCR for characterization of natural foci of TBE and for other applications. Zentralbl. Bakteriol. 286, 125–138.

Whitby, J. E., Ni, H., Whitby, H. E., Jennings, A. D., Bradley, L. M., Lee, J. M., Lloyd, G., Stephenson, J. R., Barrett, A. D., 1993. Rapid detection of viruses of the tick-borne encephalitis virus complex by RT-PCR of viral RNA. J. Virol. Methods 45, 103–114.

9

Epidemiologie der FSME in Deutschland

Gerhard Dobler

Inhaltsverzeichnis

Zusammenfassung

Die Frühsommer-Meningoenzephalitis (FSME) ist die wichtigste durch Zecken übertragene Virusinfektion nicht nur in Deutschland sondern auch in weiten Teilen Europas und Asiens. Im Unterschied zu anderen durch Zecken übertragenen Krankheitserregern kommt das FSME-Virus nicht gleichmäßig verbreitet vor. Rund 85 % der in Deutschland seit 2001 gemeldeten humanen FSME-Fälle wurden in den beiden süddeutschen Bundesländern Bayern und Baden-Württemberg diagnostiziert. In den letzten Jahren wurden allerdings Veränderungen der räumlichen

Verbreitung der FSME in Deutschland beobachtet. Auf regionaler und lokaler Ebene wurden in einigen Landkreisen in Bayern und Baden-Württemberg in einzelnen Jahren Inzidenzen von mehr als 10 Erkrankungen pro 100.000 Einwohner erreicht. In Gesamt-Deutschland wurden in den letzten Jahren im Mittel ca. 350 FSME-Fälle registriert, wobei die Zahlen zwischen 200 und knapp 600 Fällen schwanken.

9.1 Geschichte der FSME in Deutschland

Die Frühsommer-Meningoenzephalitis (FSME) wurde als klinische Entität in der westlichen Fachliteratur erstmals im Jahr 1931 von Hans Schneider beschrieben, einem österreichischen Internisten aus dem Bezirk Neunkirchen in Niederösterreich (Schneider, 1931). Lev A. Zilber und seine Mitarbeiter entdeckten das FSME-Virus im Jahr 1937 im Fernen Osten der Sowjetunion (Zlobin et al., 2017). Fast 10 Jahre später wurde das Virus in der damaligen Tschechoslowakei erstmals außerhalb der damaligen Sowjetunion beschrieben (Rampas und Gallia, 1949). In Deutschland wurde das FSME-Virus erst 1959 in der ehemaligen DDR nachgewiesen und isoliert (Sinnecker, 1960; Helpert und Sinnecker, 1966; Apitzsch et al., 1968). Seit 1964 war die damals als Zentraleuropäische Enzephalitis bezeichnete Erkrankung auch in der ehemaligen BRD bekannt (Scheid et al., 1964). Jedoch wurde das FSME-Virus dort erst im Jahr 1970 in Unterfranken (unter dem Namen Greßthal-Virus, Zimmern-Virus) nachgewiesen (Müller, 1970). Auch serologische Untersuchungen zeigten das Auftreten von FSME-Infektionen in der BRD in Südbaden, Unterfranken und Niederbayern und in der DDR in Mecklenburg-Vorpommern und in Sachsen (Ackermann et al., 1966; Helpert und Sinnecker, 1966). Umfangreichere Nachweise des FSME-Virus sowie der Durchseuchung von Zecken wurden in den späten 1990er-Jahren mit der Entwicklung der PCR durchgeführt (Schrader und Süss, 1999). Serologische Durchseuchungsstudien wurden mit der Einführung der FSME-Impfung Anfang der 1980er-Jahre nicht mehr durchgeführt, da eine Unterscheidung zwischen Impfantikörpern und durch natürliche Infektion erworbenen Antikörpern schwierig ist. Vor dem Jahr 2001 wurden FSME-Fälle in Deutschland vorwiegend von einzelnen Institutionen und Impfstoffherstellern gesammelt und dokumentiert.

9.2 Definition von FSME-Risikogebieten

Seit Ende der 1990er-Jahre benennt das Robert Koch-Institut (RKI) jährlich FSME-Risikogebiete in Deutschland. Aktuell wird ein Landkreis als FSME-

Risikogebiet definiert, wenn die Anzahl der berichteten und bestätigten FSME-Erkrankungen in mindestens einem der fortlaufenden Fünfjahres-Zeiträume (2002–2006, 2003–2007, ..., 2013–2017, 2014–2018) in dem Kreis signifikant ($p < 0,05$) höher liegt als die bei einer Inzidenz von einer Erkrankung pro 100.000 Einwohner erwartete Fallzahl. Zusätzlich wird eine Kreisregion (bestehend aus dem betreffenden Kreis plus allen angrenzenden Kreisen) als FSME-Risikogebiet definiert, wenn die Anzahl der berichteten und bestätigten FSME-Erkrankungen (Infektionsort, ersatzweise Wohnort) in mindestens einem der fortlaufenden Fünfjahres-Zeiträume (2002–2006, 2003–2007, ..., 2013–2017, 2014–2018) in der Kreisregion signifikant ($p < 0,05$) höher liegt als die bei einer Inzidenz von einer Erkrankung pro 100.000 Einwohner erwartete Fallzahl. Da es in den letzten 20–30 Jahren keine eindeutigen Hinweise für ein Erlöschen von FSME-Naturherden in bestehenden Risikogebieten gegeben hat, behält ein einmal so ausgewählter Kreis für mindestens 20 Jahre seinen Status als Risikogebiet.

9.3 Räumliche Epidemiologie der FSME

Die FSME ist die wichtigste durch Zecken übertragene virale Infektion in Deutschland und ist seit der Einführung des Infektionsschutzgesetzes (IfSG) im Jahr 2001 eine meldepflichtige Erkrankung. Seither liegen verlässliche Zahlen zur Häufigkeit der FSME in Deutschland vor. Jährlich werden zwischen 200 und knapp 600 FSME-Erkrankungsfälle an das RKI gemeldet, was einer mittleren Inzidenz von 0,41 in ganz Deutschland entspricht (Abb. 9.1). Mehr als 95 % der Fälle traten bisher in den 8 Bundesländern Bayern, Baden-

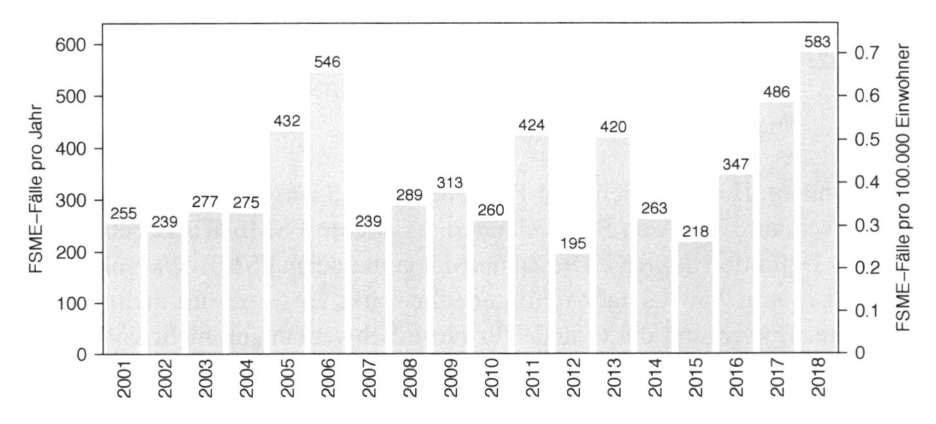

Abb. 9.1: Gemeldete klinische FSME-Fälle zwischen 2001 und 2018 in Deutschland (Robert Koch-Institut, 2019).

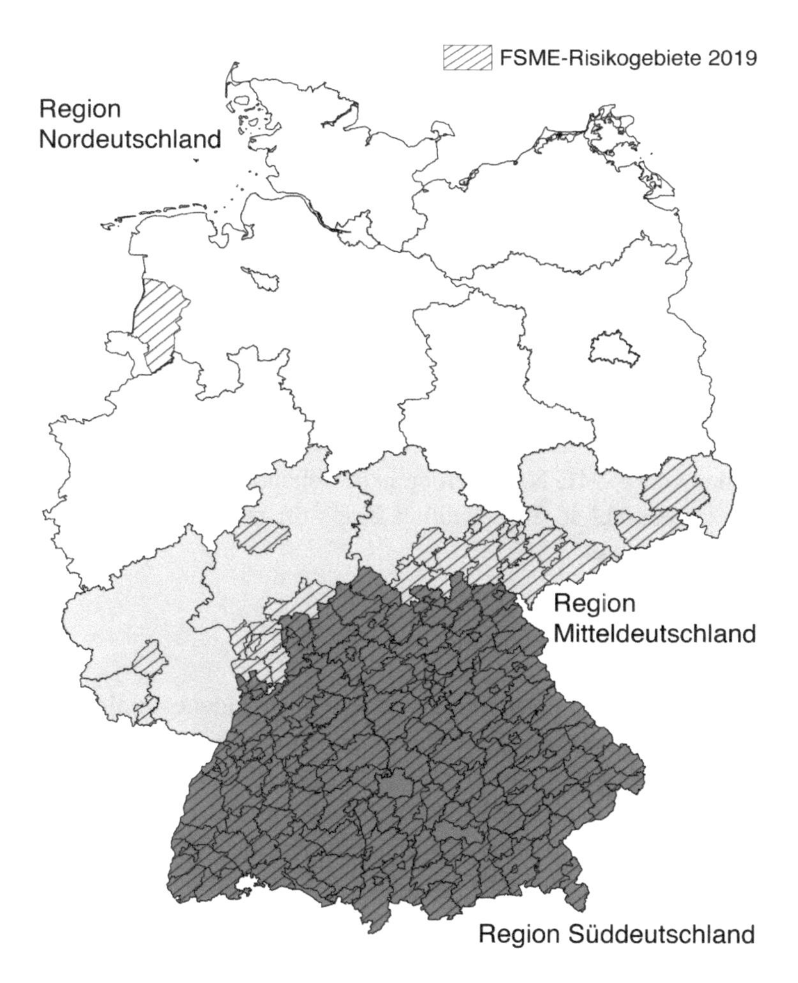

Abb. 9.2: Einteilung Deutschlands in die drei Regionen Süddeutschland, Mitteldeutschland und Norddeutschland. FSME-Risikogebiete sind schraffiert eingezeichnet.

Württemberg, Hessen, Rheinland-Pfalz, Saarland, Sachsen, Thüringen und Niedersachsen auf. In diesen Bundesländern existieren FSME-Risikogebiete gemäß der Definition des RKI. Die Zahlen der gemeldeten FSME-Erkrankungsfälle schwanken von Jahr zu Jahr mitunter sehr stark, teilweise um mehr als das Doppelte. Bisher sind die Gründe für diese Schwankungen nicht vollständig geklärt.

Wie in Abb. 9.2 dargestellt, kann Deutschland aus epidemiologischer Sicht in 3 Regionen unterteilt werden. Die Region Süddeutschland umfasst die Bundesländer Baden-Württemberg und Bayern. In ihnen befinden sich die mit Abstand meisten Risikogebiete, die sogenannten endemischen Landkreise, in denen jährlich mit FSME-Fällen zu rechnen ist. Die Region Mitteldeutschland erstreckt sich über die Bundesländer Sachsen, Thüringen, Hessen, Rheinland-Pfalz und das Saarland. In dieser Region treten in einzelnen Landkreisen immer wieder Erkrankungsfälle auf und entsprechen der o. g. Definition eines Risiko-Landkreises gemäß RKI. Die Region Norddeutschland umfasst die Bundesländer Niedersachsen, Schleswig-Holstein, Sachsen-Anhalt, Sachsen, Brandenburg, Mecklenburg-Vorpommern sowie die Stadtstaaten Bremen, Hamburg und die Bundeshauptstadt Berlin. In dieser Region treten vereinzelt FSME-Fälle auf (sporadisches Auftreten), ohne dass hier regelmäßig Fälle in bestimmten Landkreisen oder Gemeinden registriert wurden. In den letzten Jahren wurden vermehrt FSME-Fälle in den Alpentälern wie dem Inntal registriert. Ähnliche Beobachtungen liegen auch aus dem angrenzenden Österreich in den Bundesländern Tirol und Vorarlberg vor. In der Region Mitteldeutschland fällt auf, dass es zu einer Häufung von FSME-Fällen in den nördlich und westlich an die bekannten Risikogebiete angrenzenden Risikogebieten kommt. In der Region Norddeutschland treten FSME-Fälle vorwiegend in Zentral-Niedersachsen, aber auch entlang der polnischen Grenze im Osten auf. Einzelne FSME-Fälle wurden entlang der Grenze zu Belgien und den Niederlanden registriert und der Landkreis Emsland wurde vom RKI 2019 zum ersten Risiko-Landkreis in Niedersachsen erklärt.

Betrachtet man regionale Tendenzen der Inzidenz in Deutschland seit Ein-

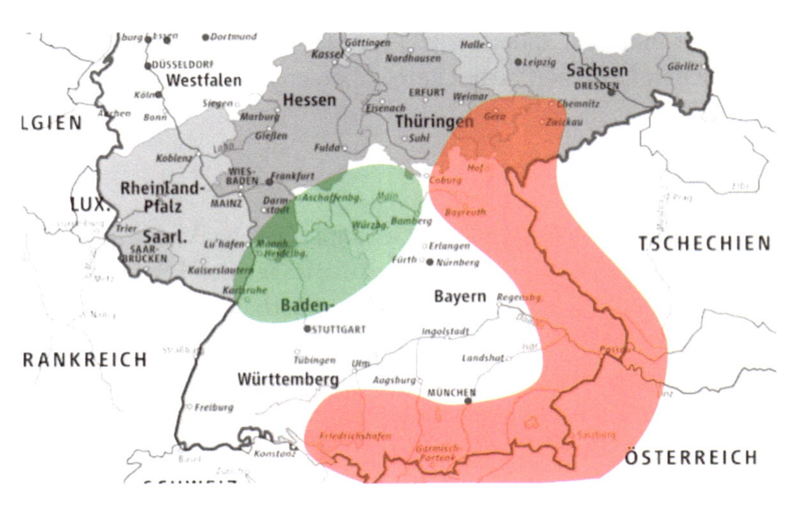

Abb. 9.3: Veränderungen der FSME-Inzidenz in den endemischen Regionen Deutschlands (grün: Abnahme der FSME-Fälle, rot: Zunahme der FSME-Fälle).

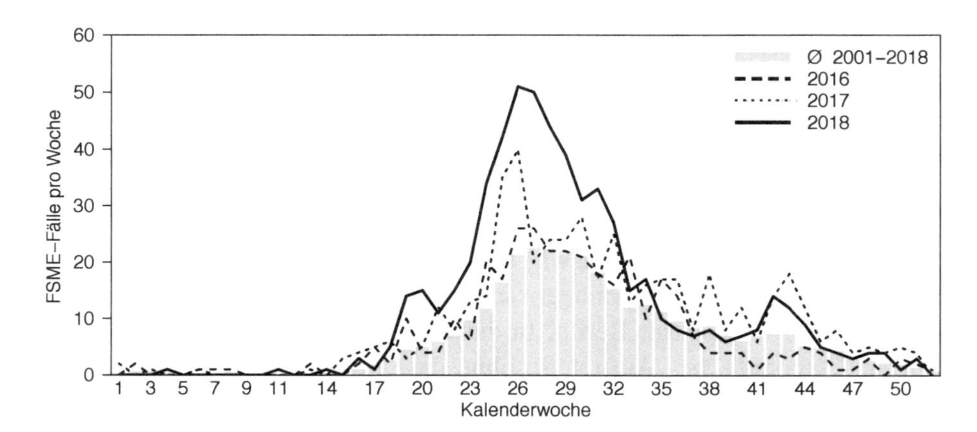

Abb. 9.4: Wöchentliche FSME-Meldungen: gemittelt zwischen 2001 und 2018 (graue Balken), sowie für die Jahre 2016, 2017 und 2018 (Robert Koch-Institut, 2019).

führung der Meldepflicht durch das IfSG im Jahr 2001, dann zeigen sich deutliche Veränderungen der Häufigkeit menschlicher Erkrankungsfälle in den endemischen Regionen. So hat in der gesamten Großregion Unterfranken, Südhessen und Nordbaden die Inzidenz der FSME deutlich abgenommen. Hingegen tritt die FSME mittlerweile deutlich häufiger in Südostwürttemberg und im angrenzenden Schwaben entlang der nördlichen Alpenkette und entlang der tschechischen Grenze bis nach Thüringen und Sachsen auf (Abb. 9.3). Vergleichbare regionale Veränderungen der Häufigkeit humaner FSME-Fälle werden auch in anderen Ländern wie Österreich beobachtet. Allerdings gibt es für die möglichen Ursachen bisher keine überzeugende Erklärung.

9.4 Saisonalität der FSME

Die Schildzecke *Ixodes ricinus* (der Gemeine Holzbock) ist in Deutschland und im gesamten Mitteleuropa der Hauptüberträger des FSME-Virus. In seltenen Fällen werden Erkrankungsfälle auch außerhalb der Hauptaktivitätszeit von *I. ricinus* registriert (Kahl und Petney, 2019). Diese Fälle sind zum größten Teil auf eine Virusübertragung durch eine andere Zeckenart (z. B. *Dermacentor reticulatus*) oder durch Lebensmittel (alimentäre Übertragung) zurückzuführen.

Im Frühjahr kann der Gemeine Holzbock schon bei Temperaturen zwischen 1 und 5 °C aktiv sein (Schulz et al., 2014). Je nach Witterung im Frühjahr beginnt die Zeckensaison Mitte bis Ende März (in einigen Jahren auch schon Ende Februar) und erreicht häufig im April oder Mai einen Aktivitäts-

gipfel. In den Sommermonaten kommt es meist zu einem deutlichen Absinken der Zeckenaktivität und im Herbst teilweise zu einem weiteren Höhepunkt.
In Deutschland ist im Unterschied zu anderen europäischen Ländern auch die Labordiagnose (IgM und IgG positiv) ohne vorhandene ZNS-Symptomatik meldepflichtig. Da meist erst die ZNS-Symptomatik einer FSME zum Arztbesuch führt und zwischen Diagnose und Meldung an die Gesundheitsbehörden nochmals einige Tage vergehen können, ist eine Zeitspanne zwischen Infektion und Diagnose von ca. 3–4 Wochen üblich. In Abb. 9.4 ist der typische Jahresverlauf der FSME-Meldungen pro Kalenderwoche dargestellt. Die ersten FSME-Fälle im Jahr werden typischerweise in den Kalenderwochen 16–18 (Ende April bis Anfang Mai) gemeldet. Die Zahl der pro Woche registrierten FSME-Fälle steigt dann meist sehr stark an und erreicht Ende Juni (Kalenderwochen 25–26) ein Maximum. Je nach Witterung kommt es danach zu einem deutlichen Absinken der Fälle bis etwa Kalenderwoche 35–37 (September). In einzelnen Jahren wie 2017 wird dann nochmals ein leichter Anstieg der Fälle registriert. Dieser Herbstgipfel ist allerdings deutlich geringer als der Frühjahrsgipfel. Einzelne FSME-Fälle werden bis in den Dezember hinein gemeldet. Diese Erkrankungsfälle spät im Jahr sind meist auf eine Aktivität einzelner *I. ricinus*-Zecken an wärmebegünstigten Standorten zurückzuführen.

9.5 FSME in Süddeutschland

Baden-Württemberg

Humane FSME-Fälle wurden bereits aus allen Landkreisen in Baden-Württemberg gemeldet. Seit 2012 gilt das ganze Bundesland mit Ausnahme der Stadt

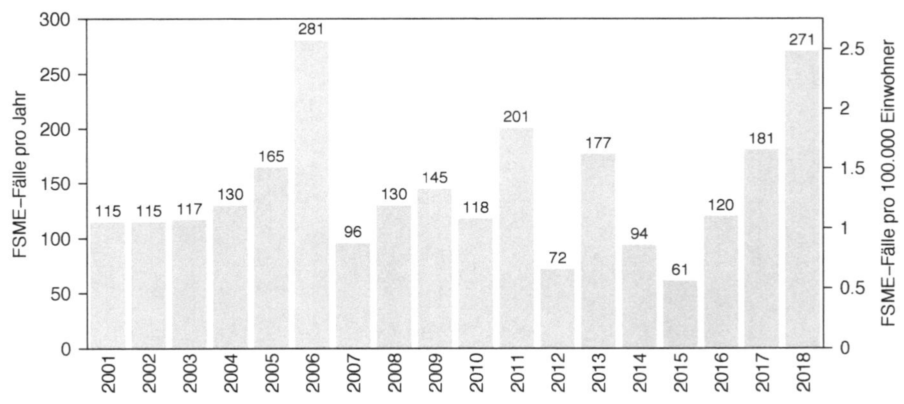

Abb. 9.5: Zeitreihe der gemeldeten FSME-Fälle in Baden-Württemberg seit Einführung des IfSG 2001 (Robert Koch-Institut, 2019).

Heilbronn als Risikogebiet. Die Fallzahlen schwanken dabei zyklisch zwischen 70 im Jahr 2012 und mehr als 250 Fällen in den Jahren 2006 und 2018 (Abb. 9.5). Aufgrund der Schwankungen und der mit 18 Jahren noch relativ kurzen Zeitreihe, kann kein signifikanter Trend aus den Erkrankungsdaten bestimmt werden (Mann-Kendall Test $\tau = 0{,}138$, $p < 0{,}5$). Auch auf der Bezirksebene sind ausgeprägte Schwankungen zu beobachten.

Bayern

Im Bundesland Bayern ist die FSME seit den späten 1960er-Jahren bekannt. In einem Vorort von Schweinfurt wurde das FSME-Virus in Zecken erstmals in der damaligen Bundesrepublik Deutschland nachgewiesen. Die als Zimmern-Virus und Greßthal-Virus bekannten Virusstämme stammen aus Zecken (*I. ricinus*) und wurden in der Babymaus isoliert, sind aber leider heute nicht mehr verfügbar. In den 1980er- und 1990er-Jahren wurde in Bayern die FSME hauptsächlich entlang der Donau (ab Deggendorf abwärts) und ihrer Nebenflüsse nachgewiesen. Dies entspricht den Grenzgebieten zu Österreich und dem heutigen Tschechien, die damals ebenfalls zu den hochendemischen Regionen zählten.

Seit Einführung des IfSG wurden zunehmend mehr Landkreise in Bayern vom RKI zu Risiko-Landkreisen erklärt. Mittlerweile sind von den insgesamt 96 bayerischen Land- und Stadtkreisen nur noch Dillingen an der Donau und Fürstenfeldbruck, sowie die Städte Augsburg, Schweinfurt und München nicht als Risiko-Landkreise ausgewiesen. Die FSME kommt in den bayerischen Regierungsbezirken in unterschiedlicher Häufigkeit vor, und es wurden in den

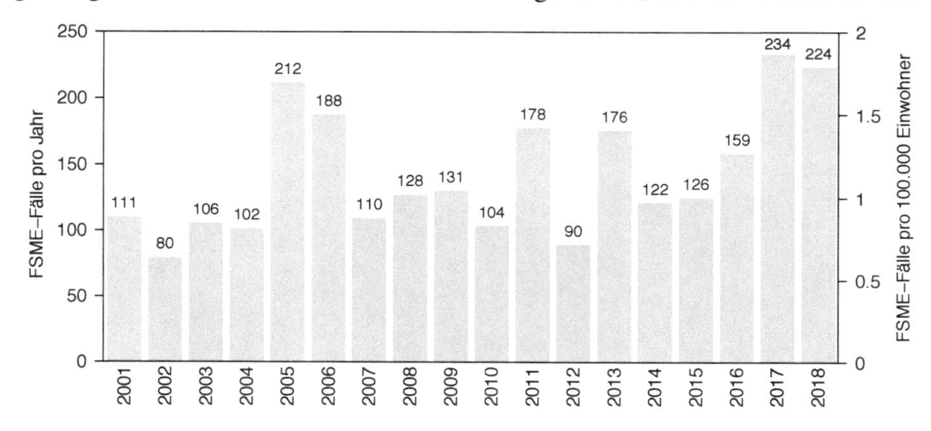

Abb. 9.6: Zeitreihe der gemeldeten FSME-Fälle in Bayern seit Einführung des IfSG 2001 (Robert Koch-Institut, 2019).

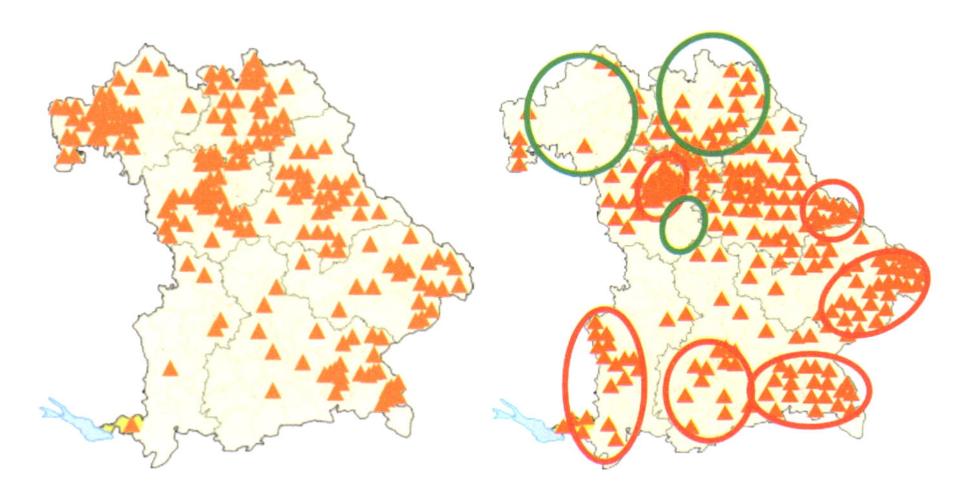

Abb. 9.7: Zahl der gemeldeten FSME-Fälle pro bayerischem Landkreis in den Jahren 2005 (links) und 2017 (rechts). Die grünen Kreise weisen auf eine Abnahme und die roten auf eine Zunahme der Erkrankungsfälle hin.

letzten Jahren deutliche Veränderungen (z. B. Zunahme im Regierungsbezirk Schwaben, Abnahme im Regierungsbezirk Unterfranken) beobachtet.

Die Zahl der jährlich gemeldeten FSME-Erkrankungen schwankt in Bayern zwischen 80 (im Jahr 2002) und jeweils rund 230 (2017 und 2018) Erkrankungsfällen (Abb. 9.6). Trotz einer in den letzten 10 Jahren weitgehend gleichbleibenden Durchimpfungsrate von ca. 35 % (Robert Koch-Institut, 2019) sind in vielen Teilen Bayerns deutliche Schwankungen zu beobachten. Obwohl die Beobachtungsreihe mit 18 Jahren noch verhältnismäßig kurz ist, zeigt sich in Bayern tendenziell eine Zunahme der FSME-Fälle (Mann-Kendall Test τ = 0,333, p < 0,1).

Ein Vergleich der FSME-Fälle der Jahre 2006 und 2017, den beiden Jahren mit den bis dahin höchsten in Bayern gemeldeten Fallzahlen, zeigt, dass insbesondere in Unterfranken und in Teilen Oberfrankens die Zahl der FSME-Fälle deutlich abgenommen hat, während sie insbesondere in Schwaben, im südlichen Oberbayern und in Ostbayern deutlich angestiegen ist (Abb. 9.7). Diese Entwicklung hat sich im Jahr 2018 fortgesetzt und entspricht den Beobachtungen der an Bayern angrenzenden Regionen Baden-Württembergs (Abnahme im Norden, Zunahmen insbesondere im Südosten), Österreichs (Zunahme in Vorarlberg, Tirol) und Tschechiens (Zunahme in Böhmen). Ein Vergleich der jährlichen Fluktuationen der FSME-Fälle in Süddeutschland (Bayern, Baden-Württemberg) und Österreich zeigt Parallelen in den 3 Regionen, die auf mögliche größerflächige Effekte hinweisen könnten.

9.6 FSME in Mitteldeutschland

Die Region Mitteldeutschland erstreckt sich über die 5 Bundesländer Hessen, Rheinland-Pfalz, Saarland, Thüringen und Sachsen. Insgesamt wurden in dieser Region jährlich zwischen 17 (im Jahr 2001) und 61 (im Jahr 2006) Erkrankungsfälle pro Jahr registriert (Abb. 9.8). Insgesamt wurden rund 10,3 % der deutschen FSME-Fälle seit 2001 in Mitteldeutschland diagnostiziert.

Mehr als die Hälfte der Erkrankungsfälle in Mitteldeutschland wurden bisher aus dem Bundesland Hessen gemeldet. In Hessen werden durchschnittlich 20 FSME-Fälle pro Jahr diagnostiziert, wobei das Jahr 2006 mit 51 Fällen deutlich heraussticht. Interessanterweise werden im Gebiet Hessischer Odenwald (Landkreis Bergstrasse, Landkreis Odenwaldkreis) ebenso sinkende Erkrankungszahlen in den letzten Jahren gemeldet wie in den Gebieten Nordbaden und Unterfranken. In Thüringen und Sachsen werden zunehmend Erkrankungsfälle in größeren Höhen beobachtet, ein Trend, der auch in der Alpenregion zu verzeichnen ist.

9.7 FSME in Norddeutschland

Die Region Norddeutschland umfasst die Bundesländer Schleswig-Holstein, Niedersachsen, Nordrhein-Westfalen, Sachsen-Anhalt, Mecklenburg-Vorpommern, Brandenburg und die Stadtstaaten Berlin, Hamburg und Bremen. Aus der Region wurden seit Einführung des IfSG jährlich zwischen 7 Fällen im Jahr 2009 und mehr als 30 Erkrankungsfälle (2018) gemeldet. Die meisten Fälle entfielen auf Niedersachsen (n = 61) und Nordrhein-Westfalen (n = 79). In den beiden Stadtstaaten Hamburg und Bremen wurden bisher nur vereinzelte FSME-Fälle diagnostiziert. Ähnlich wie im übrigen Deutschland sind auch in Norddeutschland Schwankungen in den jährlichen Fällen zu beobachten, wenngleich auf einem deutlich niedrigeren Niveau als in Mittel- und vor allem Süddeutschland (Abb. 9.9). Insgesamt 4,4 % aller FSME-Fälle in Deutschland wurden in der Region Norddeutschland registriert, jedoch aufgrund dieser niedrigen Fallzahlen gibt es nur einen ausgewiesenen Risiko-Landkreis (Landkreis Emsland).

9.8 Räumliche Verbreitung des FSME-Virus in Zeckenpopulationen

Die endemische Situation der FSME in Deutschland wird durch die jährlich auftretenden FSME-Erkrankungen erfasst und wiedergegeben. Diese spiegelt jedoch nur zum Teil die Verbreitung des FSME-Virus in Deutschland wider. Die verfügbare Literatur zu Nachweisen des FSME-Virus in Deutschland zeigt, dass in den aktuell vom RKI 161 ausgewiesenen FSME-Risiko-Landkreisen nur in 38 Landkreisen mindestens einmalig FSME-Virus in Zecken nachgewiesen wurde. Allerdings sind 18 der 38 Virusnachweise älter als 10 Jahre. Damit kann nicht mit Sicherheit gesagt werden, ob in diesen Regionen heute noch FSME-Naturherde existieren. Insgesamt 4 Virusnachweise stammen aus Regionen, die nicht als endemisch gelten, darunter Berlin (Nachweis 1978), Sachsen (Nachweise 2016, 2017), Niedersachsen (Nachweis 2018) und Mecklenburg-Vorpommern (Nachweis 2010). Insgesamt liegen damit für 17 der 161 Risiko-Landkreise aktuelle Virusnachweise vor, die jünger als 10 Jahre sind. Die genetische Analyse aller neueren Virusnachweise zeigt, dass in Deutschland bisher ausschließlich der Europäische Subtyp des FSME-Virus vorkommt.

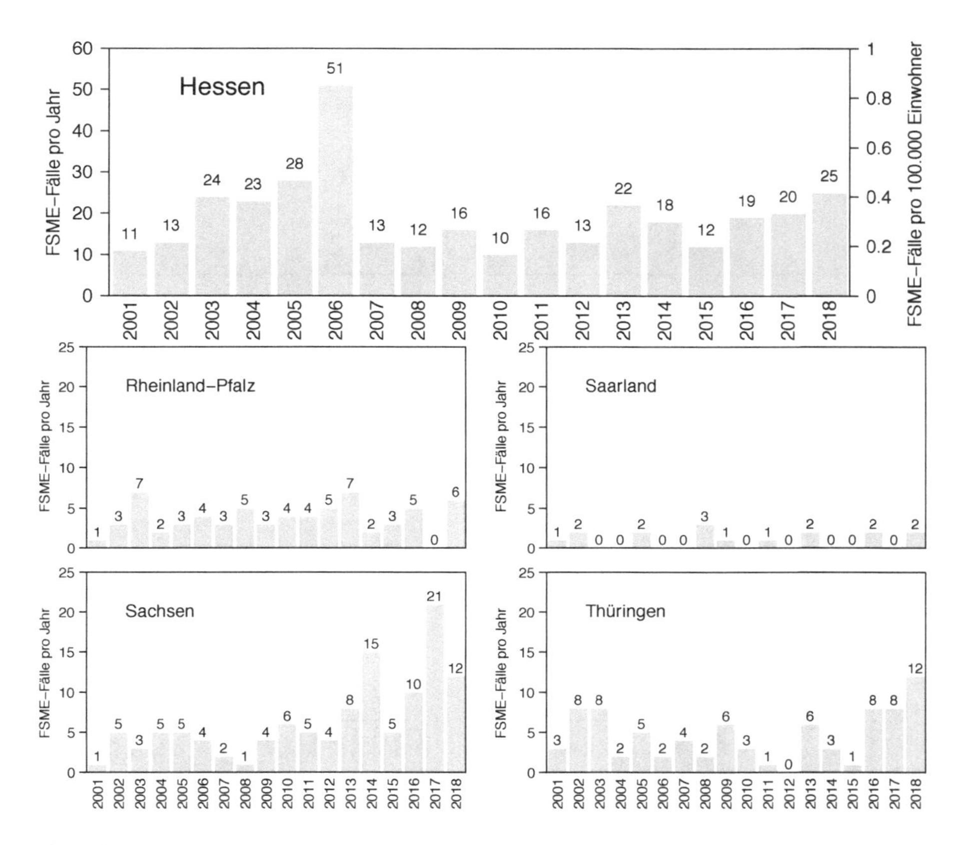

Abb. 9.8: Zahl der gemeldeten FSME-Fälle in der Region Mitteldeutschland mit den Bundesländern Hessen, Rheinland-Pfalz, Saarland, Sachsen und Thüringen (Robert Koch-Institut, 2019).

Das FSME-Virus kommt in eng umgrenzten Arealen, sogenannten Naturherden, vor. Innerhalb dieser Naturherde liegt die Durchseuchung der ungesogenen Zecken bei 0,5–5 %. Dabei weisen ungesogene Nymphen in Naturherden meist eine Durchseuchungsrate von 0,5–1 % auf, ungesogene adulte Zecken mit 1–5 % hingegen eine oft höhere Rate. Außerhalb dieser Naturherde sind in der Regel keine FSME-Virus-positiven Zecken zu finden.

In den vergangenen Jahren wurden vermehrt auch FSME-Fälle außerhalb der bekannten Risikogebiete gemeldet. In jüngster Zeit wurde mehrmals beobachtet, dass FSME-Naturherde (Nachweis FSME-Virus-positiver Zecken) entstehen, aber auch wieder erlöschen können (fehlender FSME-Virus-Nachweis in Zecken aus vormals positiven Arealen). Abgesehen von der alimentären Übertragung (Böhnke, 2019) treten humane FSME-Fälle nur dort auf, wo es zu einem direkten Kontakt zwischen Menschen, Zecken und Virus kommt. Durch die geringe Durchseuchung von 0,5–5 % der Zecken in einem Naturherd kann

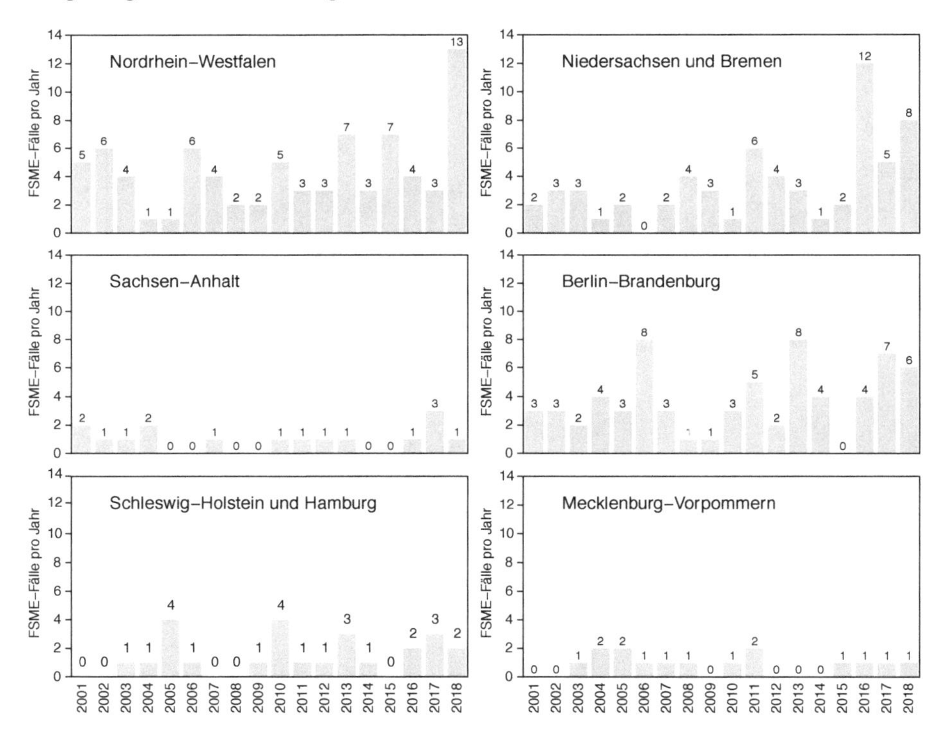

Abb. 9.9: Zeitreihen der gemeldeten FSME-Fälle in der Region Norddeutschland mit den Bundesländern Nordrhein-Westfalen, Niedersachsen, Sachsen-Anhalt, Brandenburg, Schleswig-Holstein, Brandenburg und Mecklenburg-Vorpommern sowie den Städten Berlin, Hamburg und Bremen (Robert Koch-Institut, 2019).

dieser auch lange Zeit unbemerkt bleiben, da dort statistisch gesehen etwa 100 Zeckenstiche für eine Infektion notwendig sind und vermutlich nur jede 3. bis 10. Infektion bei nicht immunen Personen zu einer ZNS-Symptomatik führt.

9.9 Schlussbemerkung

Die FSME ist die wichtigste durch Zecken übertragene Virusinfektion in Mitteleuropa. Die epidemiologischen Daten von Deutschland zeigen, dass sich die geografische Verbreitung der FSME in den letzten 20 Jahren deutlich verändert hat. Die Gründe für diese Veränderungen sind weitgehend unklar. Auch die Zahl der Erkrankungsfälle variiert von Jahr zu Jahr erheblich um Faktor 3. Nach wie vor treten rund 85 % der Erkrankungsfälle in den beiden Bundesländern Bayern und Baden-Württemberg auf. Der Rest verteilt sich auf alle anderen Bundesländer.

9.10 Literaturverzeichnis

Ackermann, R., Scheid, W., Küpper, B., 1966. Infektionen mit dem Virus der Zentraleuropäischen Enzephalitis in Südwest-Deutschland. Dtsch. Med. Wochenschr. 91, 1141–1143.

Apitzsch, L., Sinnecker, H., Wigand, R., Berndt, D., 1968. ZE-Virusisolierungen in der DDR 1965/66 und einige Stammdifferenzierungen. Zentralbl. Bakteriol. Orig. 207, 429–434.

Böhnke, D., 2019. Risiko einer FSME-Infektion infolge individueller Exposition und alimentärer Übertragung. In: Rubel, F., Schiffner-Rohe, J. (Hrsg.), FSME in Deutschland: Stand der Wissenschaft. Deutscher Wissenschafts-Verlag, Baden-Baden (DE), Kap. 11, 137–150.

Helpert, A., Sinnecker, H., 1966. Ausgewählte Erhebungen zur Zeckenenzephalitis-Epidemie im Kreis Niesky, Bezirk Dresden,1961. Deutsch. Gesundheitsw. 21, 1277–1279.

Kahl, O., Petney, T. N., 2019. Biologie und Ökologie des wichtigsten FSME-Virus-Überträgers in Mitteleuropa, der Zecke *Ixodes ricinus*. In: Rubel, F., Schiffner-Rohe, J. (Hrsg.), FSME in Deutschland: Stand der Wissenschaft. Deutscher Wissenschafts-Verlag, Baden-Baden (DE), Kap. 2, 23–38.

Müller, W., 1970. Experimentelle Untersuchungen zur Frage der Arboviren in Unterfranken. Teil 1: Versuche zur Virusisolierung aus Zecken. Zentralbl. Bakteriol. Orig. 214, 145–159.

Rampas, J., Gallia, F., 1949. Isolation of encephalitis virus from *Ixodes ricinus* ticks. Cas. Lek. Ces. 88, 1179–1180.

Robert Koch-Institut, 2019. SurvStat@RKI 2.0, https://survstat.rki.de (zuletzt aufgerufen am 22.02.2019).

Scheid, W., Ackermann, R., Bloedhornand, H., Löser, R., Liedtke, G., Skrtic, N., 1964. Untersuchungen über das Vorkommen der Zentraleuropäischen Enzephalitis in Süddeutschland. Dtsch. Med. Wochenschr. 89, 2313–2317.

Schneider, H., 1931. Über epidemische akute Meningitis serosa. Wiener Klin. Wochenschr. 44, 350–352.

Schrader, C., Süss, J., 1999. A nested RT-PCR for the detection of tick-borne encephalitis virus (TBEV) in ticks in natural foci. Zentrabl. Bakteriol. Orig. 289, 319–328.

Schulz, M., Mahling, M., Pfister, K., 2014. Abundance and seasonal activity of questing *Ixodes ricinus* ticks in their natural habitats in southern Germany in 2011. J. Vector. Ecol. 39, 56–65.

Sinnecker, H., 1960. Zeckenenzephalitis in Deutschland. Zentralbl. Bakteriol. Orig. 180, 12–18.

Zlobin, V. I., Pogodina, V. V., Kahl, O., 2017. A brief history of the discovery of TBE virus in the late 1930s (based on reminiscences of members of the expeditions, their colleagues and relatives). Ticks Tick Borne Dis. 8, 813–820.

10

Karten der jährlichen FSME-Fallzahlen in Deutschland 1991–2018

Franz Rubel, Melanie Walter, Katharina Brugger

Inhaltsverzeichnis

Zusammenfassung

Fallzahlen zur Frühsommer-Meningoenzephalitis (FSME) in Deutschland sind seit der deutschen Wiedervereinigung im Oktober 1990 für das gesamte Bundesgebiet verfügbar; digitale Daten des Robert Koch-Instituts allerdings erst für die Periode 2001 bis aktuell, weshalb sie im vorliegenden Kapitel um Daten aus der wissenschaftlichen Literatur ergänzt wurden. Auf dieser Basis wurden für die Periode 1991–2018 eine Serie von Verbreitungskarten der jährlichen FSME-Fallzahlen in den deutschen Bundesländern gezeichnet. Für das Rekordjahr 2018 wurde zudem eine detaillierte Karte der FSME-Fallzahlen auf Ebene der Landkreise erstellt. Erstmals werden auch Karten zur Durchimpfung der Bevölkerung präsentiert.

10.1 Historischer Überblick

Fallzahlen zur Frühsommer-Meningoenzephalitis (FSME) wurden in Deutschland seit 1959 in der wissenschaftlichen Literatur veröffentlicht (Dobler, 2019). Allerdings sind lückenlose Aufzeichnungen für das gesamte Gebiet Deutschlands erst seit der deutschen Wiedervereinigung im Oktober 1990 verfügbar. Fallzahlen aus der Datenbank des Robert Koch-Instituts (2019) sind erst seit 2001 abrufbar. Diese Online-Datenbank ist öffentlich zugänglich und erlaubt es allen Interessenten, den aktuellen Stand der FSME-Fallzahlen für das gesamte Bundesgebiet, für einzelne Bundesländer und auch für Landkreise abzufragen. Im vorliegenden Kapitel wurden die FSME-Fallzahlen nach Robert Koch-Institut (2019) um die von Süss et al. (2004) bis ins Jahr 1991 zurückgehenden Zahlen ergänzt. Für weiter zurückliegende FSME-Fallzahlen liegen keine einheitlich erhobenen Daten vor. Eine gute Beschreibung der Situation für die östlichen Bundesländer wurde aber von Süss et al. (1992) gegeben. Abb. 10.1 deutet anhand der Risikokarten für 1960 vs. 2002 die weite Verbreitung der FSME im Osten Deutschlands in den 1960er-Jahren an.

Nach Süss et al. (1992) schwand das Risiko, in Ostdeutschland an einer FSME zu erkranken, im Laufe der 1970er-Jahre vollständig, wofür es bis heute

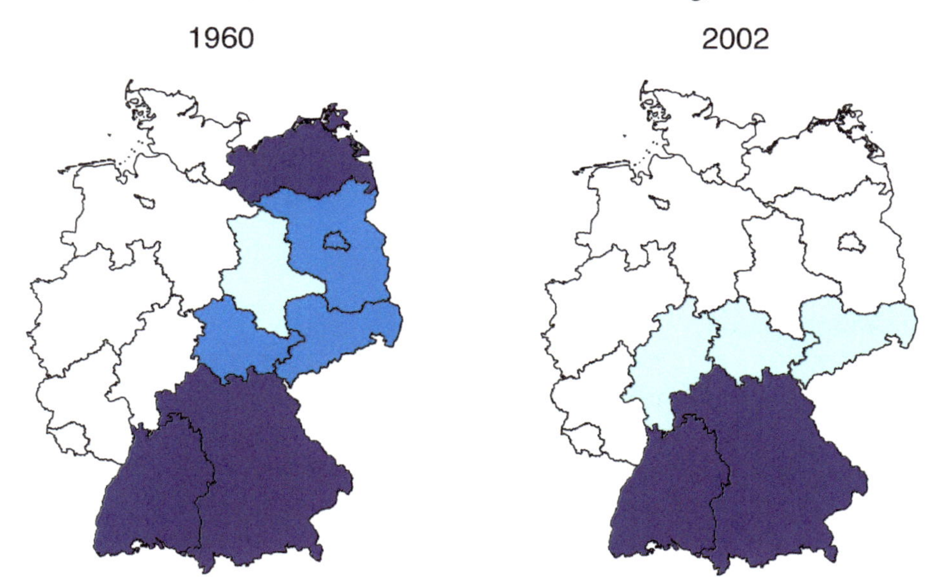

Abb. 10.1: FSME-Risikokarten für Deutschland 1960 (links) und 2002 (rechts) nach Süss et al. (2004). Hochrisikogebiete sind dunkelblau, Risikogebiete blau und Niedrigrisikogebiete hellblau dargestellt. Zu beachten ist, dass Risikogebiete heute nach anderen Kriterien festgelegt werden.

keine schlüssige Erklärung gibt. In der Periode 1978–1990 lagen nur mehr 1 % der FSME-Fälle außerhalb Bayerns und Baden-Württembergs.

Ab dem Jahr 1991 liegen jährliche FSME-Fallzahlen für jedes Bundesland vor, wobei die FSME vor 2001 nicht meldepflichtig war. Das Minimum lag im Jahr 1991 bei nur 44 neu Erkrankten, das Maximum im Jahr 1994 bei 296 Erkrankten. Nach 2001 stiegen die Fallzahlen fast kontinuierlich an und erreichten im Jahr 2018 mit 583 Erkrankten einen historischen Höchststand.

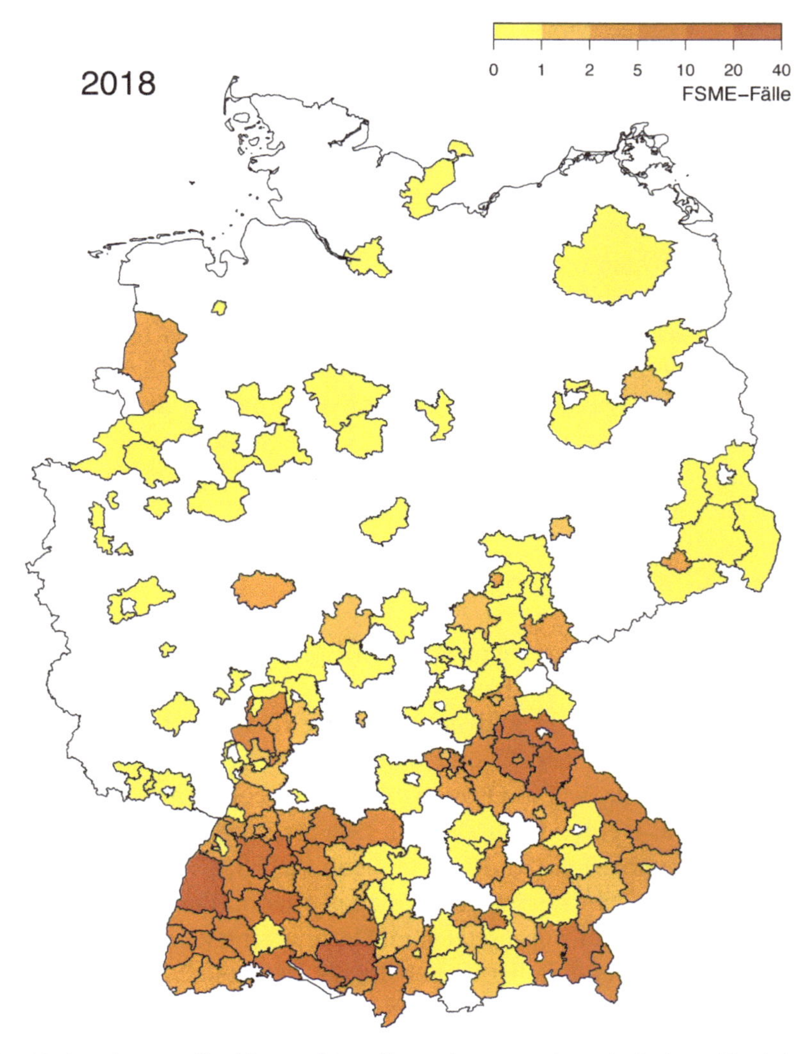

Abb. 10.2: FSME-Fallzahlen auf Landkreisebene 2018 nach Robert Koch-Institut (2019).

10.2 Das FSME-Rekordjahr 2018

Die FSME-Fallzahlen auf Landkreisebene für das Jahr 2018 (Stand: 7. 2. 2019) sind in Abb. 10.2 dargestellt. In 10 Land- und Stadtkreisen wurden erstmalig seit Einführung der Meldepflicht im Jahr 2001 Fälle registriert. Dies sind die Kreise Bottrop, Duisburg, Düsseldorf, Lippe und Soest in Nordrhein-Westfalen, Oldenburg in Niedersachsen, Potsdam-Mittelmark in Brandenburg sowie Eichsfeld in Thüringen mit jeweils einer erkrankten Person. Auch die Kreise Neuburg-Schrobenhausen und Kaufbeuren meldeten Fälle, womit seit 2001 in allen Landkreisen Bayerns zumindest ein FSME-Fall registriert wurde.

10.3 Karten der FSME-Fallzahlen 1991–2018

Die Verbreitungskarten der FSME-Fallzahlen auf Bundeslandebene für die Periode 1991–2018 sind in den Abbildungen 10.3–10.6 dargestellt. Zu beachten ist, dass die Fallzahlen vor Einführung der Meldepflicht im Jahr 2001 nur unvollständig erfasst wurden und ersten Schätzungen zufolge etwa 50 % höher wie dokumentiert waren. Sie basieren auf einer wertvollen Initiative von 11 Wissenschaftlern (Süss et al., 2004), die es uns heute ermöglicht, die aktuelle Situation anhand historischer Fallzahlen zu beurteilen. In den letzten Jahren nahmen die FSME-Erkrankungen allerdings trotz Verfügbarkeit einer wirksamen Schutzimpfung zu. Im Rekordjahr 2018 mit 583 Neuerkrankungen meldeten mit Ausnahme von Bremen alle Bundesländer FSME-Fälle.

10.4 Karten der FSME-Durchimpfung

Zur Beantwortung der Frage, wieviele FSME-Erkrankungen durch ein Impfprogramm vermieden wurden bzw. werden, zur Planung zukünftiger Maßnahmen und zur Erstellung von epidemiologischen Modellen, ist es unerlässlich, den Durchimpfungsgrad der Bevölkerung zu kennen. Eine kontinuierliche Erfassung des Impfstatus wie in Österreich fehlt in Deutschland allerdings. Nur für Schulanfänger werden kontinuierlich Daten zu Impfquoten erhoben. Die Ständige Impfkommission (STIKO) empfiehlt die FSME-Impfung allen Personen, die in Risikogebieten wohnen, arbeiten oder dorthin reisen und möglicherweise Zeckenstichen ausgesetzt sind. Dazu werden jährlich Risikogebiete definiert (Abb. 10.1 zeigt die Risikogebiete für 1960 und 2002), die zuletzt in Baden-Württemberg, Bayern, Hessen, Niedersachsen, Rheinland-Pfalz, dem Saarland und Thüringen lagen (Dobler, 2019).

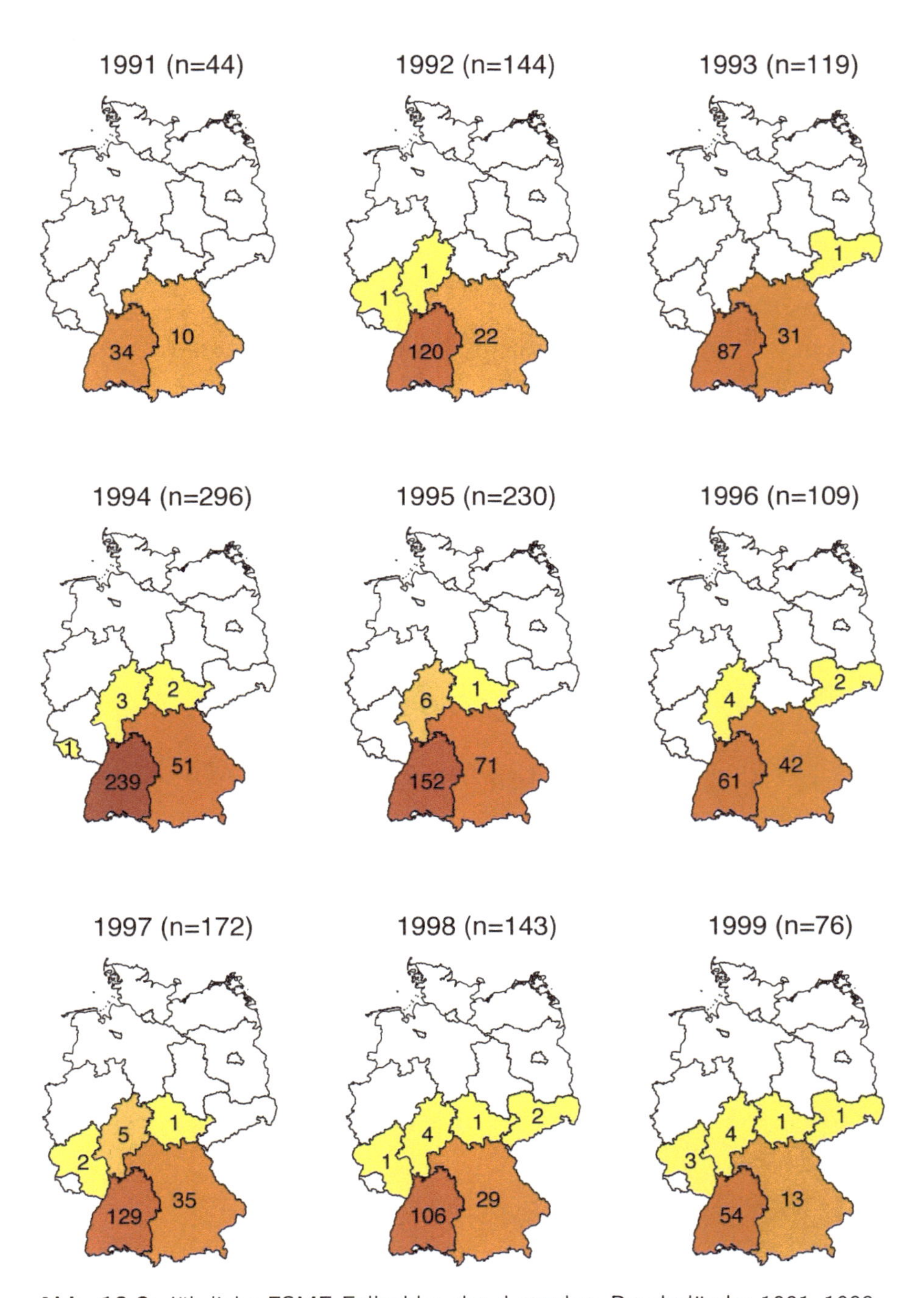

Abb. 10.3: Jährliche FSME-Fallzahlen der deutschen Bundesländer 1991–1999.

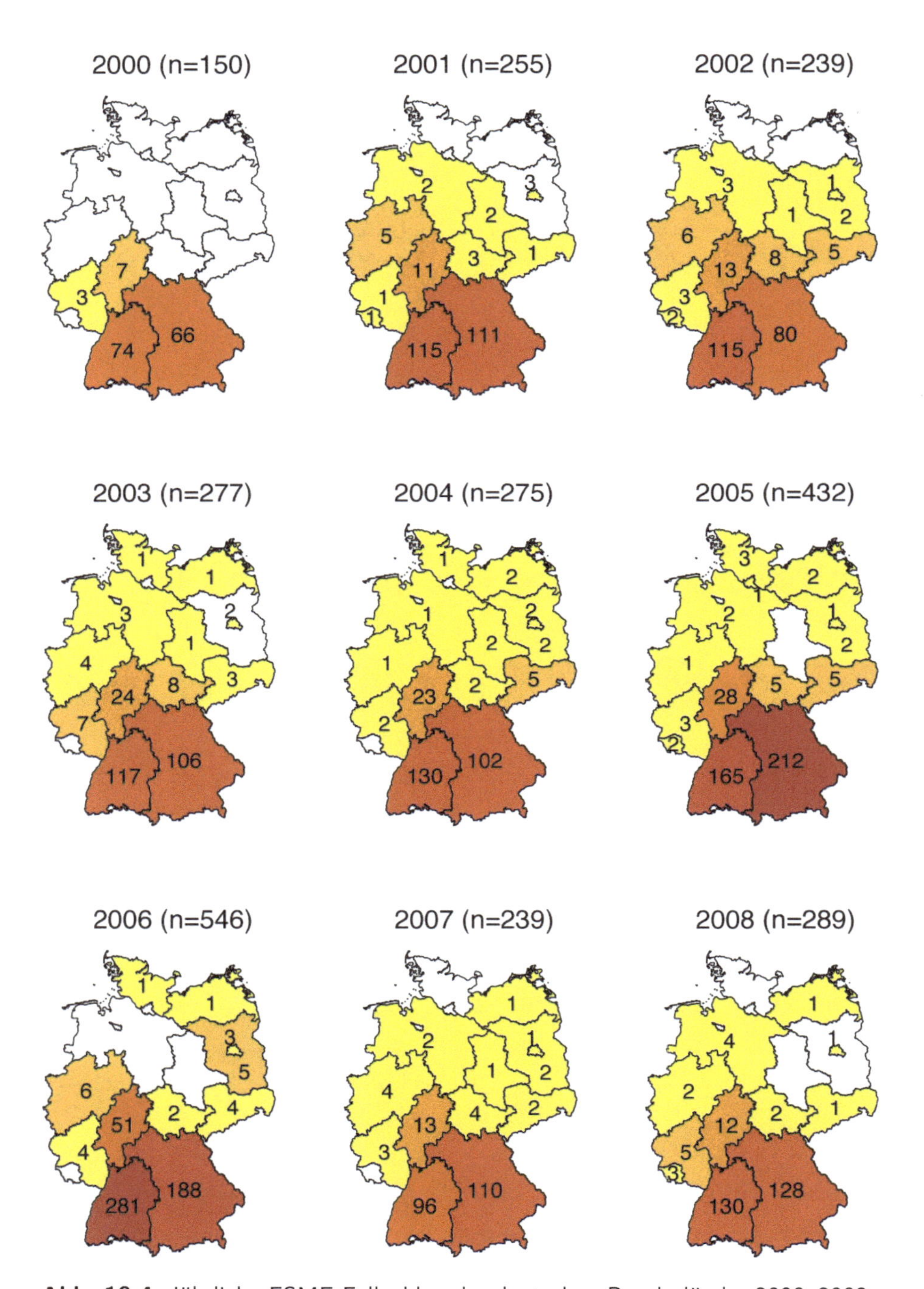

Abb. 10.4: Jährliche FSME-Fallzahlen der deutschen Bundesländer 2000–2008.

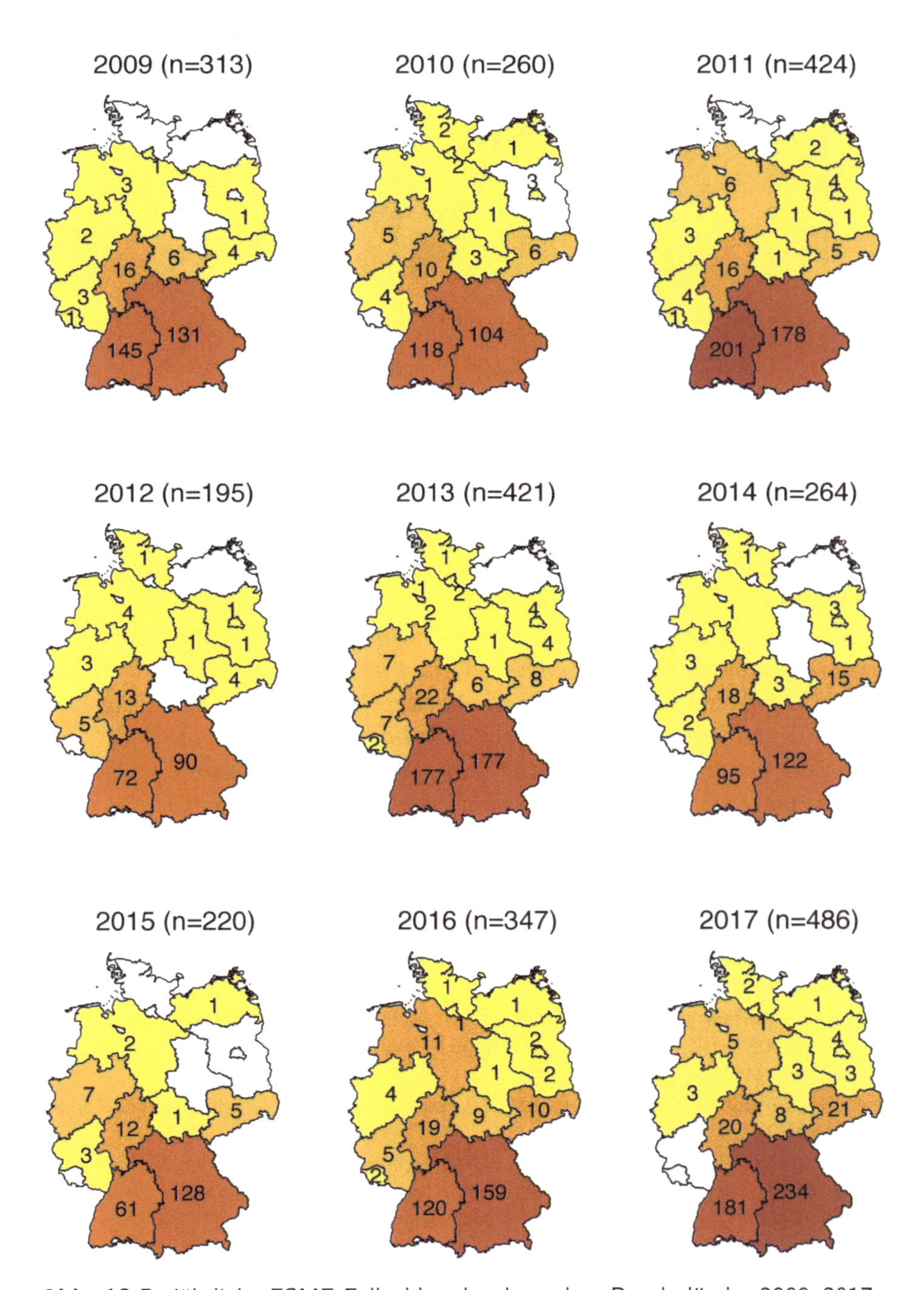

Abb. 10.5: Jährliche FSME-Fallzahlen der deutschen Bundesländer 2009–2017.

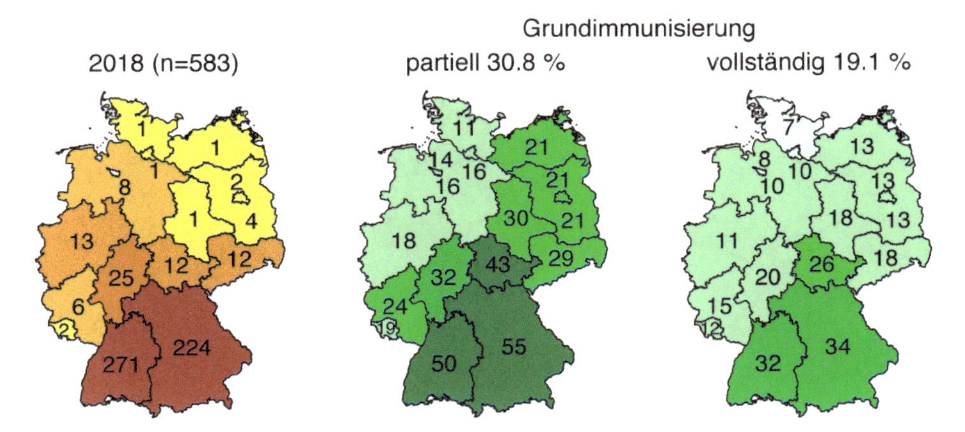

Abb. 10.6: FSME-Fallzahlen in Deutschland im Jahr 2018 (links) und prozentualer Anteil der deutschen Bevölkerung mit partieller (Mitte) und vollständiger Grundimmunisierung (rechts), ermittelt für das Jahr 2012.

Zur Abschätzung des Durchimpfungsgrades wurde auf die einzige Studie, die über mehrere Jahre hinweg Daten erhob, zurückgegriffen (Reichert et al., 2013). Sie basiert auf einer von der *Gesellschaft für Konsumforschung* (GfK) im Auftrag der *Baxter Deutschland GmbH* und *Novartis Vaccines* durchgeführten Befragung. Der Anteil der Personen mit teilweiser Grundimmunisierung lag 2012 bei 30,8 % und jener mit vollständiger Grundimmunisierung bei 19,1 % (Abb. 10.6). Zum Vergleich dazu waren 2005 nur 18,5 % der deutschen Bevölkerung teilweise und 12,6 % vollständig gegen FSME grundimmunisiert.

10.5 Literaturverzeichnis

Dobler, G., 2019. Die Epidemiologie der FSME in Deutschland. In: Rubel, F., Schiffner-Rohe, J. (Hrsg.), FSME in Deutschland: Stand der Wissenschaft. Deutscher Wissenschafts-Verlag, Baden-Baden (DE), Kap. 9, 115–128.

Reichert, A., Terlohr-Wagner, J., Gerold, P., 2013. Impfraten und Motivation zur FSME-Impfung 2005–2012, Poster, 3. Nationale Impfkonferenz, Akademie der Wissenschaften und Residenz in München, 15.–16. Mai 2013.

Robert Koch-Institut, 2019. SurvStat@RKI 2.0, https://survstat.rki.de (zuletzt aufgerufen am 07.02.2019).

Süss, J., Schrader, C., Falk, U., Wohanka, N., 2004. Tick-borne encephalitis (TBE) in Germany - epidemiological data, development of risk areas and virus prevalence in field-collected ticks and in ticks removed from humans. Int. J. Med. Microbiol. 293 (Suppl. 37), 69–79.

Süss, J., Sinnecker, H., Sinnecker, R., Berndt, D., Zilske, E., Dedek, G., Apitzsch, L., 1992. Epidemiology and ecology of tick-borne encephalitis in the eastern part of Germany between 1960 and 1990 and studies on the dynamics of a natural focus of tick-borne encephalitis. Zentralbl. Bakteriol. 277, 224–235.

11

Risiko einer FSME-Virus-Infektion infolge individueller Exposition und alimentärer Übertragung

Denise Böhnke

Inhaltsverzeichnis

Zusammenfassung

Das Frühsommer-Meningoenzephalitis (FSME)-Virus wird vor allem durch Zeckenstiche übertragen. Dabei ist das Risiko, an FSME zu erkranken, in Süddeutschland viel höher als in Norddeutschland. Neben der Geografie spielt selbstverständlich auch die individuelle Exposition eine Rolle. Hier werden die Ergebnisse von Studien zusammengefasst, die das Risiko einer FSME-Virus-Infektion bei berufs- und freizeitbedingter Exposition beleuchten. Darüber hinaus wird auf die besondere Exposition von Kindern und Jugendlichen eingegangen. Neben der FSME-Schutzimpfung haben vor allem Präventionsmaßnahmen, die einem Zeckenstich vorbeugen, Bedeutung. Einen weniger bekannten Weg der FSME-Virus-Übertragung stellt die sogenannte alimentäre Übertragung dar, die immer wieder zu sporadischen FSME-Ausbrüchen führt. Dabei handelt es sich um FSME-Erkrankungen zufolge des Genusses von unpasteurisierten Milchprodukten, die von mit dem FSME-Virus infizierten Nutztieren gewonnen wurden. Beim letzten alimentären FSME-Ausbruch in Deutschland im Jahr 2017 erkrankten 8 Personen.

11.1 Einleitung

Das Risiko, sich mit zeckenübertragenen Pathogenen wie dem Frühsommer-Meningoenzephalitis (FSME)-Virus zu infizieren, hängt von der Exposition ab. Exponiert sind Personen, wenn sie ein Zeckenhabitat in einem FSME-Gebiet betreten oder Rohmilchprodukte verzehren, die von mit FSME-Virus infizierten Wiederkäuern gewonnen wurden. Im letzteren Fall spricht man von alimentärer Übertragung. Dem Risiko einer FSME-Virus-Infektion kann durch eine Impfung vorgebeugt werden (Schmutzhard, 2019).

Für eine Übertragung des FSME-Virus auf den Menschen kommen in Deutschland und seinen Nachbarländern hauptsächlich 3 Zeckenarten in Frage. Dies sind nach Kahl und Petney (2019) der Gemeine Holzbock (*Ixodes ricinus*), die Auwaldzecke (*Dermacentor reticulatus*) und die Reliktzecke (*Haemaphysalis concinna*). Dabei herrscht allgemeine Übereinstimmung unter den Experten, dass *I. ricinus* nicht nur die weitaus am häufigsten vorkommende Zeckenart in Deutschland, sondern auch der mit Abstand wichtigste Überträger des FSME-Virus ist (Süss, 2008; Faulde et al., 2014). Aus der von Rubel et al. (2014) publizierten Karte der Zeckenfundorte in Deutschland ist ersichtlich, dass *I. ricinus* im gesamten Gebiet der Bundesrepublik Deutschland geeignete Habitate vorfindet. Die Auwaldzecke *D. reticulatus* wird besonders häufig in Brandenburg und dem nördlichen Sachsen beobachtet. In Sachsen wurde das FSME-Virus in ungesogenen *D. reticulatus*-Zecken nachgewiesen (Chitimia-Dobler et al., 2019). Nachweise des FSME-Virus in *H. concinna* liegen hingegen nur aus Russland vor. Die Rolle, die *H. concinna* und *D. reticulatus* bei der Übertragung des FSME-Virus in Deutschland spielen, ist nicht näher bekannt.

Die für die FSME-Virus-Übertragung wichtigste Zecke, *I. ricinus*, kommt in Wäldern, an Waldrändern und in waldähnlichen Strukturen, in geringerem Maße auch auf naturnahen Wiesen, auf Friedhöfen und in Stadtparks und waldnahen Hausgärten vor. Dies ist vor allem dadurch zu erklären, dass Zecken durch ihre Wirtstiere auch über die Waldgrenzen hinaus verbreitet werden, insbesondere durch Vögel und Rehwild (Madhav et al., 2004). Dabei variiert die Zeckendichte teilweise erheblich, sowohl räumlich als auch zeitlich (Boehnke et al., 2015). In Laub- und Mischwäldern kommt diese Zeckenart in der Regel am häufigsten vor, insbesondere wenn der Standort ganzjährig eine geschlossene Streuschicht bietet (Kahl und Petney, 2019). Karten der Dichte von *I. ricinus* liegen für Baden-Württemberg (Boehnke et al., 2015) und Gesamtdeutschland (Brugger et al., 2016) vor.

Neben der Habitateignung entscheidet die Dichte der zu einem Zeitpunkt aktiv nach einem Wirt suchenden Zecken über das Risiko einen Zeckenstich zu erleiden. In Deutschland sind die für die Erregerübertragung relevanten Stadien (Nymphe und Adultus) im Flachland von März bis November aktiv, wobei die höchste Aktivität meist im Frühjahr (April, Mai) auftritt. In manchen Jahren kann ein zweites Aktivitätsmaximum im Herbst beobachtet werden. Auch in milden Wintern wurden schon aktive Zecken beobachtet (Dautel et al., 2008).

Generell sind jene Aktivitäten mit einem Infektionsrisiko verbunden, die den Menschen in Habitate führen, in denen infizierte Zecken aktiv sind. Manche Berufe sowie Freizeitbeschäftigungen bedingen allerdings ein besonders hohes Risiko, was im Folgenden näher thematisiert wird.

11.2 Berufsbedingte Exposition

Personen, die aufgrund ihrer Berufswahl gezwungen sind, sich regelmäßig und über längere Zeiträume in Zeckenhabitaten aufzuhalten, zählen zur Hochrisikogruppe für durch Zecken übertragene Infektionen. Diese besondere Gefährdung ist dadurch zu erklären, dass die Wahrscheinlichkeit eines Zeckenstiches mit der Dauer und Häufigkeit des Aufenthaltes in einem Zeckenhabitat (Faulde et al., 2014) und der Intensität des Kontaktes mit der Vegetation und dem Unterholz (Lane et al., 2004) zunimmt. Daher erleiden Personen derartiger Berufe in der Regel deutlich mehr Zeckenstiche als nicht exponierte Personengruppen (Bartosik et al., 2008). Als Folge der erhöhten Anzahl von Zeckenstichen steigt das Risiko, sich mit dem FSME-Virus zu infizieren.

Betroffene Berufe sind vor allem Förster, Waldarbeiter, Berufsjäger, Landwirte, im Freiland tätige Botaniker und Soldaten (Rieger et al., 1998; Bartosik et al., 2008), wobei auch Pädagogen in Waldkindergärten dazu gehören (Weisshaar et al., 2006). Generell sind alle Berufsgruppen von diesem Risiko betroffen, die regelmäßig im Wald tätig sind. Soldaten nehmen eine gewisse Sonderstellung ein, da sie während der Ausbildung oft tagelang im Wald unterwegs sind, dabei am Boden Deckung suchen oder sich im Unterholz tarnen. Bei Untersuchungen wurden gleichzeitig bis zu 18 festgesogene Zecken pro Person gezählt (Faulde et al., 2014). In einer Studie in Baden-Württemberg wurden mehr als 4.000 Waldarbeiter untersucht (Oehme et al., 2002). Die Prävalenz der FSME-Virus IgG-Antikörper (ELISA) erreichte bis zu 43 %. Die höchsten Prävalenzen wurden im Südwesten Baden-Württembergs nachgewiesen, wo auch die Zahl der klinischen FSME-Fälle am höchsten war.

Generell können Arbeitnehmer Zeckenstiche und deren Folgen als Arbeitsunfall geltend machen, wenn diese während der Arbeitszeit bzw. auf dem Weg zu einer versicherten Tätigkeit geschehen. Dabei ist zu beachten, dass der Erstkontakt mit der Zecke während einer dieser Zeiten stattgefunden haben muss und dass dies genau und nachvollziehbar dokumentiert wurde, was im Einzelfall äußerst schwierig sein kann (Wischnath, 2018).

11.3 Freizeitbedingte Exposition

Während die berufsbedingte Zeckenexposition nicht freiwillig erfolgt und während der meist regelmäßigen Arbeitszeit stattfindet, ist die freizeitbedingte Exposition sehr viel variabler. Ob eine Person in ihrer Freizeit ein Zeckenhabitat betritt und wie oft und intensiv dies geschieht, hängt von den individuellen Präferenzen ab. Um im Vorfeld das freizeitbedingte Risiko, einen Zeckenstich zu erleiden, besser abschätzen zu können, werden im Folgenden diesbezüglich relevante Freizeitbeschäftigungen vorgestellt (Tab. 11.1). Prinzipiell sind alle Freizeitaktivitäten mit einem erhöhten Zeckenstichrisiko verbunden, die den Menschen zur Zeit der Zeckenaktivität (Frühjahr bis Herbst) in Wälder oder naturnahe Freizeitbereiche führen. Dies können zum Beispiel Waldwege, Spielplätze, Picknickplätze und Grillstellen oder Kletterparks sein. Alle Ak-

Tab. 11.1: Wissenschaftliche Studien zu erhöhten Zeckenstichrisiko bei verschieden Freizeitaktivitäten.

Studie	Land	Freizeitaktivitäten
Rieger et al. (1998)	Deutschland	Hobbyjagd
Belongia et al. (1999)	USA	Wandern, Joggen, Klettern
Carroll und Kramer (2001)	USA	Spielen im Wald
Lane et al. (2004)	USA	Holzsammeln, Joggen
Daniel et al. (2008)	Tschechien	Sammeln von Pilzen, Beeren
De Keukeleire et al. (2015)	Belgien	Pfadfinder-, Jugendcamping

tivitäten, die ein Umherstreifen in Wäldern oder hohem Gras bedingen, wie Sammelaktivitäten, Jagen und Angeln, Geocaching sowie Arbeiten im Garten oder auf Streuobstwiesen tragen zur Exposition bei (Belongia et al., 1999; Daniel et al., 2008). Die Zeckenexposition während der freizeitbetriebenen Jagd ist besonders hoch, in Südwestdeutschland sogar vergleichbar mit Hochrisikoberufen (Rieger et al., 1998). Bei Waldspaziergängern steigt das Risiko, sobald sie die Wege verlassen und mit der Wegesrandvegetation in Kontakt kommen, beispielsweise bei der „kurzen Toilette" im Wald.

Wie sehr das Freizeitverhalten FSME-Fallzahlen beeinflussen kann, wurde in Tschechien dokumentiert. Im Jahr 2006 gab es auffallend viele FSME-Fälle im Spätsommer, da aufgrund des kühl-feuchten Wetters die Zecken besonders aktiv waren und gleichzeitig die Menschen eher zum Pilzsammeln als zum Baden gingen. Als Folge davon trafen zu dieser Zeit deutlich mehr Menschen als sonst auf aktive, infizierte Zecken (Daniel et al., 2008). Die hohe Bedeutung des Wetters wurde auch in Belgien beobachtet. Vermehrte Regenfälle 2 Monate vor einem Pfadfindercamp sorgten hier für deutlich mehr Zeckenstiche bei den Pfadfindern verglichen mit Camps, in denen es zuvor deutlich trockener war (De Keukeleire et al., 2015).

Diese Studien bilden die Grundlage für Hypothesen zur Erklärung besonders hoher FSME-Fallzahlen und wetterabhängiger Freizeitaktivitäten. Signifikante statistische Zusammenhänge oder gar ein umfassendes Prozessverständnis fehlen jedoch bisher. Um in Zukunft präventiv Warnungen aussprechen zu können, müssten daher zunächst die komplexen Zusammenhänge zwischen Wetter, Zeckenaktivität und Freizeitverhalten geklärt werden.

11.4 Exposition von Kindern und Jugendlichen

Die Exposition von Kindern und Jugendlichen gegenüber Zeckenstichen unterscheidet sich in einigen Punkten von jener der Erwachsenen. Zunächst verteilen sich die Zeckenstiche an einem Kinderkörper anders als an einem Erwachsenen (Abb. 11.1). Am häufigsten werden Kinder an Kopf, Nacken und Oberkörper gestochen. Erwachsene werden hingegen häufiger an den Beinen, vor allem den Unterschenkeln gestochen. Jungen und Männer werden außerdem häufig im Schritt gestochen. In den Achselhöhlen und dem inneren Oberarm, sowie dem Brust-, Bauch- und Lendenbereich stechen Zecken sowohl bei Kindern als auch Erwachsenen häufig zu (Robertson et al., 2000). Bei Kindern ist neben der besonders intensiven Kontrolle am Kopf und am Nacken – auch unter den Haaren – eine Kontrolle am übrigen Körper erforderlich.

Sind beide Gruppen gemeinsam in der Natur unterwegs, so werden im Ver-

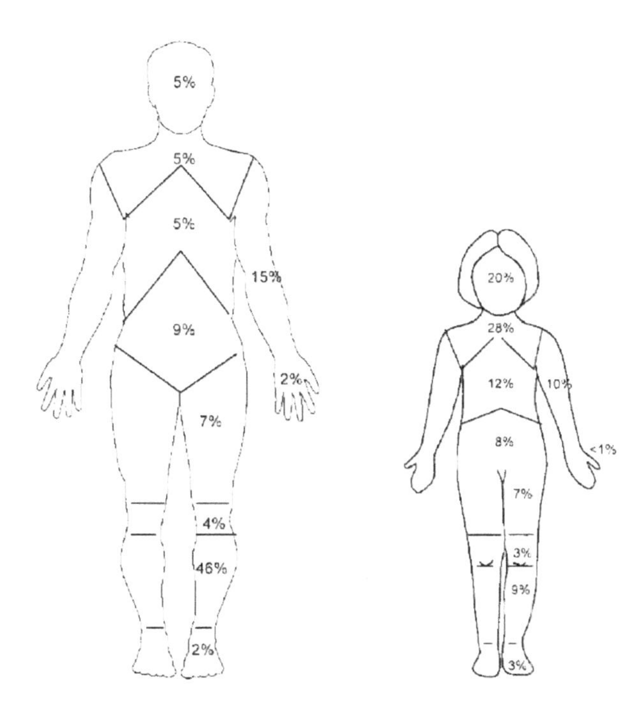

Abb. 11.1: Anatomische Verteilung der Zeckenstiche durch *Ixodes ricinus*-Nymphen bei Erwachsenen und Kindern in Prozent der gesamten Nymphenstiche (Robertson et al., 2000).

gleich deutlich mehr Kinder als Erwachsene von Zecken gestochen, was eine Studie an Besuchern eines Erholungswaldes in Südengland belegt. Als Grund dafür wird das (Spiel-)Verhalten der Kinder angesehen, die sich dadurch stärker und länger einem Zeckenkontakt aussetzen (Robertson et al., 2000). Dies sind vor allem Aktivitäten in Wäldern und naturnahen Bereichen wie Versteckspielen, Hütten bauen, Überlebenstrainings oder Querfeldeinwanderungen. Typischerweise sind diese Aktivitäten in Kinder- und Jugendfreizeiten eingebettet, z. B. in Zeltlager und Pfadfindercamps. Dabei kann die Lage des Camps die Anzahl an Zeckenstichen stark beeinflussen: In einer belgischen Studie nahm die durchschnittliche Anzahl an Zecken pro Kind zu, je näher das Camp an einem Wald lag. Je mehr Ackerflächen an das Camp grenzten, desto weniger Zeckenstiche hatten die Kinder (De Keukeleire et al., 2015). Dies sollte bei der Planung von Jugendfreizeiten berücksichtigt werden.

Eine besondere Ausprägung der Zeckenexposition stellt der Waldkindergarten dar. Diese naturnahe Form der Erziehung führt Kinder und die betreuenden Pädagogen regelmäßig in Zeckenhabitate, weshalb das Infektionsrisiko gegenüber anderen Erziehungsformen deutlich erhöht ist. Bei einer 8 Monate dauernden Kohortenstudie in Deutschland hatten die Kinder der Waldkindergärten im Mittel siebenmal mehr Zeckenstiche (3,0 Zecken pro Kind) als die der Regelkindergärten (0,4 Zecken pro Kind), wobei 27 % der Waldkindergartenkinder zeckenfrei blieben (Weisshaar et al., 2006). Welche Rolle dabei Repellents spielten, wie fähig die Eltern im Finden und Entfernen von Zecken waren, ob manche Kinder für Zecken attraktiver waren als andere oder ob sich diese Kinder im Wald vorsichtiger bewegten, ist leider nicht bekannt. Viele Eltern scheinen sich dieser besonderen Exposition bewusst zu sein und untersuchen ihre Kinder häufiger und intensiver auf Zecken als Eltern von Regelkindergartenkindern. Allerdings taten dies trotzdem nur etwa die Hälfte der Eltern, im Regelkindergarten war es sogar nur ein Drittel der Eltern. Die Eltern der Waldkindergartenkinder nutzten auch andere vorbeugende Maßnahmen wie die Anwendung von Repellents öfter, allerdings waren ihre Kinder deutlich seltener gegen FSME geimpft (Weisshaar et al., 2006).

Aufgrund der besonderen Exposition von Kindern und Jugendlichen scheint es besonders wichtig und ratsam, dass Eltern frühzeitig aufgeklärt und in die Lage versetzt werden, Zecken selbstständig zu identifizieren und fachgerecht zu entfernen. Bei Kinder- und Jugendfreizeiten sowie in Waldkindergärten wäre es wünschenswert, dass auch Leiter und Pädagogen – ähnlich eines Rote-Kreuz-Kurses – eine Schulung im Auffinden und fachgerechten Entfernen von Zecken absolvieren, um eine Qualitätssicherung im fachgerechten Umgang mit Zeckenstichen sicherzustellen. Auch auf die Möglichkeit einer FSME durch Impfung vorzubeugen, sollte intensiver hingewiesen werden. In Süddeutschland ist das Risiko einer Infektion mit dem FSME-Virus gegenüber dem Rest von Deutschland deutlich erhöht. Dies zeigt die Verteilung der FSME-Risikogebiete (Rubel et al., 2019).

11.5 Prävention gegen Zeckenstiche

Um Stichen von möglicherweise infizierten Zecken vorzubeugen, können verschiedene Maßnahmen getroffen werden. Hier werden die Zusammenhänge zwischen Zeckenökologie, Pathogenübertragung und möglichen Präventionsmaßnahmen aufgezeigt und die Herausforderungen, die mit einigen Präventionsmaßnahmen verbunden sind, diskutiert. Maßnahmen zur Prävention und Behandlung einer FSME wird von Schmutzhard (2019) beschrieben.

Eine effektive Prävention von Zeckenstichen setzt die Kenntnis voraus, welche Tätigkeiten im Beruf und welche Verhaltensweisen in der Freizeit das Risiko eines Zeckenstichs erhöhen.

Wirksame Präventionsmaßnahmen gegen Zeckenstiche sind zum Beispiel:

- Vermeiden von Zeckenhabitaten durch das Benutzen befestigter Wege
- Verwenden wirksamer Repellents („Anti-Zeckenspray“)
- Tragen von Gummistiefeln bei längerem Aufenthalt im Wald
- Absuchen von Kleidung und Körper nach Zecken, um sie zu entfernen, bevor sie stechen

Da das FSME-Virus bereits mit dem Einstich einer infizierten Zecke übertragen wird und es keine ursächlichen Behandlungsmöglichkeiten bei einer Erkrankung gibt, sollte bei Indikation neben den oben genannten Maßnahmen auch eine vorbeugende FSME-Impfung in Betracht gezogen werden. Diese reduziert das Risiko einer FSME-Erkrankung bereits im Vorfeld um ca. 99 % (Heinz et al., 2007). Auch wird die Relevanz der genannten Präventionsmaßnahmen in Teilen der Bevölkerung noch unterschätzt. Befragungen von Besuchern eines Walderholungsgebietes in Ostengland ergaben, dass sich 67 % nicht speziell vor Zeckenstichen schützten. Sogar von den Besuchern, an denen Zecken saugend entfernt wurden, gaben zwei Drittel an, dass sie auch in Zukunft keine Präventionsmaßnahmen ergreifen werden. Nutzten die Besucher Präventionsmaßnahmen, so war es meistens, keine kurzen Hosen zu tragen oder die Socken über die Hosenbeine zu stülpen (Mawby und Lovett, 1998). In Südostpolen wendeten nur ein Fünftel der Befragten keine Schutzmaßnahmen an, die meisten nutzten Repellents oder „Schutzkleidung“. Allerdings hielten auch einige Personen Zigarettenrauchen für eine geeignete Maßnahme (Bartosik et al., 2008).

Bestimmte Kleidungsformen werden oft als Präventionsmaßnahme empfohlen (Mawby und Lovett, 1998; Oehme et al., 2002; Bartosik et al., 2008), obwohl keine Schutzwirkung nachzuweisen ist. Wird die Kleidung hingegen mit Repellents behandelt, ist eine gewisse Schutzwirkung gegeben. Das Tragen heller Kleidung begünstigt vor allem das Auffinden der dunklen Zecken, die bei entsprechender Aufmerksamkeit schneller entfernt werden können. Voraussetzung für das rechtzeitige Entfernen krabbelnder oder stechender Zecken ist jedoch, dass die betroffene Person Zecken als solche identifizieren kann. Die Zeckenart *I. ricinus* durchläuft drei parasitische Entwicklungsstadien, die sich sowohl in der Größe als auch in anderen Merkmalen äußerlich voneinander unterscheiden (Kahl und Petney, 2019). Diese Unterschiede zwischen den Entwicklungsstadien sowie die unterschiedliche Häufigkeit, mit der diese am Menschen saugend gefunden wurden, sind in Abb. 11.2 dargestellt. Die Nymphe ist dabei mit 73 % Spitzenreiter (Robertson et al., 2000; Faulde

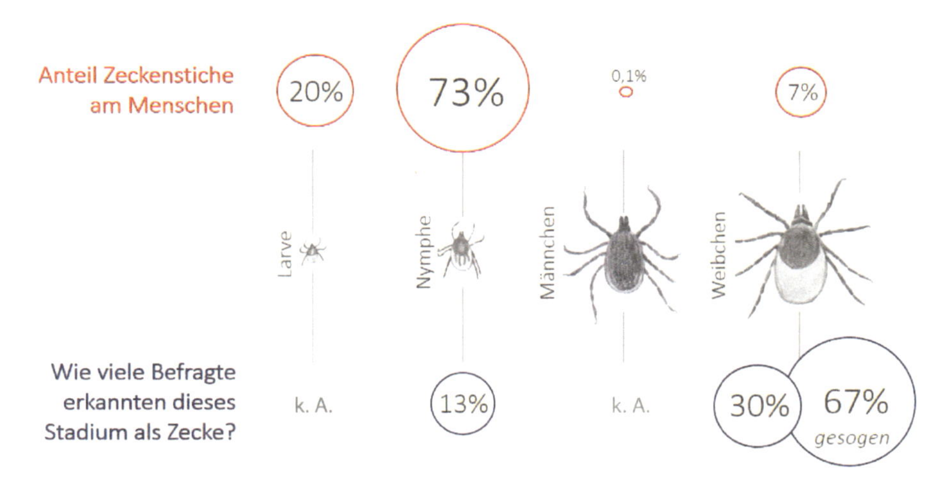

Abb. 11.2: Prozentualer Anteil jedes Zeckenstadiums das am Menschen saugend entfernt wird (Robertson et al., 2000; Faulde et al., 2014) und der Fähigkeit von Befragten (n = 54), die ihnen gezeigten Nymphen und adulten Weibchen als Zecke zu identifizieren (Mawby und Lovett, 1998). k.A. = keine Angabe.

et al., 2014). Zeckenweibchen werden im ungesogenem Zustand von etwa einem Drittel, im gesogenem Zustand mit dem charakteristischen ballonartigen Körper von zwei Dritteln der Befragten als Zecke erkannt. Das für die Erregerübertragung viel wichtigere Stadium der Nymphe erkannte hingegen nur etwa jeder siebente Befragte als Zecke (Mawby und Lovett, 1998), dabei gilt die Nymphe als Hauptüberträger des FSME-Virus auf den Menschen (Jaenson et al., 2012).

Diese Ergebnisse lassen die Frage aufkommen, wie viele der am Menschen festgesogenen Zecken tatsächlich gefunden werden. Es gibt mehrere Gründe, die das Auffinden von Zecken bzw. Zeckenstichen am Körper erschweren. Wie Abb. 11.2 zeigt, ist nur ein geringer Teil der Bevölkerung in der Lage, eine Zecke zu erkennen, insbesondere die am häufigsten zustechende Nymphe. Zudem sind Larven und Nymphen deutlich kleiner und unauffälliger gefärbt als die adulten Zecken und daher schwer zu finden. Es kann nur vermutet werden, dass viele Larvenstiche übersehen werden, auch weil saugende Larven bereits mit dem Handtuch leicht zu entfernen sind. Gleichzeitig suchen Personen eher ihren Körper als ihre Kleidung ab (Bartosik et al., 2008). Verbleiben die Zecken in der Kleidung, kann das erneute Anziehen zu einem – dann unerwarteten – Zeckenstich führen.

Hat die Zecke erst einmal gestochen, injiziert sie betäubende Substanzen in die Einstichstelle (Süss, 2008), was im besten Fall nach einiger Zeit durch ein leichtes Jucken bemerkbar wird – im Gegensatz zum leichten Schmerz beim Stich einer Stechmücke. Es ist daher nicht verwunderlich, dass Personen trotz einer nachgewiesenen Infektion mit zeckenübertragenen Pathogenen angeben, sich an keinen Zeckenstich erinnern zu können. In den Niederlanden beispielsweise erinnerten sich nur 55 % der Patienten mit Lyme-Arthritis an einen Zeckenstich, was dadurch unterstützt wurde, dass 80 % dieser Personen ein gut erkennbares Erythema migrans aufwiesen (Blaauw et al., 1991).

Ob alle Menschen bei Exposition grundsätzlich ein ähnliches Risiko aufweisen, gestochen zu werden, ist wissenschaftlich nicht abschließend geklärt. Bei der Befragung von Personen gibt ein Teil stets an, noch nie von einer Zecke gestochen worden zu sein, während andere mehrmals im Jahr gestochen werden. Auch bei einer Kindergartenstudie blieben 27 % der Kinder zeckenfrei, während der Rest der Kinder im Schnitt 3 Zeckenstiche aufwies (Weisshaar et al., 2006). Dies scheint nicht immer auf Expositionsunterschiede oder auf die Verwendung von Präventionsmaßnahmen zurückzuführen zu sein. Anders sind die Beobachtungen nicht zu erklären, dass bei einem gemeinsamen Waldbesuch stets die gleichen Personen Zeckenstiche erleiden, während andere frei von Zecken bleiben. Was die Gründe dafür sind, ob dies z. B. auf unterschiedliche Verhaltensweisen oder Geruchsstoffe im Schweiß zurückzuführen ist, ist bisher noch nicht geklärt.

11.6 Infektion durch unpasteurisierte Milchprodukte

FSME-Viren können durch Zeckenstiche, aber auch über den Genuss von Nahrungsmittel auf den Menschen übertragen werden. Der Weg dieser alimentären Übertragung resultiert aus der Infektion eines milchproduzierenden Hauswiederkäuers (Ziege, Schaf oder Rind) mit dem FSME-Virus. Zwei bis drei Tage nach der Infektion ist das Virus dann für eine Zeitdauer von etwa 3–7 Tagen in der Milch nachzuweisen (Holzmann et al., 2009). Die Dauer der Virämie ist dabei auch abhängig von der Anzahl der Viren, die durch die Zecke auf das Tier übertragen wurde (Balogh et al., 2012). Konsumiert der Mensch in der Zeit der Virämie gewonnene rohe Milch oder daraus hergestellte Rohmilchprodukte, kann es zu einer alimentären Übertragung des Virus auf den Menschen und einer nachfolgenden FSME kommen.

Bis in die frühen 1960er-Jahre wurden in Mitteleuropa zahlreiche alimentäre FSME-Ausbrüche dokumentiert. Zum Beispiel wurden im Jahr 1951 in Rožňava in der Slowakei 271 Fälle (Labuda et al., 2002) sowie in den Jahren 1960 und 1961 im Bezirk Dresden, Deutschland, 387 und 234 Fälle (Helpert und Sinnecker, 1966) gemeldet. Heute ist die Zahl der bei Ausbrüchen infizierten Menschen bedeutend geringer, wie die Beispiele nach 2001 zeigen (Tab. 11.2). Die Infektion findet meist durch den Genuss roher Ziegenmilch oder deren Produkte statt (Donchenko et al., 2005; Balogh et al., 2010; Hudopisk et al., 2013; Kerlik et al., 2018), kann aber auch durch Schaf- und Kuhmilch erfolgen (Caini et al., 2012). Besonders gut dokumentiert ist die Situation in der Slowakei, wo jedes Jahr alimentär bedingte FSME-Ausbrüche registriert werden. Im Jahr 2016 wurden in der Slowakei 79 alimentäre FSME-Fälle, das ist ein Anteil von 45 % aller gemeldeten FSME-Fälle, gezählt (Kerlik et al., 2018). Ein Grund dafür ist auch die geringe FSME-Durchimpfung der Bevölkerung. Zudem sind alimentär bedingte FSME-Ausbrüche vor allem dort zu beobachten, wo viele Menschen Selbstversorger mit Klein- und Kleinstbetrieben sind, wodurch Rohmilch und Rohmilchprodukte sehr viel häufiger konsumiert werden als in Deutschland.

In Deutschland wurden seit Einführung der Meldepflicht für FSME-Erkrankungen im Jahr 2001 nur 10 alimentäre Fälle registriert. Im Jahr 2016 wurden 2 FSME-Erkrankungen durch den Verzehr von infizierter Ziegenmilch und Frischkäse in Baden-Württemberg dokumentiert (Brockmann et al., 2018). Im Jahr 2017 wurden weitere 8 FSME-Erkrankungen bei Personen, die Ziegenrohmilch getrunken hatten, an das Robert Koch-Institut übermittelt. Eine erkrankte Person wurde hospitalisiert. Zwar konnte in den untersuchten Rohmilchproben kein FSME-Virus nachgewiesen werden, eine Ziege wurde aber positiv auf FSME-Antikörper getestet (Robert Koch-Institut, 2018). Ähnlich gering sind die alimentären FSME-Fallzahlen im Nachbarland Österreich, wo sich zuletzt im Jahr 2008 6 Personen durch den Konsum roher Ziegenmilch mit dem FSME-Virus infizierten, wovon 4 erkrankten. Bemerkenswert an diesem

Tab. 11.2: Auswahl alimentärer FSME-Ausbrüche in Europa nach 2001.

Jahr	Land	Fälle	Referenz
2005	Estland	27	Donchenko et al. (2005)
2007	Ungarn	31	Balogh et al. (2012)
2007	Tschechien	8	Kríz et al. (2009)
2008	Österreich	6	Holzmann et al. (2009)
2011	Ungarn	7	Caini et al. (2012)
2012	Slowenien	3	Hudopisk et al. (2013)
2016	Deutschland	2	Brockmann et al. (2018)
2016	Slowakei	79	Kerlik et al. (2018)
2017	Slowakei	15	Kerlik et al. (2018)
2017	Deutschland	8	Robert Koch-Institut (2018)

Fall war, dass die Milch von einer infizierten Ziege stammte, die auf einer Alm gehalten wurde (Holzmann et al., 2009). Eine FSME-Virus-Übertragung durch Zecken in größeren Höhen wird mit steigenden Temperaturen infolge des Klimawandels in Zukunft häufiger beobachtet werden. Dies belegen Studien wie jene von Daniel et al. (2004), die das Vordringen von Zecken in immer höhere Lagen dokumentieren.

Die obigen Ausführungen zeigen, dass mit einer alimentären Übertragung der FSME heute vor allem in der Slowakei gerechnet werden muss. In Deutschland und seinen Nachbarstaaten treten nur vereinzelte Fälle auf. Neben der FSME-Schutzimpfung bietet auch der Verzicht auf Rohmilch und deren Produkte bzw. das vorherige Pasteurisieren der Milch einen sicheren Schutz vor einer Infektion (Balogh et al., 2010).

11.7 Literaturverzeichnis

Balogh, Z., Egyed, L., Ferenczi, E., Bán, E., Szomor, K., Takács, M., Berencsi, G., 2012. Experimental infection of goats with tick-borne encephalitis virus and the possibilities to prevent virus transmission by raw goat milk. Intervirology 55, 194–200.

Balogh, Z., Ferenczi, E., Szeles, K., Stefanoff, P., Gut, W., Szomor, K., Takacs, M., Berencsi, G., 2010. Tick-borne encephalitis outbreak in Hungary due to consumption of raw goat milk. J. Virol. Methods. 163, 481–485.

Bartosik, K., Kubrak, T., Olszewski, T., Jung, M., Buczek, A., 2008. Prevention of tick bites and protection against tick-borne diseases in South-Eastern Poland. Ann. Agric. Environ. Med. 15, 181–185.

Belongia, E., Reed, K., Mitchell, P., Chyou, P., Mueller-Rizner, N., Finkel, M., Schriefer, M., 1999. Clinical and epidemiological features of early Lyme disease and human granulocytic ehrlichiosis in Wisconsin. Clin. Infect. Dis. 29, 1472–1477.

Blaauw, I., Nohlmans, L., van den Berg-Loonen, E., Rasker, J., van der Linden, S., 1991. Lyme arthritis in The Netherlands: a nationwide survey among rheumatologists. J. Rheumatol. 18, 1819–1822.

Boehnke, D., Brugger, K., Pfäffle, M., Sebastian, P., Norra, S., Petney, T. N., Oehme, R., Littwin, N., Lebl, K., Raith, J., Walter, M., Gebhardt, R., Rubel, F., 2015. Estimating *Ixodes ricinus* densities on the landscape scale. Int. J. Health Geogr. 14, 1–12.

Brockmann, S., Oehme, R., Buckenmaier, T., Beer, M., Jeffery-Smith, A., Spannenkrebs, M., Haag-Milz, S., Wagner-Wiening, C., Schlegel, C., Fritz, J., Zange, S., Bestehorn, M., Lindau, A., Hoffmann, D., Tiberi, S., Mackenstedt, U., Dobler, G., 2018. A cluster of two human cases of tick-borne encephalitis (TBE) transmitted by unpasteurised goat milk and cheese in Germany, May 2016. Euro Surveill. 23, 17–00336.

Brugger, K., Boehnke, D., Petney, T. N., Dobler, G., Pfeffer, M., Silaghi, C., Schaub, G. A., Pinior, B., Dautel, H., Kahl, O., Pfister, K., Süss, J., Rubel, F., 2016. A density map of the tick-borne encephalitis and Lyme borreliosis vector *Ixodes ricinus* (Acari: Ixodidae) for Germany. J. Med. Entomol. 53, 1292–1302.

Caini, S., Szomor, K., Ferenczi, E., Székelyné Gáspár, A., Csohán, A., Krisztalovics, K.,

Molnár, Z., Horváth, J. K., 2012. Tick-borne encephalitis transmitted by unpasteurised cow milk in western Hungary, September to October 2011. Euro. Surveill. 17, 20128.

Carroll, J. F., Kramer, M., 2001. Different activities and footwear influence exposure to host-seeking nymphs of *Ixodes scapularis* and *Amblyomma americanum* (Acari: Ixodidae). J. Med. Entomol. 38, 596–600.

Chitimia-Dobler, L., Lemhöfer, G., Król, N., Bestehorn, M., Dobler, G., Pfeffer, M., 2019. Repeated isolation of tick-borne encephalitis virus from adult *Dermacentor reticulatus* ticks in an endemic area in Germany. Parasit. Vectors 12, 90.

Daniel, M., Danielová, V., Kríz, B., Kott, I., 2004. An attempt to eludicate the increased incidence of tick-borne encephalitis and its spreads to higher altitudes in the Czech Rebublic. Int. J. Med. Microbiol. 293, 50–62.

Daniel, M., Kríz, B., Danielová, V., Benes, C., 2008. Sudden increase in tick-borne encephalitis cases in the Czech Republic, 2006. Int. J. Med. Microbiol. 298 (Suppl. 1), 81–87.

Dautel, H., Dippel, C., Kämmer, D., Werkhausen, A., Kahl, O., 2008. Winter activity of *Ixodes ricinus* in a Berlin forest. Int. J. Med. Microbiol. 298 (Suppl. 1), 50–54.

De Keukeleire, M., Vanwambeke, S., Somassè, E., Kabamba, B., Luyasu, V., Robert, A., 2015. Scouts, forests, and ticks: Impact of landscapes on human-tick contacts. Ticks Tick Borne Dis. 6, 636–644.

Donchenko, I., Kutsar, K., Vasilenko, V., Kerbo, N., 2005. Tickborne encephalitis outbreak in Estonia linked to raw goat milk, May-June 2005. Euro. Surveill. 10, 2730.

Faulde, M. K., Rutenfranz, M., Hepke, J., Rogge, M., Görner, A., Keth, A., 2014. Human tick infestation pattern, tick-bite rate, and associated *Borrelia burgdorferi* s.l. infection risk during occupational tick exposure at the Seedorf military training area, northwestern Germany. Ticks Tick. Borne Dis. 5, 594–599.

Heinz, F. X., Holzmann, H., Essl, A., Kundi, M., 2007. Field effectiveness of vaccination against tick-borne encephalitis. Vaccine 25, 7559–7567.

Helpert, A., Sinnecker, H., 1966. Ausgewählte Erhebungen zur Zecken-Enzephalitis-Epidemie im Kreis Niesky, Bezirk Dresden 1961. Dt. Gesundh.-Wes. 21, 1277–1279.

Holzmann, H., Aberle, S., Stiasny, K., Werner, P., Mischak, A., Zainer, B., Netzer, M., Koppi, S., Bechter, E., Heinz, F., 2009. Tick-borne encephalitis from eating goat cheese in a mountain region of Austria. Emerg. Infect. Dis. 15, 1671–1673.

Hudopisk, N., Korva, M., Janet, E., Simetinger, M., Grgič-Vitek, M., Gubenšek, J., Natek, V., Kraigher, A., Strle, F., Avšič-Županc, T., 2013. Tick-borne encephalitis associated with consumption of raw goat milk, Slovenia, 2012. Emerg. Infect. Dis. 19, 806–808.

Jaenson, T., Hjertqvist, M., Bergström, T., Lundkvist, A., 2012. Why is tick-borne encephalitis increasing? A review of the key factors causing the increasing incidence of human TBE in Sweden. Parasit. Vectors 5, 184.

Kahl, O., Petney, T. N., 2019. Biologie und Ökologie des wichtigsten FSME-Virus-Überträgers in Mitteleuropa, der Zecke *Ixodes ricinus*. In: Rubel, F., Schiffner-Rohe, J. (Hrsg.), FSME in Deutschland: Stand der Wissenschaft. Deutscher Wissenschafts-Verlag, Baden-Baden (DE), Kap. 2, 23–38.

Kerlik, J., Avdikova, M., Ticha, E., Vankusova, M., T, C., 2018. Tick-borne encephalitis (TBE) epidemiology in Slovakia, 2017. In: 20th ISW-TBE Meeting, Vienna (AT). Poster.

Kríz, B., Benes, C., Daniel, M., 2009. Alimentary transmission of tick-borne encephalitis in the Czech Republic (1997-2008). Epidemiol. Mikrobiol. Imunol. 58, 98–103.

Labuda, M., Elecková, E., Licková, M., Sabó, A., 2002. Tick-borne encephalitis virus foci in

Slovakia. Int. J. Med. Microbiol. 291 (Suppl. 33), 43–47.

Lane, R., Steinlein, D., Mun, J., 2004. Human behaviors elevating exposure to *Ixodes pacificus* (Acari: Ixodidae) nymphs and their associated bacterial zoonotic agents in a hardwood forest. J. Med. Entomol. 41, 239–248.

Madhav, N. K., Brownstein, J. S., Tsao, J. I., Fish, D., 2004. A dispersal model for the range expansion of blacklegged tick (Acari: Ixodidae). J. Med. Entomol. 41, 842–852.

Mawby, T., Lovett, A., 1998. The public health risks of Lyme disease in Breckland, U.K.: an investigation of environmental and social factors. Soc. Sci. Med. 46, 719–727.

Oehme, R., Hartelt, K., Backe, H., Brockmann, S., Kimmig, P., 2002. Foci of tick-borne diseases in Southwest Germany. Int. J. Med. Microbiol. 291, 22–29.

Rieger, M. A., Nübling, M., Kaiser, R., Tiller, F. W., Hofmann, F., 1998. FSME-Infektionen durch Rohmilch – Welche Rolle spielt dieser Infektionsweg? Untersuchungen aus dem südwestdeutschen FSME-Endemiegebiet. Gesundheitswesen 60, 348–356.

Robert Koch-Institut, 2018. FSME: Risikogebiete in Deutschland (Stand: April 2018). Bewertung des örtlichen Erkrankungsrisikos. Epid. Bull. 17, 161–173.

Robertson, J. N., Gray, J. S., Stewart, P., 2000. Tick bite and Lyme borreliosis risk at a recreational site in England. Eur. J. Epidemiol. 16, 647–652.

Rubel, F., Brugger, K., Monazahian, M., Habedank, B., Dautel, H., Leverenz, S., Kahl, O., 2014. The first German map of georeferenced ixodid tick locations. Parasit. Vectors 7, 477.

Rubel, F., Walter, M., Brugger, K., 2019. Karten der jährlichen FSME-Fallzahlen in Deutschland 1991–2018. In: Rubel, F., Schiffner-Rohe, J. (Hrsg.), FSME in Deutschland: Stand der Wissenschaft. Deutscher Wissenschafts-Verlag, Baden-Baden (DE), Kap. 10, 129–136.

Schmutzhard, E., 2019. FSME: Prävention und Behandlung. In: Rubel, F., Schiffner-Rohe, J. (Hrsg.), FSME in Deutschland: Stand der Wissenschaft. Deutscher Wissenschafts-Verlag, Baden-Baden (DE), Kap. 14, 185–196.

Süss, J., 2008. Zecken: Was man über FSME und Borreliose wissen muss. Hugendubel, Kreuzlingen (DE), 160 S.

Weisshaar, E., Schaefer, A., Scheidt, R. R. W., Bruckner, T., Apfelbacher, C. J., Diepgen, T. L., 2006. Epidemiology of tick bites and borreliosis in children attending kindergarten or so-called "forest kindergarten" in Southwest Germany. J. Investig. Dermatol. 126, 584–590.

Wischnath, H. M., 2018. Zeckenbiss als Arbeitsunfall?, https://www.dgbrechtsschutz.de/recht/sozialrecht/arbeitsunfall-und-berufskrankheiten/zeckenbiss-als-arbeitsunfall/ (zuletzt aufgerufen am 10.12.2018).

12

Reisemedizinische Bedeutung der FSME

Gerhard Dobler, Tomas Jelinek

Inhaltsverzeichnis

Zusammenfassung

Die Frühsommer-Meningoenzephalitis (FSME) besitzt immer noch nicht den ihr zustehenden Stellenwert in der Reisemedizin, und daher erscheint es notwendig, sie als ein reisebedingtes Risiko zu thematisieren. Oft wird das Risiko, an einer FSME zu erkranken, an Reisende nicht kommuniziert. Dies liegt zum Teil sicher auch daran, dass sie sich vor einer Reise nach Europa nicht reisemedizinisch beraten lassen. Von 28 europäischen Ländern haben 18 zumindest einige Empfehlungen in Bezug auf eine FSME-Impfung für Reisende in Endemiegebiete (Donoso Mantke et al., 2011). Das Fehlen internationaler Standards für die Überwachung und Diagnose der FSME und die fehlende internationale Verfügbarkeit serologischer Tests und von Impfstoffen verstärken diesen Effekt. Aufgrund der steigenden Zahl von Reisenden aus nichtendemischen Gebieten in endemische Regionen sollte diese Krankheit sicherlich einen höheren Stellenwert in der Reisemedizin bekommen. Da wirksame Impfstoffe verfügbar sind, sollte eine FSME-Impfung in die Reiseplanung bei Bedarf integriert werden.

12.1 Reiseziele der Deutschen

Die Frühsommer-Meningoenzephalitis (FSME) ist eine in großen Teilen Europas und Nordasiens vorkommende virale Erkrankung. Es werden in Deutschland zunehmend FSME-Fälle registriert, deren Infektionsort nicht in Deutschland, sondern in einem anderen Land lag. Die Patienten kehren während der Inkubationszeit nach Deutschland zurück und die Infektion wird erst in Deutschland symptomatisch. Daher ist die Reiseanamnese des Patienten von großer Bedeutung. Zur Epidemiologie der FSME in anderen Ländern liegen teilweise umfangreiche Informationen vor. Diese können helfen, die Möglichkeit oder Wahrscheinlichkeit einer FSME-Erkrankung abzuschätzen und entsprechende diagnostische Maßnahmen einzuleiten. Weiterhin sind diese Informationen von besonderer Bedeutung für die Reiseberatung vor Reiseantritt bezüglich einer möglichen empfohlenen FSME-Impfung und einer Zeckenstich-Prophylaxe zur grundsätzlichen Reduktion von Zeckenstichen.

Nachdem die FSME in Deutschland nicht gleichmäßig verbreitet ist, sondern ein ausgeprägtes Süd-Nord-Gefälle in der Häufigkeit der Erkrankungsfälle zu erkennen ist, sind auch Reisende je nach Zielort innerhalb Deutschlands einem unterschiedlichen Risiko für eine FSME ausgesetzt (Dobler, 2019). Damit sind die entsprechenden Kenntnisse über die Verbreitung der FSME für eine gezielte Reiseberatung auch bei Reisen innerhalb Deutschlands relevant.

Das beliebteste internationale Reiseziel der Deutschen ist Spanien, gefolgt von Italien und Österreich (Abb. 12.1). Von den 10 beliebtesten Reiseländern der Deutschen weisen 3 (Österreich, Skandinavien und Polen) FSME-Virus-endemische Regionen auf. In 3 weiteren beliebten Reiseländern (Italien, Kroatien, Frankreich) werden nur aus wenigen Regionen FSME-Fälle gemeldet. Aktuell gelten 3 der aufgelisteten Länder (Spanien, Türkei, Griechenland) als FSME-frei. In den Niederlanden wurden seit 2017 vereinzelte FSME-Fälle gemeldet und in Belgien gibt es Hinweise auf Infektionen bei Nutztieren.

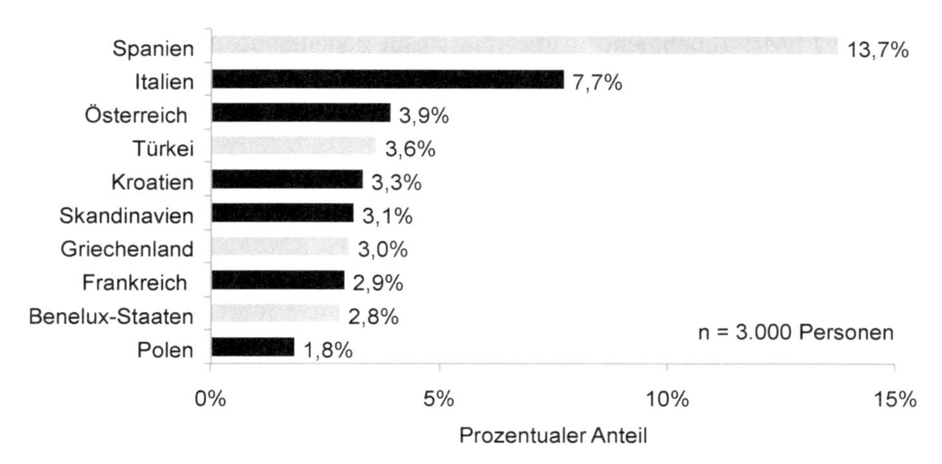

Abb. 12.1: Die beliebtesten Reiseziele der Deutschen außerhalb Deutschlands 2017. Länder mit FSME-Risiko sind schwarz markiert (modifiziert nach Stiftung für Zukunftsfragen, 2018).

Wie in Abb. 12.2 dargestellt wählte im Jahr 2017 etwa ein Drittel aller Deutschen ein deutsches Bundesland als Hauptreiseziel (Stiftung für Zukunftsfragen, 2018). Dabei lag Bayern (verhältnismäßig hohes FSME-Virus-Infektionsrisiko) mit 9 % der Reisenden mit Hauptreiseziel in Deutschland bei Weitem an der Spitze vor allen anderen Bundesländern, gefolgt von Mecklenburg-Vorpommern (geringes Infektionsrisiko), Schleswig-Holstein (kein Infektionsrisiko), Niedersachsen (geringes Infektionsrisiko) und Baden-Württemberg (verhältnismäßig hohes Infektionsrisiko). Insbesondere die beiden Bundesländer Bayern und Baden-Württemberg müssen als generelle FSME-Risikoregionen betrachtet werden (Dobler, 2019). Hier ist die Beobachtung auffällig, dass

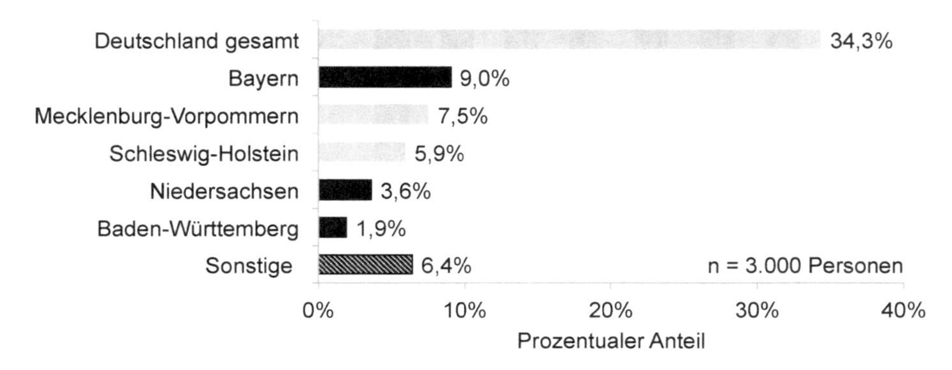

Abb. 12.2: Die beliebtesten Reiseziele der Deutschen innerhalb Deutschlands 2017. Bundesländer mit FSME-Risiko sind schwarz markiert (modifiziert nach Stiftung für Zukunftsfragen, 2018).

sich die FSME zunehmend in die touristisch bedeutende Alpenregion ausbreitet, eine Entwicklung, die neben Deutschland auch in Österreich und der Schweiz beobachtet wird.

12.2 Nach Deutschland importierte FSME-Fälle

In Deutschland besteht seit 2001 eine gesetzliche Meldepflicht für alle diagnostizierten FSME-Virus-Infektionen. Die Meldung erfolgt über das jeweilige Gesundheitsamt. Die Gesundheitsämter bemühen sich, durch Fragebögen die genauen Infektionsorte der Patienten festzustellen oder, falls ein Expositionsort nicht erinnerlich ist und keine Reise durchgeführt wurde, geben sie ersatzweise den Wohnort als möglichen Infektionsort an. Daten zum Expositionsort werden seit dem Jahr 2006 im Epidemiologischen Bulletin des Robert Koch-Instituts veröffentlicht (Abb. 12.3). Danach wurden jährlich zwischen 3 % und 6 % der in Deutschland diagnostizierten FSME-Erkrankungen außerhalb Deutschlands erworben. Dabei handelt es sich um eine konservative Schätzung, da bei einer Reihe von FSME-Fällen 2 Infektionsorte, einer in Deutschland und einer im Ausland, als möglich angegeben wurden.

Insgesamt liegen seit 2006 Daten zu 134 definitiv im Ausland erworbenen FSME-Virus-Infektionen mit nachfolgender Erkrankung vor. Diese wurden aus insgesamt 19 Ländern nach Deutschland importiert (Abb. 12.4). Diese Daten zeigen, dass aus 4 der 10 beliebtesten deutschen Ferienländer, namentlich Österreich, Polen, Italien und Schweden, zwei Drittel der im Ausland erworbenen FSME-Fälle stammen. Diesbezüglich ebenfalls wichtige Länder sind die Schweiz und Tschechien. Insgesamt stammen auch rund 10 % der einge-

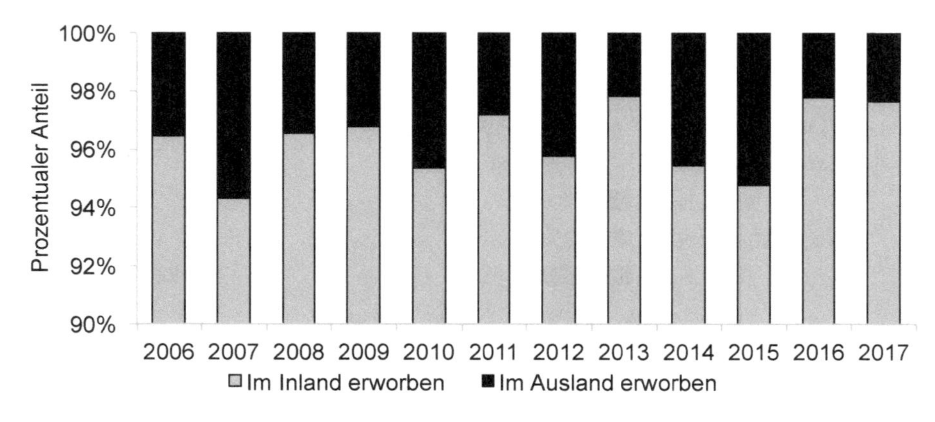

Abb. 12.3: Im Inland vs. Ausland erworbene, in Deutschland registrierte FSME-Fälle (Robert Koch-Institut, 2018).

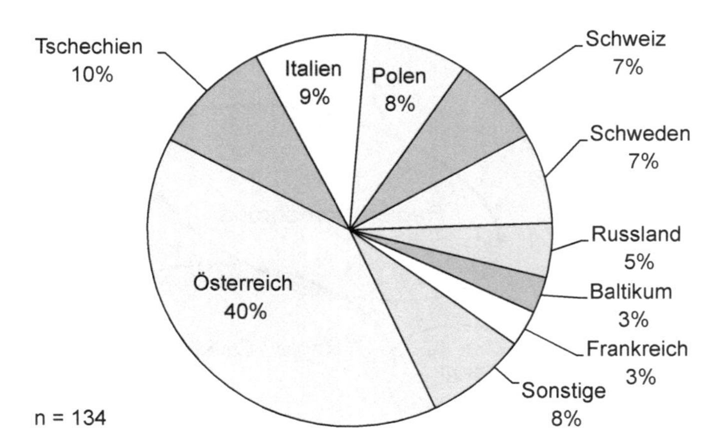

Abb. 12.4: Ursprung von im Ausland erworbenen FSME-Fällen in Deutschland 2006–2017 (Robert Koch-Institut, 2018).

schleppten registrierten FSME-Fälle aus Ländern, in denen der Sibirische und der Fernöstliche Subtyp des FSME-Virus vorkommen und damit ein erhöhtes Risiko von schwer verlaufenden Erkrankungsformen besteht. Daten zu diesen Fällen liegen nicht vor.

Aus praktischen epidemiologischen Gründen und der besseren Übersicht wegen wird Europa in 4 Regionen eingeteilt: die Region Westeuropa, die Region Nordeuropa, die Region Osteuropa und die Region Südeuropa (Abb. 12.5). Deutschland und Österreich sind davon ausgenommen, da für Deutschland ein eigenes epidemiologisches Kapitel im vorliegenden Buch existiert (Dobler, 2019) und für Österreich aufgrund seiner überragenden Bedeutung für die FSME als importierte Krankheit in Deutschland nachfolgend ein eigener Abschnitt folgt.

12.3 FSME in Österreich

Aus Österreich liegen seit Jahrzehnten verlässliche Daten vor, da alle FSME-Fälle grundsätzlich vom Institut für Virologie der Medizinischen Universität Wien bestätigt werden müssen. Dieses Institut führt eine Datei, in der alle bekannt gewordenen FSME-Fälle aus Österreich verzeichnet sind. Nach diesen Daten tritt die FSME weiterhin in großen Teilen des Landes endemisch auf (Abb. 12.6). Mit der FSME ist insbesondere in den Bundesländern Oberösterreich, Salzburg, Tirol, Kärnten und Steiermark zu rechnen (Dobler et al., 2019). In Vorarlberg wurden in den letzten Jahren einzelne Erkrankungsfälle registriert (Heinz et al., 2015). In großen Teilen Niederösterreichs und in Wien ist die FSME weitgehend verschwunden. Ebenso treten im Burgenland

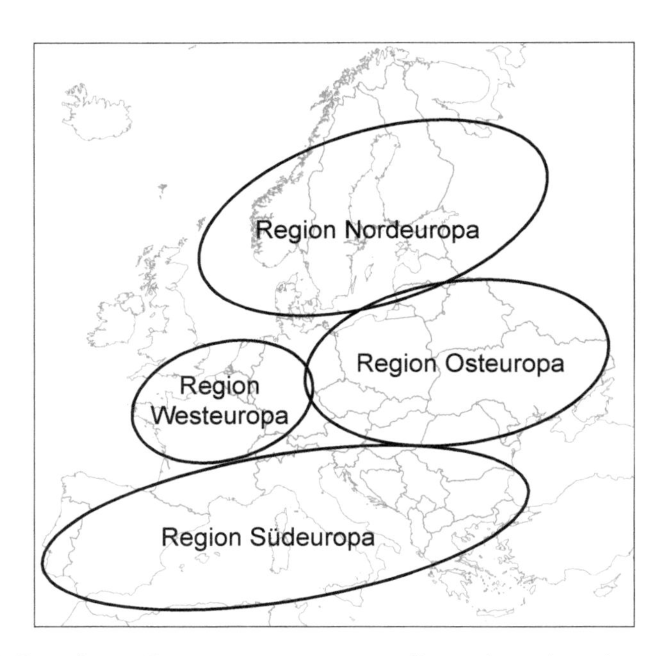

Abb. 12.5: Einteilung Europas in 4 reisemedizinisch-epidemiologische FSME-relevante Regionen.

nur noch wenige Fälle von FSME auf, sodass die letztgenannten Bundesländer mittlerweile als niedrigendemisch eingestuft werden können, während die erstgenannten Bundesländer als hochendemisch einzustufen sind. Die FSME kommt seit einigen Jahren verstärkt in den Alpentälern von Tirol und Salzburg vor. Mit ihr ist bis in Höhen um 800 m zu rechnen, in einzelnen Fällen bis zu 1.200 m. Die Inzidenz der FSME bei Ungeimpften hat dabei in den beiden Bundesländern in den letzten Jahren stark zugenommen. Das gesamte Inntal mit seinen Seitentälern (vor allem das Zillertal) muss als endemisch klassifiziert werden. In Oberösterreich sind insbesondere die Regionen nahe der tschechischen Grenze und entlang des Inns weiterhin stark betroffen. Zusammenfassend müssen alle klassischen Urlaubsregionen Österreichs in den Monaten März/April bis Oktober/November als endemisch gelten und bei kurz- oder langzeitigen Aktivitäten in der Natur sollte für einen FSME-Impfschutz gesorgt werden.

12.4 FSME in Südeuropa

Die Region Südeuropa umfasst die Iberische Halbinsel, Italien, Slowenien, Kroatien, Bosnien-Herzegowina, Albanien, Montenegro, Mazedonien, den Kosovo, Griechenland und Bulgarien (Dobler et al., 2019). Von diesen Ländern

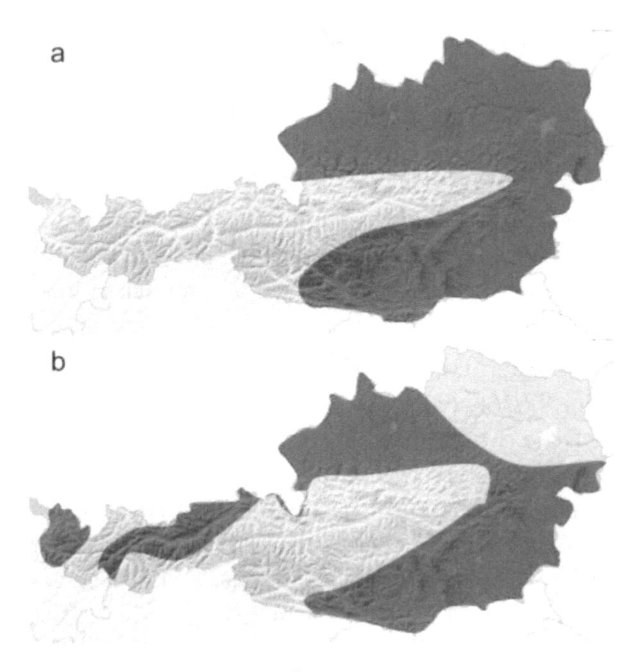

Abb. 12.6: Verbreitung der FSME in Österreich. (a) bis ca. 1990 und (b) aktuelle Verbreitung (nach Heinz et al., 2015).

gilt Spanien als FSME-frei. In Italien tritt die FSME nur im Nordosten in den Provinzen Südtirol, Trentino, Venetien und Friaulisch-Julisch Venetien auf. In den letzten Jahren wurden in diesen Regionen Italiens zwischen 10 und 50 Erkrankungsfälle pro Jahr diagnostiziert. Es ist also von einem relevanten Infektionsrisiko auszugehen.

In Slowenien existiert im gesamten Land mit Ausnahme des Südostens und des Ostens ein hohes FSME-Virus-Infektionsrisiko. Inzidenzen von mehr als 15/100.000 pro Jahr finden sich insbesondere im Zentrum des Landes und reichen von der Grenze zu Österreich bis an die Grenze zu Kroatien. Die Erkrankungszahlen schwanken in den letzten Jahren zwischen 60 und mehr als 500. In Kroatien werden FSME-Fälle überwiegend in der Region zwischen den Flüssen Save und Drau registriert. Pro Jahr werden zwischen 10 und 45 Fälle gemeldet. Für Serbien liegen nur unregelmäßige Fallmeldungen vor. Diese lagen in den verfügbaren Jahren zwischen einem und 6 Erkrankungsfällen. In der Vojvodina, in der Umgebung von Belgrad und im Süden der Region Samdija und im Westen Serbiens wurde aus Zecken FSME-Virus isoliert. Bulgarien meldete in den vergangenen Jahren sporadisch bis zu 2 Erkrankungsfälle pro Jahr. Für Montenegro, Bosnien-Herzegowina, Albanien, Mazedonien, den Kosovo und Griechenland liegen keine bestätigten FSME-Fälle vor.

12.5 FSME in Westeuropa

In den westeuropäischen Ländern Frankreich, Spanien, Portugal, den Benelux-Ländern und den Britischen Inseln tritt die FSME bisher nur in geringem Umfang auf. Spanien und Portugal gelten als FSME-frei (Dobler et al., 2019). Zwar wurden hier 2 Subtypen des Louping-ill-Virus entdeckt, das Spanische-Schaf-Enzephalitis-Virus und das Pyrenäen-Ziegen-Enzephalitis-Virus, beide Viren wurden jedoch bisher nicht als Erreger von humanen Infektionen identifiziert.

Die Benelux-Länder galten bis 2017 als FSME-frei. Im Jahr 2017 konnten 3 autochthone FSME-Fälle bei Menschen in den Niederlanden diagnostiziert werden. Diese wurden von 2 unterschiedlichen FSME-Virusstämmen des europäischen Subtyps verursacht, was bedeutet, dass das FSME-Virus dort schon mehrmals eingetragen wurde. In Belgien konnten schon vor einigen Jahren in Seren von Weidekühen an der Grenze zu Deutschland Antikörper gegen FSME-Virus nachgewiesen werden, was für eine Zirkulation von FSME-Viren in den lokalen Zecken- und Nagetierpopulationen spricht. Bisher wurden jedoch in Belgien keine FSME-Fälle beim Menschen registriert. Luxemburg gilt bisher als FSME-frei.

In Frankreich ist die FSME seit den 1970er-Jahren bekannt, als dort zum ersten Mal im Elsass FSME-Virus isoliert werden konnte. Seither werden in der gesamten Elsassregion regelmäßig FSME-Fälle beim Menschen diagnostiziert. Die Daten zeigen eine Ausbreitung der FSME in den letzten Jahren in südliche Richtung. Es werden jährlich bis zu 10 Erkrankungsfälle registriert, im Jahr 2016 stieg die Zahl der gemeldeten Erkrankungsfälle jedoch auf die ungewöhnliche Zahl von 29. Im Jahr 2017 gelangen mehrere Virusisolierungen in der Region um Straßburg aus Zecken. Phylogenetische Daten zeigen, dass die zirkulierenden Virusstämme dem Europäischen Subtyp des FSME-Virus angehören und genetisch verwandt mit Stämmen aus den rechtsrheinisch gelegenen endemischen Regionen Baden-Württembergs sind. Jeweils ein gemeldeter FSME-Erkrankungsfall in den französischen Alpen (Rhône-Alpes) und in der Nähe von Bordeaux scheinen Einzelfälle gewesen zu sein. Zumindest wurden aus diesen Regionen bisher keine weiteren Fälle gemeldet, sodass hier nicht von einem aktuellen Risiko ausgegangen werden muss.

Auf den Britischen Inseln gibt es keine FSME. Allerdings gibt es ein dem Europäischen Subtyp des FSME-Virus sehr nahe verwandtes Virus, das Louping-ill-Virus, das vereinzelt schwere humane Enzephalitiden verursachen kann. Das Virus kommt in den Highlands von England und Schottland vor und wurde auch in Irland nachgewiesen. Wie auch das FSME-Virus wird das

Louping-ill-Virus von *Ixodes ricinus* übertragen. Es kann vor allem bei Schafen zu schweren enzephalitischen Krankheitsbildern führen und ist damit von wirtschaftlicher Bedeutung. Es scheint sich auch durch Moorhühner zu verbreiten. Die ökologische Bedeutung dieser Vögel für die Verbreitung des Louping-ill-Virus ist allerdings noch unklar. Für Reisende in die Highlands besteht ein gewisses Infektionsrisiko. Die FSME-Impfung schützt vermutlich vor einer Infektion mit dem Louping-ill-Virus.

In der Schweiz wurden in den letzten Jahren zwischen 100 und bis zu mehr als 370 FSME-Erkrankungsfälle (2018) gemeldet. Betroffen sind insbesondere Gebiete unter 800 m Höhe im Norden, Westen und Südwesten des Landes. Hier besteht ein erhebliches Infektionsrisiko bei Zeckenkontakt.

12.6 FSME in Osteuropa

Der osteuropäische FSME-Raum umfasst die Länder Polen, Weißrussland, Tschechien, die Slowakei, Ungarn, Rumänien, Moldawien, die Ukraine und den europäischen Teil Russlands (Dobler et al., 2019). Während in Rumänien bisher nur einzelne FSME-Fälle registriert wurden, zählen die übrigen genannten Länder zu den Hochendemie-Ländern in Europa. In Polen muss im gesamten Land mit FSME gerechnet werden. Die Zahl der gemeldeten Erkrankungsfälle lag in den letzten Jahren zwischen 150 und 300 pro Jahr. Hier ist insbesondere der Osten und Nordosten des Landes mit mehr als zwei Drittel aller FSME-Fälle in Polen zu erwähnen. Zur FSME in Weißrussland liegen keine verwertbaren Daten vor. Es ist jedoch von einem Vorkommen in weiten Teilen des Landes auszugehen. Die Tschechische Republik gilt als Hochendemie-Land in Europa. Es werden pro Jahr zwischen 350 und mehr als 800 Erkrankungsfälle gemeldet (Inzidenz 3,5–8/100.000). Mit der FSME muss im gesamten Land gerechnet werden. Besonders hohe Inzidenzen finden sich in West- und Südböhmen sowie in Westmähren.

Die Slowakische Republik meldet pro Jahr zwischen 50 und 150 Erkrankungsfälle. Etwa jeder siebte Erkrankungsfall in der Slowakei wird durch kontaminierte Milch und Milchprodukte verursacht. Die FSME kommt in der gesamten Slowakei vor, jedoch mit einer Häufung im Norden an der Grenze zu Tschechien und in der Zentralslowakei und geringen Erkrankungszahlen im Osten des Landes. Aus Ungarn werden in den letzten Jahren zurückgehende FSME-Fallzahlen gemeldet. Die Zahl der jährlichen Erkrankungsfälle liegt bei etwa 50 Fällen, wobei allerdings seit 2008 keine verlässlichen Zahlen mehr verfügbar sind. Betroffen sind vor allem der Westen des Landes und der Westen des im Norden des Landes gelegenen Bezirks Észak-Magyarország. Aus der Ukraine liegen keine verlässlichen Daten zu Erkrankungszahlen vor. Als endemische Gebiete gelten der Westen und der Norden des Landes bis östlich des Dnjepr. Im Süden grenzen endemische Gebiete an Moldawien. Der südliche Teil der Halbinsel Krim gilt als endemisch für FSME. Nach ukrainischen Angaben kommen neben dem Europäischen auch der Sibirische und der Fernöstliche Subtyp des FSME-Virus in der Ukraine vor. Für Moldawien liegen keine verlässlichen FSME-Zahlen vor. In einer publizierten Untersuchung wird über das Vorhandensein von FSME-Viren des Fernöstlichen Subtyps an der Grenze zu Rumänien berichtet (Ponomareva et al., 2015). In den letzten Jahren wurden aus Russland jährlich ca. 2.000 FSME-Fälle gemeldet, davon nur ein kleiner Teil im europäischen Teil Russlands. Die FSME kommt in niedriger bis mittlerer Inzidenz in der gesamten Region vor, vor allem in Zentralrussland, im Süden Nordwest-Russlands und der Wolgaregion. Ausnahmen sind der Nord-Kaukasus und Süd-Russland, die als FSME-frei gelten. Jenseits des Urals gilt der gesamte Taigagürtel Russlands als hochendemisch für FSME mit mittlerweile 4 FSME-Virus-Subtypen, dem Europäischen, dem Sibirischen, dem Fernöstlichen Subtyp und dem Baikal-Subtyp.

12.7 FSME in Skandinavien und im Baltikum

Das Baltikum und die angrenzenden Gebiete Russlands zählen zu den Regionen mit der höchsten FSME-Inzidenz in Europa (Dobler et al., 2019). In Estland lag die Inzidenz in den vergangenen Jahren bei 6–10/100.000. Es wurden dort die 3 FSME-Subtypen (Europäischer, Sibirischer, Fernöstlicher Subtyp) nachgewiesen. In Lettland werden Inzidenzen von ca. 0,2–0,3/100.000 berichtet. Allerdings liegt die Durchimpfung der Gesamtbevölkerung bei mehr als 40 %. Bisher treten in Lettland der Sibirische und der Fernöstliche Subtyp nur nördlich des Daugava- und Aiviekste-Flusses auf. In Litauen wurde bisher ausschließlich der Europäische Subtyp nachgewiesen. Die Inzidenz in Litauen liegt bei 10–18/100.000. Die FSME kommt in allen 3 Baltischen Ländern in der gesamten Fläche und auch auf den vorgelagerten Inseln (vor allem Saarema) vor.

Finnland weist eine Inzidenz von 0,7–1,3/100.000 auf. Mit FSME-Fällen muss im gesamten Land bis hinter den 65. Breitengrad gerechnet werden (Dobler et al., 2019). Hier sind als Überträger neben *I. ricinus* stellenweise auch Taigazecken, *Ixodes persulcatus*, gefunden worden (Nähe Kokkola). Besonders hohe Fallzahlen werden aus den Küstenregionen im Süden des Landes und den vorgelagerten Inseln gemeldet. Die Aland-Inseln sind seit 1958 als FSME-endemisch bekannt. Während in Schweden bis vor Kurzem vor allem die Küsten im Osten und Süden von FSME betroffen waren, breitete sich das Virus jetzt zunehmend in das Landesinnere und in den Norden des Landes aus. Mittlerweile kommt die FSME bis zum 61. Breitengrad, einzelne Fälle kommen bis zum 63. Breitengrad vor. Die Verbreitungsgebiete haben sich nach Westen ausgebreitet und schließen die großen Seen (Vänern, Vättern) und die Gebiete bis an die westliche Nordseeküste ein. Die Inzidenz in der Gesamtbevölkerung liegt bei 2–3/100.000, in der ungeimpften exponierten Bevölkerung übersteigt sie 8–12/100.000. Norwegen meldet pro Jahr ca. 20–30 Erkrankungsfälle (Inzidenz ca. 0,2/100.000) ausschließlich an der Südküste des Landes.

12.8 FSME außerhalb Europas

Die FSME kommt außerhalb Europas im sogenannten Taigagürtel, dem Waldgürtel der Nordhalbkugel vor (Abb. 12.7). Die Verbreitungsgebiete erstrecken sich dabei bis an den Pazifik und darüber hinaus bis auf die nordjapanische Insel Hokkaido. Im Süden reichen die endemischen Gebiete der FSME bis in die Mongolei, nach Kasachstan, Südkorea, in den Norden Chinas, nach Kirgistan und Georgien (Dobler et al., 2019). Die genauen Grenzen der Verbreitung im Süden sind allerdings mangels vorliegender Daten zu Erkrankungsfällen oder Virusnachweisen in Nagetieren oder Zecken unklar.

Insbesondere jenseits des Uralgebirges werden neben dem Europäischen Subtyp der Sibirische Subtyp, der Fernöstliche Subtyp, der Baikal-Subtyp und der Himalaya-Subtyp unterschieden. Im Fernen Osten Russlands kommt es bei Erkrankungen mit dem Fernöstlichen Subtyp zu Letalitäten von bis zu 20 %. Insbesondere in der borealen Nadelwaldregion Russlands beträgt die Inzidenz teilweise mehr als 40/100.000. Hier wurden in früheren Jahren oft mehrere Tausend Erkrankungsfälle pro Jahr gemeldet. Die Durchseuchung der Zeckenpopulationen mit FSME-Virus-Subtypen wird mit bis zu 20 % angegeben.

In China beherbergen vor allem der Nordosten an den Grenzen zu Russland und zur Mongolei sowie der Nordwesten an der Grenze zu Kasachstan ausgewiesene Endemiegebiete (Dobler et al., 2019). Hier liegen die Inzidenzen bei 1–10/100.000. Die Durchseuchung der übertragenden Zecken (Adulte von *I. persulcatus*, *Dermacentor marginatus*, *Dermacentor niveus*) werden mit 1–47 % angegeben. Aus Japan sind bisher 2 Erkrankungsfälle von der nördlichen Insel Hokkaido bekanntgeworden. In Südkorea wurden eine Reihe von FSME-Virusstämmen aus Zecken und Nagetieren isoliert. Die Stämme gehören überraschenderweise dem Europäischen Subtyp an. Bisher wurde dort über keine humanen Erkrankungsfälle berichtet. Die Mongolei, Kasachstan und Kirgi-

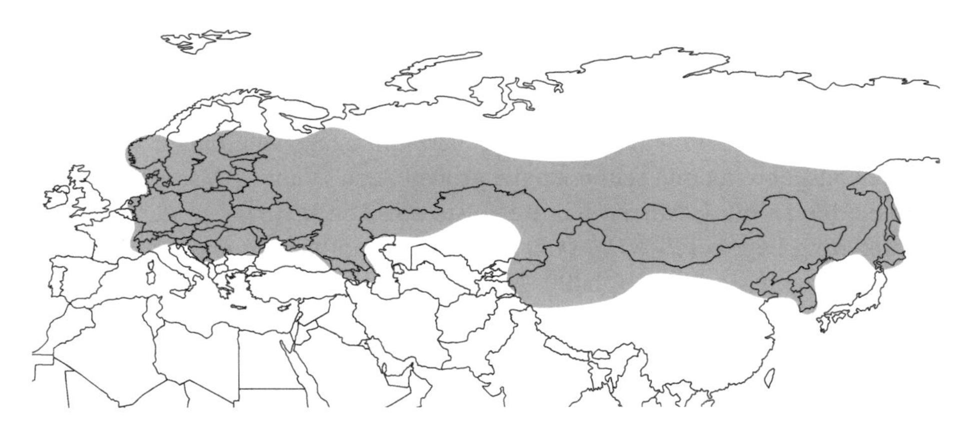

Abb. 12.7: Globale Verbreitung des FSME-Virus (nach Dobler et al., 2012).

stan melden vereinzelte Erkrankungsfälle bzw. Virusisolierungen. Vor allem aus Kasachstan liegen detailliertere Daten vor. Hier werden jährlich ca. 30–50 Erkrankungsfälle diagnostiziert. Die bekannten endemischen Regionen in Kasachstan liegen im Osten des Landes mit der höchsten Inzidenz in den Regionen Almaty und Ostkasachstan.

12.9 Infektionsrisiko auf Reisen

Die Fallmeldungen zeigen, dass das Infektionsrisiko in vielen endemischen Ländern in den letzten 20–30 Jahren weiterhin auf hohem Niveau liegen. Genaue Risikoberechnungen für eine FSME-Virus-Infektion sind jedoch äußerst schwierig, unter anderem deshalb, da Zeckenstiche oft nicht bemerkt werden und da es auch stumme Infektionen gibt (ohne Erkrankung). In verschiedenen Endemiegebieten variiert das Infektionsrisiko für den Menschen nach einem Zeckenstich zwischen 1:200 und 1:1.000 (Süss, 2003). Da keine Daten zur Dauer der Risikoexposition bei Reisenden vorliegen, ist es nicht möglich, Inzidenzen für einen definierten Zeitraum zu bestimmen. Im besten Fall kann das Erkrankungsrisiko pro Reise geschätzt werden. Dies kann ebenfalls relevant sein, da sich einige Besucher auch während einer kurzen Exposition infizieren können.

Basierend auf geschätzten 50–80 Millionen Reisenden, die FSME-Virus-endemische Regionen Europas während der Übertragungssaison besuchen, würde die Erkrankungsrate bei 37 reiseassoziierten Fällen im Jahr 2016 ca. 1 pro 1,3–2 Millionen Reisenden betragen. Geht man davon aus, dass nur 4–10 % der 50 Millionen Reisenden tatsächlich durch ihr Verhalten gefährdet sind, steigt die Erkrankungsrate auf 1 pro 50.000 bzw. 1 pro 130.000 (Berechnung modifiziert nach Steffen, 2016). Faktoren, die die Inzidenz bei Reisenden reduzieren, sind die verhältnismäßig kurze Aufenthaltsdauer der Besucher (in der Regel weniger als ein Monat). Alle Aktivitäten im Freien während der Zeckensaison (Kontakt mit der Natur, insbesondere mit Gras, Büschen und Sträuchern) erhöhen das Risiko von Zeckenstichen und damit einer Infektion mit dem FSME-Virus (Haditsch und Kunze, 2013) und auch das mit anderen von Zecken übertragenen Krankheitserregern. Outdoor-Aktivitäten wie Wandern, Radfahren, Pilze sammeln, Bergsteigen und Golf spielen werden immer beliebter. Viele Menschen in Europa haben auch mehr Freizeit, die oft in der Natur verbracht wird. Daher hat sich das Infektionsrisiko von der beruflich bedingten Exposition vermehrt zu Freizeitaktivitäten, einschließlich Reisen, verlagert.

Obwohl die tatsächliche Anzahl der reiseassoziierten FSME-Fälle unbekannt und nur schwer zu berechnen ist, wird sie vermutlich unterschätzt. Zu einer Untererfassung tragen sicher bei, dass a) die FSME bis 2012 nicht in allen europäischen Ländern meldepflichtig war (Amato-Gauci und Zeller, 2012), b) das Virus und die durch es hervorgerufene Erkrankung in nicht endemischen Ländern kaum bekannt ist und c) Erkrankte nach Rückkehr in ihr für FSME nicht endemisches Heimatland nicht diagnostiziert werden. In der klinischen Praxis gibt es in den meisten nicht endemischen Ländern kein Routine-Screening für die FSME (Rendi-Wagner, 2004).

In den letzten Jahren wurden immer wieder außerhalb der bekannten endemischen Regionen reiseassoziierte FSME-Fälle nach Rückkehr diagnostiziert und gemeldet, z. B. aus Israel, den Niederlanden, Australien, den USA und aus England. Aber auch in bekannten endemischen Ländern, u.a. Deutschland, Österreich und Frankreich, werden Fälle gemeldet, die in anderen Ländern erworben wurden.

12.10 Literaturverzeichnis

Amato-Gauci, A. J., Zeller, H., 2012. Tick-borne encephalitis joins the diseases under surveillance in the European Union. Euro Surveill. 17, 20299.

Dobler, G., 2019. Epidemiologie der FSME in Deutschland. In: Rubel, F., Schiffner-Rohe, J. (Hrsg.), FSME in Deutschland: Stand der Wissenschaft. Deutscher Wissenschafts-Verlag, Baden-Baden (DE), Kap. 9, 115–128.

Dobler, G., Erber, W., Bröker, M., Schmitt, H.-J. (Hrsg.), 2019. TBE–The Book, 2nd Edition. Global Health Press, Singapore (SG).

Dobler, G., Gniel, D., Petermann, R., Pfeffer, M., 2012. Epidemiologie und Verbreitung der FSME. Wien. Med. Wochenschr. 162, 230–238.

Donoso Mantke, O., Escadafal, C., Niedrig, M., Pfeffer, M., Working Group for Tick-Borne

Encephalitis Virus C, 2011. Tick-borne encephalitis in Europe, 2007 to 2009. Euro Surveill. 16, 19976.

Haditsch, M., Kunze, U., 2013. Tick-borne encephalitis: a disease neglected by travel medicine. Travel Med. Infect. Dis. 11, 295–300.

Heinz, F. X., Stiasny, K., Holzmann, H., Kundi, M., Sixl, W., Wenk, M., Kainz, W., Essl, A., Kunz, C., 2015. Emergence of tick-borne encephalitis in new endemic areas in Austria: 42 years of surveillance. Euro Surveill. 20, 9–16.

Ponomareva, E. P., Mikryukova, T. P., Gori, A. V., Kartashov, M. Y., Protopopova, E. V., Chausov, E. V., Konovalova, S. N., Tupota, N. L., Gheorghita, S. D., Burlacu, V. I., Ternovoi, V. A., Loktev, V. B., 2015. Detection of Far-Eastern subtype of tick-borne encephalitis viral RNA in ticks collected in the Republic of Moldova. J. Vector Borne Dis. 52, 334–336.

Rendi-Wagner, P., 2004. Risk and prevention of tick-borne encephalitis in travelers. J. Travel Med. 11, 307–312.

Robert Koch-Institut, 2018. FSME: Risikogebiete in Deutschland (Stand: April 2018). Bewertung des örtlichen Erkrankungsrisikos. Epid. Bull. 17, 161–173.

Steffen, R., 2016. Epidemiology of tick-borne encephalitis (TBE) in international travellers to Western/Central Europe and conclusions on vaccination recommendations. J. Travel Med. 23, taw018.

Stiftung für Zukunftsfragen, 2018. 34. Deutsche Tourismusanalyse. Forschung Aktuell 276, 1–5.

Süss, J., 2003. Epidemiology and ecology of TBE relevant to the production of effective vaccines. Vaccine 21, S1/19–S1/35.

13

Klinik und Verlauf der FSME

Reinhard Kaiser

Inhaltsverzeichnis

Zusammenfassung

Frühsommer-Meningoenzephalitis (FSME)-Viren gehören in Mitteleuropa zu den häufigsten Erregern einer viralen Meningoenzephalitis. Der Verlauf des meist sehr hohen Fiebers ist oft zweigipflig, die häufige Meningitis (ca. 50 %) hat eine deutlich bessere Prognose als die Enzephalitis (ca. 40 %) und vor allem als die seltenere Myelitis (ca. 10 %), welche aufgrund ihrer häufigen Hirnstammbeteiligung die höchste Letalität (ca. 10 %) aufweist. Die Diagnose beruht auf dem positiven Nachweis von

FSME-spezifischen IgM- und IgG-Antikörpern im Serum bei gleichzeitig bestehenden entzündlichen Veränderungen im Liquor. Es existiert keine kausale Therapie, jedoch eine sehr wirksame aktive Impfung gegen die Erkrankung.

13.1 Einleitung

Die Frühsommer-Meningoenzephalitis (FSME) ist eine der wichtigsten Virusinfektionen des zentralen Nervensystems in Europa und im nördlichen Asien. Jährlich erkranken zwischen 6.000 und 14.000 Menschen klinisch manifest an einer FSME. Allerdings führt nur etwa jede dritte Infektion mit dem FSME-Virus auch zu einer klinisch manifesten Erkrankung. In vielen Fällen ist die Verdachtsdiagnose bereits klinisch zu stellen: Die meisten Patienten sind vom Allgemeinbefinden her erheblich beeinträchtigt und leiden unter hohem Fieber, Kopfschmerzen und Gleichgewichtsstörungen. Das Erkrankungsrisiko wird durch mehrere, voneinander unabhängige Faktoren bestimmt.

13.2 Risikoprofil

Exposition

Voraussetzung für eine Infektion mit dem FSME-Virus ist in der Regel die Exposition in einem Gebiet mit Zecken, die das FSME-Virus beherbergen (Risikogebiet, Endemiegebiet, Naturherd). Allerdings lässt sich das Risiko einer Erkrankung nach Zeckenstich nur sehr vage beschreiben: Während frühere Studien in Bayern eine maximale Infektionsrate der ungesogenen *Ixodes ricinus*-Zecken mit FSME-Viren von bis zu 9,3 % beschrieben, weisen neuere Studien eher auf eine Prävalenz von etwa 0,2 % hin (Stefanoff et al., 2013). Aber auch diese Zahl ist für eine Risikobeschreibung wenig brauchbar, da die eigentlichen FSME-Herde oft sehr kleinräumig sind und Infektionsraten der Zecken in benachbarten Naturherden erheblich variieren.

Seltener ist eine Übertragung durch infizierte Ziegen-, Kuh- oder Schafsmilch oder auch Käse aus unpasteurisierter Milch (Markovinović et al., 2016; Paulsen et al., 2019). Hierbei ist zu beachten, dass nicht alle thermischen Behandlungsformen bei der Käsezubereitung das Überleben der FSME-Viren in der Milch verhindern (Offerdahl et al., 2016).

FSME-Viren können auch durch eine Organtransplantation übertragen werden und bei dieser Patientengruppe einen fulminanten, unter Umständen tödlichen Verlauf bedingen (Lipowski et al., 2017).

Das Infektionsrisiko ist expositionsbedingt in den Hochsommermonaten am höchsten, Infektionen können aber über das gesamte Jahr erfolgen. Mehr als 90 % der Infektionen erfolgen während der Freizeit (Kaiser, 1999).

Geschlecht und Alter

Männer erkranken etwa doppelt so häufig wie Frauen. Ein höheres Alter (>60 Jahre) ist ein unabhängiger Risikofaktor für einen schweren Verlauf (Kaiser, 1999; Lenhard et al., 2016).

Laufende Therapieverfahren

Patienten unter Immunsuppression haben ein höheres Risiko für einen ungünstigen Verlauf mit z. T. tödlichem Ausgang (Chmelík et al., 2016; Knight et al., 2017).

Genetische Disposition

Das Erkrankungsrisiko, der klinische Verlauf und die Prognose einer FSME-Virus-Infektion sind auch von genetischen Faktoren abhängig. Folgende Variationen von Basenpaaren (Einzel-Nukleotid-Polymorphismus) in menschlichen Genen haben einen Einfluss auf den Verlauf der FSME und das Erkrankungsrisiko:

- C-C-Motiv-Chemokin-Rezeptor 5 (CCR5)
- Interferon-induzierte Oligoadenylat-Synthetasen 2 und 3 (OAS2, OAS3)
- Toll-like Rezeptor 3 (TLR3)
- CD209-kodiertes *Dendritic Cell-Specific Intercellular adhesion molecule 3-Grabbing Non-integrin* (DC-SIGN).

Ein nicht funktionsfähiger CCR5 prädisponiert zur klinischen Manifestation einer FSME-Virus-Infektion, beeinflusst aber nicht die Schwere des Verlaufs (Mickienė et al., 2014; Grygorczuk et al., 2016). Variationen einzelner Basenpaare können die Aktivität der Oligoadenylat-Synthetasen beeinflussen und damit das Ausmaß der Virusabwehr (Barkhash et al., 2010; Yoshii et al., 2013). Ein funktionsfähiger Toll-like Rezeptor 3 (TLR3) ist wahrscheinlich ein Risikofaktor zum Erwerb einer FSME im Erwachsenalter, zudem beeinflusst der Genotyp des TLR3 wahrscheinlich auch die Schwere des klinischen Verlaufs, allerdings nur bei Erwachsenen (Mickienė et al., 2014).Variationen eines Basenpaares (Einzel-Nukleotid-Polymorphismus) in der Promotorregion des CD209-Gens, rs4804803 und rs2287886 erhöhen ebenfalls das Risiko für eine schwere Verlaufsform der FSME (Barkhash et al., 2016).

Patienten mit einem Impfversagen nach einem lege artis durchgeführten Impfschema weisen einen schwereren Krankheitsverlauf auf als vergleichbare Patienten (Alter und Geschlecht) ohne Impfung (Sendi et al., 2017; Lenhard et al., 2018). Patienten mit einer irregulär durchgeführten FSME-Impfung (vergessene Auffrischimpfung, Überschreitung der empfohlenen Impfabstände) hingegen unterschieden sich nicht in ihrem Krankheitsverlauf gegenüber nicht geimpften Personen. In den meisten Fällen waren die Betroffenen >50 Jahre alt. Die Ursache dieser Beobachtung ist noch ungeklärt, könnte aber in Zusammenhang mit den oben beschriebenen genetischen Dispositionen stehen.

13.3 Pathogenese

Nach dem Zeckenstich infizieren die FSME-Viren zunächst die Langerhans-Zellen in der Haut, vermehren sich in diesen Zellen und nutzen diese – ähnlich wie das HI-Virus – auch als Transportmittel in die Lymphknoten (Labuda et al., 1996; Nuttall, 1999). Von dort gelangen die Viren über die Lymphe und die Blutbahn (erste Virämie) in weitere lymphatische Organe (u. a. Milz, Leber, Knochenmark), wo sie sich weiter vermehren. Erst im Rahmen einer zweiten Virämie kommt es zu einer Infektion des Nervensystems. Der genaue Infektionsweg ins zentrale Nervensystem ist allerdings noch unklar. Diskutiert werden ein Virustransport über periphere Nerven, den Nervus olfactorius und Gefäßendothelien (Mandl, 2005; Růžek et al., 2010). Hirano et al. (2017) konnten zeigen, dass neuronale Vesikel das Ausmaß des Transports von FSME-Viruspartikeln in dendritische Zellen beeinflussen. Zielzellen im Nervensystem sind die Epithelzellen der Hirnhäute, die Purkinjezellen im Kleinhirn, die motorischen Kerne im Hirnstamm und Rückenmark sowie Zellverbände im Thalamus, Dienzephalon und Mesenzephalon. Die Virusinfektion der Zielzellen ist lytisch und führt daher zu deren Zerstörung, was die hohe Rate an Krankheitsresiduen erklärt.

13.4 Klinischer Verlauf

Manifestationsrate

Da eine prospektive Studie zur Überprüfung der klinischen Manifestationsrate aus ethischen Gründen nicht durchführbar ist, lässt sich die Erkrankungsrate bestenfalls mittels epidemiologischer Daten abschätzen: In einer eigenen über einen Verlauf von 10 Jahren (1995–2005) durchgeführten Beobachtung an ca. 6.000 Patienten mit Wohnort in einem FSME-Risikogebiet (Breisgau-Hochschwarzwald, Enzkreis), jedoch mit negativer Anamnese hinsichtlich einer manifesten FSME, fanden sich nur bei 4 Personen FSME-spezifische IgG-Antikörper im Serum. Hochgerechnet auf 100.000 Einwohnern entspräche dies einer Inzidenz von 6,6 FSME-Virus-Infektionen pro Jahr ohne klinische Manifestation. Die in dieser Zeit vom Robert Koch-Institut mitgeteilte Inzidenz der manifesten FSME lag bei 3,5/100.000 Einwohner und Jahr. Diese Beobachtung würde den Rückschluss erlauben, dass etwa zwei Drittel der Infektionen klinisch inapparent verliefen.

Inkubationszeit

Die Inkubationszeit beträgt im Mittel 7–10 Tage mit einer maximalen Spannbreite von 5–28 Tagen. Allerdings lassen sehr kurze oder lange Inkubationszeiten eher an einen zweiten, unbemerkten Zeckenstich denken. Bei zwei Drittel der erwachsenen Patienten ist der Krankheits- bzw. Fieberverlauf zweigipflig mit einer Prodromalphase, einem kurzen fieberfreien Intervall und anschließender neurologischer Manifestationsphase (Kaiser, 1999). Die Prodromalphase geht meist mit den unspezifischen Symptomen einer Sommergrippe einher: Die Patienten leiden unter Fieber und Kopfschmerzen, gelegentlich aber auch unter katarrhalischen und gastrointestinalen Beschwerden.

Manifestationsphase

Die eigentliche FSME beginnt am häufigsten mit einer deutlichen Beeinträchtigung des Allgemeinbefindens, hohem Fieber und Kopfschmerzen. Da diese Symptome auch in der Prodromalphase auftreten, lassen sich diese beiden Krankheitsphasen nicht immer eindeutig voneinander unterscheiden. Die Körpertemperatur ist in der zweiten Krankheitsphase jedoch häufig auf bis zu 40 °C erhöht, was in der Prodromalphase seltener der Fall ist. In etwa der Hälfte der Fälle lässt sich dann auch ein – diagnostisch relevanter – Meningismus feststellen. Die Ausprägung der Beschwerden und klinischen Symptomatik ist bei der FSME meist wesentlich heftiger als bei anderen viralen Meningitiden, was zur differenzialdiagnostischen Abgrenzung hilft. Die Diagnose wird letztendlich gestützt durch den entzündlichen Liquorbefund und die dann positive Serologie. Die Meningitis ist mit etwa 50 % die häufigste Verlaufsvariante der FSME.

Bei etwa 40 % der Patienten entwickeln sich zusätzlich Zeichen einer Enzephalitis mit quantitativen (Somnolenz, Sopor, Koma) und/oder qualitativen (Delir, kognitive Beeinträchtigungen) Bewusstseinsstörungen (häufig), einer

Ataxie (häufig), Lähmungen von Hirnnerven (in absteigender Häufigkeit: XI, X, IX, VIII, XII, VII, VI, V, III) und Extremitäten (gelegentlich), Tremor an den Extremitäten (Halte- und Intentionstremor) und im Gesicht (mimisches Beben) (häufig), Dysphasie (selten), Dysästhesie (selten) und Anfällen (selten). Die Paresen der Hirnnerven III–VII sind häufig für wenige Tage passager, die Hörstörungen (bis zur Anakusis), die Dysphasie und die Dysarthrie hingegen können dauerhaft persistieren. Die Diagnose einer Enzephalitis beruht letztendlich auf dem Nachweis von Bewusstseinsstörungen und/oder fokalneurologischen Funktionsstörungen und/oder EEG-Veränderungen.

Als schwerwiegendste Komplikation einer FSME-Virus-Infektion entwickeln etwa 10 % der Patienten zusätzlich zur Meningoenzephalitis eine Myelitis mit schlaffen Paresen der Extremitäten (Mono-, Para-, und Tetraparese) (regelhaft) und Blasenentleerungsstörungen (gelegentlich). Die seltene, jedoch häufig dauerhafte Atemlähmung kann Folge einer zentralen Läsion im Hirnstamm, aber auch das Korrelat einer Vorderhorninfektion (Nervus phrenicus C3–C5) sein.

Leitsymptome der FSME

Leitsymptome sind ein „mimisches Beben" der Gesichtsmuskeln, ein Zittern der Extremitäten, eine ausgeprägte Ataxie bzw. Gleichgewichtsstörungen in Verbindung mit Bewusstseinsstörungen und einer schweren Beeinträchtigung des Allgemeinbefindens.

Verlaufsvarianten

Der akute klinische Verlauf wurde in verschiedenen Studien mit 85 bis 279 Patienten in 35–55 % als mild (nur meningitische Zeichen), in 36–56 % als moderat (fokale oder moderate diffuse zerebrale Funktionsstörungen) und in 7–19 % als schwerwiegend (multifokale oder schwere diffuse zerebrale Funktionsstörungen) eingestuft (Günther et al., 1997; Mickienė et al., 2002; Bogovič et al., 2014; Veje et al., 2016). Die Häufigkeitsverteilung für die klinischen Manifestationsformen variiert in der Literatur in ähnlicher Weise für die Meningitis zwischen 34 und 49 %, für die Enzephalitis zwischen 41 und 59 % und für die Myelitis zwischen 9 und 11 % (Kaiser, 1999; Grygorczuk et al., 2002).

Folgende Befunde und Beschwerdekonstellationen treten nur sehr vereinzelt auf:

- isolierte Myelitis ohne weitere Zeichen einer Meningitis oder Enzephalitis (Fauser et al., 2007; Zambito Marsala et al., 2012)

- isolierte Radikulitis (Enzinger et al., 2009)
- heftigste, radikulär verteilte Schmerzen (eigene Beobachtungen)
- autonome Regulationsstörungen wie Herzfrequenzbeschleunigung und reduzierte Herzfrequenzvariabilität (Kleiter et al., 2006; Neumann et al., 2016)
- Fehlen einer Pleozytose (Pöschl et al., 2009; Stupica et al., 2014)

Erkrankungen im Kindes- und Jugendalter

Ein biphasischer Verlauf findet sich bei Kindern und Jugendlichen in 58–67 % (Lesnicar et al., 2003; Krbková et al., 2015). Die Datenanalyse von insgesamt 1.331 FSME-Patienten im Alter bis zu 15 Jahren ergab in >70 % der Fälle einen meningitischen Verlauf mit deutlicher Beeinträchtigung des Allgemeinbefindens, hohem Fieber und starken Kopfschmerzen (Fritsch et al., 2008; Krbková et al., 2015). In Einzelfällen präsentiert sich die FSME in diesem Alter aber auch nur mit einem biphasischen Fieberverlauf ohne Zeichen einer Meningitis oder Enzephalitis (Meyer et al., 2010). Neurologische Defizite sind im Alter von <15 Jahren zwar seltener als im höheren Alter, jedoch auch bei Kindern und Jugendlichen im Detail beschrieben (epileptische Anfälle, Bewusstseinsstörungen bis zum Koma, Gleichgewichtsstörungen, Lähmungen, Lernbehinderung; Schmolck et al., 2005; Zenz et al., 2005). Das jüngste Kind mit einer FSME-Virus-Infektion war 17 Tage alt (Jones et al., 2007).

Eine FSME-Virus-Infektion während der Grundimmunisierung kann im Kindesalter im ungünstigsten Fall letal verlaufen (Brauchli et al., 2008).

Koinfektionen

Doppelinfektionen mit dem FSME-Virus und *Borrelia burgdorferi* sensu lato, den Erregern der Lyme-Borreliose, verlaufen meist schwerwiegender und komplikationsreicher als Monoinfektionen (Kristoferitsch et al., 1986; Oksi et al., 1993).

Infektionen mit asiatischen Virussubtypen

Chronische Verläufe einer FSME wurden bislang nur nach Infektionen mit dem Sibirischen Subtyp beschrieben (Gritsun et al., 2003). Bei dieser Verlaufsform sollen die neurologischen Symptome über Monate bis Jahre nach der akuten Infektion persistieren. Typisch sei eine Epilepsia partialis continua, eine Plexusneuritis, eine Lateralsklerose und eine Parkinson-Symptomatik. Zum

Teil entwickele sich auch ein kognitiver Abbau (Poponnikova, 2006; Mukhin et al., 2012). Abgesehen von 2 Einzelfällen wurden solche Verläufe nach Infektionen mit dem Europäischen Subtyp bislang nicht beschrieben (Mickienė et al., 2002). Im Jahr 2018 wurde erstmals eine Epilepsia partialis continua auch nach Infektion mit dem Europäischen Subtyp des Virus beschrieben (Stragapede et al., 2018). Manche Autoren bezweifeln, ob es sich bei diesen Verläufen tatsächlich um eine chronische FSME-Virus-Infektion handelt (Bogovič und Strle, 2015).

Infektionen mit den östlichen Subtypen (Sibirischer Subtyp, Fernöstlicher Subtyp) gehen mit einer höheren Letalität einher als die mit dem Europäischen Subtyp (15–20 % vs. 1–4 %; Kaiser, 1999; Yoshii, 2019).

13.5 Diagnostik

Die Diagnose der FSME stützt sich auf

- eine erfolgte Exposition in einem Risikogebiet
- einen Zeckenstich innerhalb der vorausgegangenen letzten 4 Wochen (fakultativ)
- die klinische Symptomatik mit deutlicher Beeinträchtigung des Allgemeinbefindens, Kopfschmerzen, Fieber, Ataxie, Bewusstseinsstörungen
- einen entzündlichen Liquorbefund
- den Nachweis von FSME-spezifischen IgM- und IgG-Antikörpern im Serum sowie
- den Nachweis eines erhöhten FSME-spezifischen Antikörper-Index im Liquor (bei Unsicherheiten).

Laboruntersuchungen

In der Prodromalphase findet man bei bis zu 20 % der Patienten eine Leuko- und/oder eine Thrombozytopenie sowie einen Anstieg der Leberenzyme (Kaiser, 1999; Misić-Majerus et al., 2005). Die Serologie ist zu dieser Zeit noch negativ. In der zweiten Erkrankungsphase weisen ca. 75 % der Patienten eine Leukozytose (3.000–40.000/μl), 80 % eine Erhöhung des C-reaktiven Proteins (CRP: 1–60 mg/dl) und 90 % eine Beschleunigung der Blutsenkungsgeschwindigkeit auf (1. Stunde: 5–120 mm; Kaiser, 1999). Diese Befunde korrelieren nicht mit der Prognose.

Serologische Befunde: Die Diagnose wird durch den gleichzeitigen Nachweis signifikant erhöhter Konzentrationen von FSME-spezifischen IgM- und IgG-Antikörpern gesichert. Anfänglich sind oft nur die FSME-spezifischen IgM-Antikörper nachweisbar, wobei nur deutlich erhöhte Antikörperkonzentrationen gute Hinweise für die Ätiologie geben (Stiasny et al., 2012). Falsch-positive Befunde kommen als Kreuzreaktion nach Infektion mit verwandten Flaviviren und auch nach vorausgegangener Impfung vor (Venturi et al., 2009). Bei fehlendem Nachweis von spezifischen IgG-Antikörpern bei der Erstuntersuchung sollte die Antikörpertestung zur Diagnosesicherung nach 1–3 Wochen wiederholt werden. Erst ein Neuauftreten oder ein signifikanter Konzentrationsanstieg von IgG-Antikörpern bei der zweiten Testung sichert die Verdachtsdiagnose. In seltenen Fällen (z. B. bei Immundefekten/-suppression) lassen sich keine IgM-Antikörper nachweisen. Alternativ kann auch hier der signifikante Konzentrationsanstieg von IgG-Antikörpern nach >2 Wochen oder die Bestimmung der Avidität von IgG-Antikörpern zur Diagnosesicherung herangezogen werden (Gassmann und Bauer, 1997). Alternativ empfiehlt sich die Bestimmung der intrathekalen Synthese FSME-spezifischer IgG-Antikörper im Liquor (Antikörper-Index; Kaiser und Holzmann, 2000). Diese Methode eignet sich auch, um im Falle eines Impfversagens eine akute FSME-Erkrankung nachzuweisen. Spezifische IgA-Antikörper und der Lymphozyten-Transformationstest haben für die Diagnostik der FSME keine Bedeutung.

Ein Nukleinsäurenachweis aus Blut oder Liquor und post mortem aus Organgewebe mittels PCR und Sequenzierung ist nur in Ausnahmefällen erforderlich (Schultze et al., 2007), um bei fehlendem Antikörpernachweis, jedoch klinischem Verdacht und letalem Ausgang der Erkrankung die Diagnose zu sichern. Zur Sensitivität der PCR im Liquor existieren keine systematischen Untersuchungen, u. a. da die Trefferquote des RNA-Nachweises erheblich vom zeitlichen Verlauf der Infektion abhängt.

Liquorbefunde: Abgesehen von sehr seltenen Ausnahmen findet sich bei fast allen Patienten mit einer FSME eine anfangs granulozytäre, später lymphozytäre Pleozytose (6–1.200 Zellen/μl) sowie bei ca. 60 % eine mäßige Störung der Blut-Liquor-Schrankenfunktion (Gesamteiweiß: 300–2.000 mg/l) und bei etwa der Hälfte der Patienten eine deutliche IgM-Synthese und gelegentlich auch eine IgA- und IgG-Synthese (Kaiser, 1999). In einer eigenen Verlaufsuntersuchung war der FSME-spezifische Liquor/Serum-Antikörper-Index 15 Tage nach Erkrankungsbeginn bei allen untersuchten Patienten erhöht (Kaiser und Holzmann, 2000). Wie bei anderen Infektionskrankheiten des Nervensystems ist davon auszugehen, dass dieser Antikörper-Index über viele Jahre bis Jahrzehnte erhöht bleibt.

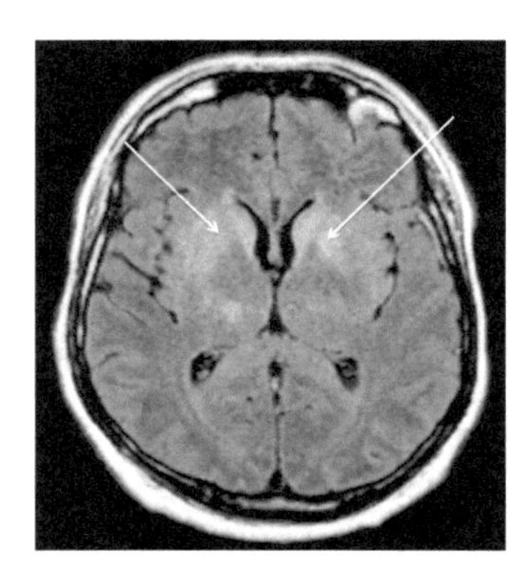

Abb. 13.1: Symmetrische, hyperintense (weiß, siehe Pfeil) Signalveränderungen in der Magnetresonanztomografie in beiden Thalami, wie sie typisch – jedoch nicht spezifisch – für die FSME sind (Kaiser, 1999).

Magnetresonanztomografie (MRT)

Die MRT des Gehirns zeigt in etwa 15 % der untersuchten Patienten Signalhyperintensitäten im Bereich des Thalamus (Abb. 13.1). Gelegentlich lassen sich auch in anderen Bereichen des Gehirns und Rückenmarks Entzündungsherde nachweisen (Marjelund et al., 2004; Pichler et al., 2017). Da diese Veränderungen zwar typisch, jedoch nicht spezifisch für die FSME sind und bislang auch keine prognostischen Aussagen erlauben, helfen MRT-Untersuchungen vor allem zur differenzialdiagnostischen Abgrenzung gegenüber der Herpes-simplex-Virus (HSV)-Enzephalitis, solange die spezifischen Laborbefunde noch ausstehen. Eine in Unkenntnis des Erregers vorsorglich begonnene antivirale Therapie gegen HSV sollte man jedoch erst beenden, wenn eine FSME serologisch sicher nachgewiesen wurde.

13.6 Differenzialdiagnosen

Meningitis

Die häufigsten Erreger viraler Meningitiden sind Enteroviren (vor allem Coxsackie A und B, Echoviren), wobei diese meist jedoch nur mit geringer Beeinträchtigung des Allgemeinbefindens, leichtem Fieber und kurzer Krankheitsdauer einhergehen. Die Diagnose ergibt sich durch einen positiven PCR-Befund im Liquor. Bei einem akuten Beginn und starker Beeinträchtigung des Allgemeinbefindens muss auch eine bakterielle Genese in Betracht gezogen werden, zumal auch bei der FSME anfänglich häufig Granulozyten im Liquor zu finden sind. Laktatwerte über 3,5 mmol/l, Zellzahlen über 1.000/μl und ein erhöhtes Procalcitonin im Serum weisen auf eine bakterielle Genese hin.

Enzephalitis

Wichtigste Differenzialdiagnosen bei Bewusstseinsstörungen, Anfällen und/ oder anderen fokalen neurologischen Funktionsstörungen sind die Herpes-simplex-Virus (HSV)- und Varizella-zoster-Virus (VZV)-Enzephalitiden. Die positive PCR im Liquor und typische Veränderungen in der MRT unterstützen bzw. beweisen die entsprechende Ätiologie. Da diese zu Beginn der Erkrankung meist noch nicht bekannt ist, sollte bei klinischem Verdacht auf eine Enzephalitis grundsätzlich antiviral mit Aciclovir behandelt werden.

Myelitis

Fieberhafte Verläufe einer Myelitis sollten primär an eine Infektion nicht nur mit dem FSME-Virus, sondern auch mit dem HI-Virus, VZV und HSV sowie seltener auch Enteroviren denken lassen. Die entsprechenden Infektionen werden durch die PCR-Analyse des Liquors gesichert. Bei allen Verlaufsvarianten und insbesondere nach Zeckenstich ist differenzialdiagnostisch auch an eine Infektion mit *Borrelia burgdorferi* sensu lato zu denken, die durch eine Bestimmung des erregerspezifischen Antikörper-Index im Liquor gesichert wird.

13.7 Verlauf und Prognose

Der Langzeitverlauf der FSME wurde sowohl bei Erwachsenen als auch bei Kindern und Jugendlichen im Alter bis zu 15 Jahren untersucht. Die meisten Daten wurden retrospektiv erhoben, zum Teil in Form eines Fragebogens oder eines Telefoninterviews. Ein Teil der Ergebnisse wurde jedoch auch in prospektiven Studien gewonnen.

Retrospektive Studien bei Erwachsenen

Aufgrund des sehr heterogenen Studiendesigns und der zum Teil unzureichenden Beschreibungen zur Datenerhebung (z. T. fehlen die Angaben über den Beobachtungszeitraum) sind die Ergebnisse retrospektiver Studien mit Zurückhaltung zu interpretieren (Holmgren et al., 1959; Ziebart-Schroth, 1972; Duniewicz et al., 1975; Ackermann und Rehse-Küpper, 1979; Roggendorf et al., 1981; Jezyna et al., 1984; Ackermann et al., 1986; Wahlberg et al., 1989; Köck et al., 1992; Chlabicz et al., 1996; Rzewnicki et al., 1998; Laursen und Knudsen, 2003; Czupryna et al., 2018). In den meisten dieser Studien wurde die Rekonvaleszenzzeit mit mehreren Monaten angegeben und die Gesamtprognose als überwiegend günstig eingestuft. Das Auftreten eines postenzephalitischen Syndroms wurde in diesen Studien nicht explizit untersucht, dafür finden sich eher Angaben über die Häufigkeit bleibender Paresen der Extremitäten (8–56 %) und die insgesamt gute Rückbildungsfähigkeit der Hirnnerven mit Ausnahme des Nervus vestibulocochlearis (Duniewicz et al., 1975; Jezyna et al., 1984). Ein postenzephalitisches Syndrom wurde erstmals im Detail von Haglund et al. (1996) beschrieben, die ein solches im Rahmen von Verlaufsuntersuchungen (20–133 Monate) bei 40 von 114 Patienten (35,7 %) fanden. In 77,5 % der Fälle wurde die Symptomatik als mittelschwer oder schwerwiegend eingestuft. Persistierende Paresen waren nur bei 2,7 % der Patienten feststellbar.

In einer retrospektiven Befragung von 100 Patienten, teils als Telefoninterview und teils mittels eines Fragebogens, berichteten 5 % der Patienten über Gedächtnisstörungen, 36 % über Konzentrationsstörungen, 47 % über Stimmungsschwankungen und 42 % über Schlafstörungen. Etwa 37 % der Patienten mit einer FSME erholten sich komplett, 14 % benötigten Hilfe im täglichen Leben, 16 % mussten sich wegen der durchgemachten Erkrankung beruflich verändern (Karelis et al., 2012). In einer weiteren Telefonbefragung von 92 Patienten, die 2–15 Jahre zuvor an einer FSME erkrankt waren, berichteten Patienten im Vergleich zu Kontrollpersonen signifikant häufiger über Gedächtnis- und Konzentrationsstörungen, Lernbeeinträchtigungen, vermehrte Müdigkeit sowie Gleichgewichtsstörungen (Veje et al., 2016).

Retrospektive Studien bei Kindern

Cizman et al. (1999) untersuchten 133 Kinder und Jugendliche, von denen 7 (5,2 %) während der akuten Phase auf einer Intensivstation behandelt werden mussten. Nach einer Beobachtungszeit von 1,5–17 Monaten wiesen 2 Jugendliche moderate und einer schwerwiegende Defizite auf. Lesnicar et al. (2003) fanden bei einer retrospektiven Analyse von 371 Kindern und Jugendlichen, die in der Zeit zwischen 1959 und 2000 in Slowenien an einer FSME erkrankt waren, einen Trend bezüglich schwererer Erkrankungen mit zunehmendem Alter, jedoch keinen einzigen Fall mit permanenten Defiziten. Fritsch et al. (2008) untersuchten 116 Kinder, die zwischen 1981 und 2005 in der Steiermark erkrankt waren, und sahen hier nur 2 Kinder mit lang anhaltenden neurologischen Störungen: Ein Kind entwickelte epileptische Anfälle mit der Notwendigkeit einer längerfristigen Therapie, und ein anderes Kind behielt eine Hemiparese zurück. Zu einem völlig anderen Ergebnis kamen Fowler et al. (2013), die 55 Kinder in einem Zeitraum von 2–7 Jahren nach einer akuten FSME neuropsychologisch untersuchten und hierbei in etwa zwei Drittel der Fälle Folgeschäden in Form von Kopfschmerzen, vermehrter Müdigkeit, Ablenkbarkeit und Konzentrationsstörungen feststellten.

Prospektive Studien bei Erwachsenen

Eigene Untersuchungen an 230 Patienten 1–60 Monate nach der akuten Erkrankung ergaben bei 88 Patienten (38 %) vorübergehende und bei 62 (27 %) länger als 3 Monate anhaltende Beschwerden in Form von Gedächtnis- und Konzentrationsstörungen, Gleichgewichts- und Gangstörungen (Kaiser, 1999). In einer weiteren prospektiven Nachuntersuchung von 57 Patienten mit einer Enzephalomyelitis über einen Zeitraum von 10 Jahren erholten sich nur 11 (19 %) vollständig, 29 litten unter persistierenden Paresen (51 %), und 17 Patienten (30 %) starben an den Folgen der FSME (Kaiser, 2011).

Misić-Majerus et al. (2009) untersuchten 124 Patienten in Kroatien, die zwischen 1995 und 2008 an einer FSME erkrankt waren. Von diesen entwickelten 15 (12 %) ein mildes, 30 (24 %) ein mäßiges und 19 (15 %) ein ausgeprägtes postenzephalitisches Syndrom, das zwischen 3 und 18 Monate anhielt. Hauptbeschwerden waren Kopfschmerzen, kognitive Beeinträchtigungen, Gleichgewichts- und Bewegungsstörungen, vermehrte Müdigkeit und reduzierte Belastbarkeit. In der Studie von Bogovič et al. (2018) zeigte sich, dass sich die Beschwerden des postenzephalitischen Syndroms zwischen dem 6. und 12. Monat nach der akuten Erkrankung bei einem Teil der Patienten zurückbildeten. Symptome, die nach 12 Monaten noch bestanden, persistierten dann jedoch auch über einen längeren Zeitraum (Beobachtungszeitraum bis zu 7 Jahre). Auch in anderen Studien war 3 Jahre nach der akuten Erkrankung keine wesentliche Besserung von Symptomen mehr zu beobachten (Haglund et al., 1996; Kaiser et al., 1997; Kaiser, 2011).

Prospektive Studien bei Kindern

Neuropsychologische Untersuchungen 0,5 bis 11 Jahre nach akuter FSME ergaben bei 19 Jugendlichen im Alter von 7 bis 18 Jahren keinen Fall einer schweren kognitiven Beeinträchtigung (Schmolck et al., 2005). Allerdings fanden die Autoren leichte Beeinträchtigungen in der Aufmerksamkeit und Psychomotorik. Deutlichere Defizite fanden Engman et al. (2012) bei 8 Kindern mit einer FSME im Alter von 4 bis 18 Jahren, die sie 12–18 Monate nach der akuten FSME untersuchten. Sie fanden eine erhöhte Ermüdbarkeit und Ablenkbarkeit sowie Kopfschmerzepisoden signifikant häufiger als bei Probanden mit anderen entzündlichen Erkrankungen des ZNS (u. a. Neuroborreliose). Diese Ergebnisse wurden bestätigt durch eine weitere Studie mit 55 Kindern und Jugendlichen, die prospektiv 2–7 Jahre nach einer akuten FSME untersucht wurden. Zwei Drittel der Betroffenen berichteten über die gleichen Beschwerden wie in der Studie von Engman et al. (2012). Bei etwa einem Drittel der Jugendlichen konnten in neuropsychologischen Tests Defizite in der Informationsverarbeitung und Merkfähigkeit nachgewiesen werden (Fowler et al., 2013).

Krbková et al. (2015) untersuchten 170 an FSME erkrankte Jugendliche in Tschechien 3 Monate bis 3 Jahre nach der akuten Erkrankung und fanden bei 5 Kindern (3 %) neurologische Defizite in Form von persistierendem Tremor und Sprechstörungen, Hemiparese und Aphasie, Schlafstörungen und Schlaflosigkeit, Hyperkinesen und Schwindel. Vermehrte Kopfschmerzen und Müdigkeit in den ersten 3 Monaten nach der akuten Erkrankung fanden sich bei 88 Kindern (52 %). Diese Beschwerden persistierten maximal ein halbes Jahr. Kognitive Defizite in Form von Kurzzeitgedächtnisstörungen, Sprachstörungen und Verhaltensauffälligkeiten wurden bei 19 Kindern (11 %) festgestellt.

Prognostische Einschätzung

Aus den bisherigen Verlaufsuntersuchungen lassen sich folgende Schlüsse ziehen: Die Prognose der meningitischen Verlaufsform ist am günstigsten. Auch wenn der akute Verlauf mit einer stärkeren Beeinträchtigung des Allgemeinbefindens einhergeht als bei anderen aseptischen Meningitiden, ist die Gesamtprognose gut mit folgenloser Ausheilung.

Bei der Enzephalitis und der Myelitis korrelieren das Risiko und das Ausmaß von Folgeschäden in gewissem Umfang mit der Symptomdauer und Ausprägung im akuten Verlauf. Häufig ist ein postenzephalitisches Syndrom, welches sich bei milder Ausprägung lediglich über Wochen bis Monate mit neurasthenischen Beschwerden (u. a. vermehrte Kopfschmerzen und Müdigkeit, emotionale Labilität und verminderte Stresstoleranz) äußert und dann eine günstige Gesamtprognose hat. Zum Teil kommt es jedoch auch zu schweren Störungen der Informationsverarbeitung, der Konzentration und der Gedächtnisfunktion, welche langfristig und manchmal auch dauerhaft eine Arbeits- und Berufsunfähigkeit bedingen können. Organische Schäden wie Hör- und Gleichgewichtsstörungen und Paresen von kranialen und spinalen Nerven bilden sich gelegentlich nur teilweise oder gar nicht zurück. Selten entwickeln sich auch persistierende Schmerzen, die nur symptomatisch behandelt werden können (u. a. durch Verkrampfungen der Blasen- und Schlundmuskulatur). Ursächlich hierfür sind Entzündungen der grauen Substanz sowie der Substantia gelatinosa im Rückenmark im Rahmen der Myelitis (Grinschgl, 1955).

Die FSME verläuft mit zunehmendem Alter schwerwiegender, wobei der relative Anteil von Patienten mit einer Enzephalitis bzw. Myelitis deutlich zunimmt (Czupryna et al., 2018). Die Prognose der FSME ist bei Kindern und Jugendlichen zwar häufig günstiger als bei Erwachsenen, neuropsychologische

Testungen decken jedoch auch in dieser Altersgruppe häufiger Defizite auf als früher beschrieben (Grubbauer et al., 1992; Cizman et al., 1999; Arnež et al., 2003; Iff et al., 2005; Schmolck et al., 2005; Zenz et al., 2005; Kaiser, 2006; Logar et al., 2006; Jones et al., 2007; Arnež und Avšič-Županc, 2009; Engman et al., 2012; Fowler et al., 2013; Henrik et al., 2016). Bei >40 % der FSME-Patienten sind längerfristige Rehabilitationsmaßnahmen (Phasen B–D) erforderlich (Karelis et al., 2012).

Insgesamt ist bei ca. 30 % der Patienten mit einer Enzephalitis und/oder Myelitis mit vorübergehenden (<6 Monate) Folgeschäden (fokale neurologische Funktionsstörungen und postenzephalitisches Syndrom) und bei ca. 20 % mit einer Defektheilung zu rechnen (Haglund et al., 1996; Günther et al., 1997; Kaiser et al., 1997; Kaiser, 1999; Lämmli et al., 2000; Schwanda et al., 2000; Mickienė et al., 2002; Misić-Majerus et al., 2009; Karelis et al., 2012; Veje et al., 2016; Bogovič et al., 2018).

13.8 Rechtliche Aspekte

Der serologische Nachweis einer Infektion mit dem FSME-Virus ist in Deutschland nach dem Infektionsschutzgesetz seit 2001 vom diagnostizierenden Labor dem örtlichen Gesundheitsamt namentlich zu melden (§ 7 IfSG). Bei einem Antikörpernachweis muss ein zeitlicher Zusammenhang mit einer FSME-Impfung anamnestisch ausgeschlossen sein.

Die FSME ist in Deutschland bei bestimmten Berufsgenossenschaften (Forst- und Landwirtschaft) als Berufskrankheit Nr. 3102 meldepflichtig. Manche privaten Unfallversicherer werten einen Zeckenstich mit FSME-Virus-Infektion und nachfolgender Erkrankung als Unfall und entschädigen eine daraus resultierende Invalidität. Speziell unter diesem Aspekt ist eine sorgfältige neurologische und neuropsychologische Untersuchung vor Entlassung aus dem Krankenhaus von großer Bedeutung.

13.9 Literaturverzeichnis

Ackermann, R., Krüger, K., Roggendorf, M., Rehse-Küpper, B., Mörtter, M., Schneider, M., Vukadinović, I., 1986. Die Verbreitung der Frühsommer-Meningoenzephalitis in der Bundesrepublik Deutschland. Dtsch. Med. Wochenschr. 111, 927–933.

Ackermann, R., Rehse-Küpper, B., 1979. Die Zentraleuropäische Enzephalitis in der Bundesrepublik Deutschland. Fortschr. Neurol., Psychiatr. Grenzgeb. 47, 103–122.

Arnež, M., Avšič-Županc, T., 2009. Tick-borne encephalitis in children: an update on epidemiology and diagnosis. Expert. Rev. Anti. Infect. Ther. 7, 1251–1260.

Arnež, M., Lužnik-Bufon, T., Avšič-Županc, T., Ružic-Sabljic, E., Petrovec, M., Lotrič-Furlan, S., Strle, F., 2003. Causes of febrile illnesses after a tick bite in Slovenian children. Pediatr. Infect. Dis. J. 22, 1078–1083.

Barkhash, A. V., Babenko, V. N., Voevoda, M. I., Romaschenko, A. G., 2016. [Polymorphism of CD209 and TLR3 genes in populations of North Eurasia]. Genetika 52, 697–704, in Russisch.

Barkhash, A. V., Perelygin, A. A., Babenko, V. N., Myasnikova, N. G., Pilipenko, P. I., Romaschenko, A. G., Voevoda, M. I., Brinton, M. A., 2010. Variability in the 2'-5'-oligoadenylate synthetase gene cluster is associated with human predisposition to tick-borne encephalitis virus-induced disease. J. Infect. Dis. 202, 1813–1818.

Bogovič, P., Logar, M., Avšič-Županc, T., Strle, F., Lotrič-Furlan, S., 2014. Quantitative evaluation of the severity of acute illness in adult patients with tick-borne encephalitis. Biomed. Res. Int. 2014, 841027.

Bogovič, P., Strle, F., 2015. Tick-borne encephalitis: A review of epidemiology, clinical characteristics, and management. World J. Clin. Cases 3, 430–441.

Bogovič, P., Stupica, D., Rojko, T., Lotrič-Furlan, S., Avšič-Županc, T., Kastrin, A., Lusa, L., Strle, F., 2018. The long-term outcome of tick-borne encephalitis in Central Europe. Ticks Tick Borne Dis. 9, 369–378.

Brauchli, Y. B., Gittermann, M., Michot, M., Krähenbühl, S., Gnehm, H. E., 2008. A fatal tick bite occurring during the course of tick-borne encephalitis vaccination. Pediatr. Infect. Dis. J. 27, 363–365.

Chlabicz, S., Wiercińska-Drapało, A., Dare, A., 1996. Clinical picture of tick-borne encephalitis among patients hospitalized in 1994 in the Department of Infectious Diseases Medical School Białystok. Rocz. Akad. Med. Bialymst. 41, 35–39.

Chmelík, V., Chrdle, A., Růžek, D., 2016. Fatal tick-borne encephalitis in an immunosuppressed 12-year-old patient. J. Clin. Virol. 74, 73–74.

Cizman, M., Rakar, R., Zakotnik, B., Pokorn, M., Arnez, M., 1999. Severe forms of tick-borne encephalitis in children. Wiener Klin. Wochenschr. 111, 484–487.

Czupryna, P., Grygorczuk, S., Krawczuk, K., Pancewicz, S., Zajkowska, J., Dunaj, J., Matosek, A., Kondrusik, M., Moniuszko-Malinowska, A., 2018. Sequelae of tick-borne encephalitis in retrospective analysis of 1072 patients. Epidemiol. Infect. 146, 1663–1670.

Duniewicz, M., Mertenová, J., Moravcová, E., Jelínková, E., Holý, M., Kulková, H., Doutlík, S., 1975. [Tick-borne encephalitis]. Cas. Lek. Cesk. 114, 864–868, in Tschechisch.

Engman, M.-L., Lindström, K., Sallamba, M., Hertz, C., Sundberg, B., Hansson, M. E. A., Lindquist, L., Orvell, C., Lidefelt, K.-J., Sundin, M., 2012. One-year follow-up of tick-borne central nervous system infections in childhood. Pediatr. Infect. Dis. J. 31, 570–574.

Enzinger, C., Melisch, B., Reischl, A., Simbrunner, J., Fazekas, F., 2009. Polyradiculitis as a predominant symptom of tick-borne encephalitis virus infection. Arch. Neurol. 66, 904–905.

Fauser, S., Stich, O., Rauer, S., 2007. Unusual case of tick borne encephalitis with isolated myeloradiculitis. J. Neurol. Neurosurg. Psychiatry 78, 909–910.

Fowler, r., Forsman, L., Eriksson, M., Wickström, R., 2013. Tick-borne encephalitis carries a high risk of incomplete recovery in children. J. Pediatr. 163, 555–560.

Fritsch, P., Gruber-Sedlmayr, U., Pansi, H., Zohrer, B., Mutz, I., Spork, D., Zenz, W., 2008. Tick-borne encephalitis in Styrian children from 1981 to 2005: a retrospective study and a review of the literature. Acta Paediatr. 97, 535–538.

Gassmann, C., Bauer, G., 1997. Avidity determination of IgG directed against tick-borne encephalitis virus improves detection of current infections. J. Med. Virol. 51, 242–251.

Grinschgl, G., 1955. Virus meningo-encephalitis in Austria. II. Clinical features, pathology, and diagnosis. Bull. World Health Organ. 12, 535–564.

Gritsun, T. S., Lashkevich, V. A., Gould, E. A., 2003. Tick-borne encephalitis. Antiviral Res. 57, 129–146.

Grubbauer, H. M., Dornbusch, H. J., Spork, D., Zobel, G., Trop, M., Zenz, W., 1992. Tick-borne encephalitis in a 3-month-old child. Eur. J. Pediatr. 151, 743–744.

Grygorczuk, S., Mierzyńska, D., Zdrodowska, A., Zajkowska, J., Pancewicz, S., Kondrusik, M., Świerzbińska, R., Pryszmont, J., Hermanowska-Szpakowicz, T., 2002. Tick-borne encephalitis in north-eastern Poland in 1997-2001: a retrospective study. Scand. J. Infect. Dis. 34, 904–909.

Grygorczuk, S., Osada, J., Parczewski, M., Moniuszko, A., Świerzbińska, R., Kondrusik, M., Czupryna, P., Dunaj, J., Dąbrowska, M., Pancewicz, S., 2016. The expression of the chemokine receptor CCR5 in tick-borne encephalitis. J. Neuroinflammation 13, 45.

Günther, G., Haglund, M., Lindquist, L., Forsgren, M., Sköldenberg, B., 1997. Tick-bone encephalitis in Sweden in relation to aseptic meningo-encephalitis of other etiology: a prospective study of clinical course and outcome. J. Neurol. 244, 230–238.

Haglund, M., Forsgren, M., Lindh, G., Lindquist, L., 1996. A 10-year follow-up study of tick-borne encephalitis in the Stockholm area and a review of the literature: need for a vaccination strategy. Scand. J. Infect. Dis. 28, 217–224.

Henrik, U., Åsa, F., Ronny, W., 2016. Increased working memory related fMRI signal in children following tick borne encephalitis. Eur. J. Paediatr. Neurol. 20, 125–130.

Hirano, M., Muto, M., Sakai, M., Kondo, H.and Kobayashi, S., Kariwa, H., Yoshii, K., 2017. Dendritic transport of tick-borne flavivirus RNA by neuronal granules affects development of neurological disease. Proc. Natl. Acad. Sci. USA 114, 9960–9965.

Holmgren, B., Lindahl, J., von Zeipel, G., Svedmyr, A., 1959. Tick-borne meningoencephalomyelitis in Sweden. Acta Med. Scand. 164, 507–522.

Iff, T., Meier, R., Olah, E., Schneider, J. F., Tibussek, D., Berger, C., 2005. Tick-borne meningo-encephalitis in a 6-week-old infant. Eur. J. Pediatr. 164, 787–788.

Jezyna, C., Zajac, W., Ciesielski, T., Pancewicz, S., 1984. Epidemiologische und klinische Untersuchungen von Kranken mit Zecken-Enzephalitis aus Nord-Ostpolen. Zentralbl. Bakteriol. Mikrobiol. Hyg. 178, 510–521.

Jones, N., Sperl, W., Koch, J., Holzmann, H., Radauer, W., 2007. Tick-borne encephalitis in a 17-day-old newborn resulting in severe neurologic impairment. Pediatr. Infect. Dis. J. 26, 185–186.

Kaiser, R., 1999. The clinical and epidemiological profile of tick-borne encephalitis in southern Germany 1994-98: a prospective study of 656 patients. Brain 122, 2067–2078.

Kaiser, R., 2006. FSME im Kindes- und Jugendalter. Monatszeitschrift f. Kinderheilkunde 154, 1111–1116.

Kaiser, R., 2011. Langzeitprognose bei primär myelitischer Manifestation der FSME: Eine Verlaufsanalyse über 10 Jahre. Nervenarzt 82, 1020–1025.

Kaiser, R., Holzmann, H., 2000. Laboratory findings in tick-borne encephalitis–correlation with clinical outcome. Infection 28, 78–84.

Kaiser, R., Vollmer, H., Schmidtke, K., Rauer, S., Berger, W., Gores, D., 1997. Verlauf und Prognose der FSME. Nervenarzt 68, 324–330.

Karelis, G., Bormane, A., Logina, I., Lucenko, I., Suna, N., Krumina, A., Donaghy, M., 2012.

Tick-borne encephalitis in Latvia 1973-2009: epidemiology, clinical features and sequelae. Eur. J. Neurol. 19, 62–68.

Kleiter, I., Steinbrecher, A .and Flügel, D., Bogdahn, U., Schulte-Mattler, W., 2006. Autonomic involvement in tick-borne encephalitis (TBE): report of five cases. Eur. J. Med. Res. 11, 261–265.

Knight, A., Pauksens, K., Nordmark, G., Kumlien, E., 2017. Fatal outcome of tick-borne encephalitis in two patients with rheumatic disease treated with rituximab. Rheumatology (Oxford) 56, 855–856.

Köck, T., Stünzner, D., Freidl, W., Pierer, K., 1992. Klinische Aspelte der Frühsommer Meningoenzephalitis in der Steiermark. Nervenarzt 63, 205–208.

Krbková, L., Štroblová, H., Bednářová, J., 2015. Clinical course and sequelae for tick-borne encephalitis among children in South Moravia (Czech Republic). Eur. J. Pediatr. 174, 449–458.

Kristoferitsch, W., Stanek, G., Kunz, C., 1986. Doppelinfektion mit Frühsommer-meningoenzephalitis-(FSME-) Virus und *Borrelia burgdorferi*. Dtsch. Med. Wochenschr. 111, 861–864.

Labuda, M., Austyn, J. M., Zuffova, E., Kozuch, O., Fuchsberger, N., Lysy, J., Nuttall, P. A., 1996. Importance of localized skin infection in tick-borne encephalitis virus transmission. Virology 219, 357–366.

Lämmli, B., Müller, A., Ballmer, P. E., 2000. Spätfolgen nach Frühsommer-Meningoenzephalitis. Schweiz. Med. Wochenschr. 130, 909–915.

Laursen, K., Knudsen, J. D., 2003. Tick-borne encephalitis: a retrospective study of clinical cases in Bornholm, Denmark. Scand. J. Infect. Dis. 35, 354–357.

Lenhard, T., Ott, D., Jakob, N. J., Martinez-Torres, F., Grond-Ginsbach, C., Meyding-Lamadé, U., 2018. Clinical outcome and cerebrospinal fluid profiles in patients with tick-borne encephalitis and prior vaccination history. Ticks Tick Borne Dis. 9, 882–888.

Lenhard, T., Ott, D., Jakob, N. J., Pham, M., Bäumer, P., Martinez-Torres, F., Meyding-Lamadé, U., 2016. Predictors, neuroimaging characteristics and long-term outcome of severe European tick-borne encephalitis: A prospective cohort study. PloS One 11, e0154143.

Lesnicar, G., Poljak, M., Seme, K., Lesnicar, J., 2003. Pediatric tick-borne encephalitis in 371 cases from an endemic region in Slovenia, 1959 to 2000. Pediatr. Infect. Dis. J. 22, 612–617.

Lipowski, D., Popiel, M., Perlejewski, K., Nakamura, S., Bukowska-Ośko, I., Rzadkiewicz, E., Dzieciątkowski, T., Milecka, A., Wenski, W., Ciszek, M., Dębska-Ślizien, A., Ignacak, E., Cortes, K., Pawełczyk, A., Horban, A., Radkowski, M., Laskus, T., 2017. A cluster of fatal tick-borne encephalitis virus infection in organ transplant setting. J. Infect. Dis. 6, 896–901.

Logar, M., Bogovič, P., Cerar, D., Avšilvc-Županc, T., Strle, F., 2006. Tick-borne encephalitis in Slovenia from 2000 to 2004: comparison of the course in adult and elderly patients. Wien. Klin. Wochenschr. 118, 702–707.

Mandl, C. W., 2005. Steps of the tick-borne encephalitis virus replication cycle that affect neuropathogenesis. Virus Res. 111, 161–174.

Marjelund, S., Tikkakoski, T., Tuisku, S., Räisänen, S., 2004. Magnetic resonance imaging findings and outcome in severe tick-borne encephalitis. Report of four cases and review of the literature. Acta Radiol. 45, 88–94.

Markovinović, L., Kosanović Ličina, M. L., Tešić, V., Vojvodić, D., Vladušić Lucić, I., Kniewald, T., Vukas, T., Kutleša, M., Krajinoviś, L. C., 2016. An outbreak of tick-borne encephalitis associated with raw goat milk and cheese consumption, Croatia, 2015. Infection 44,

661–665.

Meyer, P. M., Zimmermann, H., Goetschel, P., 2010. Tick-borne encephalitis presenting as fever without localising signs–a case series. Eur. J. Pediatr. 169, 767–769.

Mickienė, A., Laiskonis, A., Günther, G., Vene, S., Lundkvist, A., Lindquist, L., 2002. Tick-borne encephalitis in an area of high endemicity in Lithuania: disease severity and long-term prognosis. Clin. Infect. Dis. 35, 650–658.

Mickienė, A., Pakalnienė, J., Nordgren, J., Carlsson, B., Hagbom, M., Svensson, L., Lindquist, L., 2014. Polymorphisms in chemokine receptor 5 and Toll-like receptor 3 genes are risk factors for clinical tick-borne encephalitis in the Lithuanian population. PloS One 9, e106798.

Misić-Majerus, L., Bujić, N., Madarić, V., Avsić-Zupanc, T., 2005. Hepatitis caused by tick-borne meningoencephalitis virus (TBEV)–a rare clinical manifestation outside the central nervous system involvement. Acta Med. Croatica 59, 347–352, in Kroatisch.

Misić-Majerus, L., Daković Rode, O., Ruzić Sabljić, E., 2009. [Post-encephalitic syndrome in patients with tick-borne encephalitis]. Acta Med. Croatica 63, 269–278, in Kroatisch.

Mukhin, K. Y., Mameniškienė, R., Mironov, M. B., Kvaskova, N. E., Bobylova, M. Y., Petrukhin, A. S., Wolf, P., 2012. Epilepsia partialis continua in tick-borne Russian spring-summer encephalitis. Acta Neurol. Scand. 125, 345–352.

Neumann, B., Schulte-Mattler, W., Brix, S., Pöschl, P., Jilg, W., Bogdahn, U., Steinbrecher, A., Kleiter, I., 2016. Autonomic and peripheral nervous system function in acute tick-borne encephalitis. Brain Behav. 6, e00485.

Nuttall, P. A., 1999. Pathogen-tick-host interactions: *Borrelia burgdorferi* and TBE virus. Zentralbl. Bakteriol. 289, 492–505.

Offerdahl, D. K., Clancy, N. G., Bloom, M. E., 2016. Stability of a tick-borne flavivirus in milk. Front. Bioeng. Biotechnol. 4, 40.

Oksi, J., Viljanen, M. K., Kalimo, H., Peltonen, R., Marttía, R., Salomaa, P., Nikoskelainen, J., Budka, H., Halonen, P., 1993. Fatal encephalitis caused by concomitant infection with tick-borne encephalitis virus and *Borrelia burgdorferi*. Clin. Infect. Dis. 16, 392–396.

Paulsen, K. M., Stuen, S., das Neves, C. G., Suhel, F., Gurung, D., Soleng, A., Stiasny, K., Vikse, R., Andreassen, Å. K., Granquist, E. G., 2019. Tick-borne encephalitis virus in cows and unpasteurized cow milk from Norway. Zoonoses Public Health 66, 216–222.

Pichler, A., Sellner, J., Harutyunyan, G., Sonnleitner, A., Klobassa, D. S., Archelos-Garcia, J.-J., Rock, H., Gattringer, T., Fazekas, F., 2017. Magnetic resonance imaging and clinical findings in adults with tick-borne encephalitis. J. Neurol. Sci. 375, 266–269.

Poponnikova, T. V., 2006. Specific clinical and epidemiological features of tick-borne encephalitis in Western Siberia. Int. J. Med. Microbiol. 296 (Suppl. 40), 59–62.

Pöschl, P., Kleiter, I., Grubwinkler, S., Bumes, E., Bogdahn, U., Dobler, G., Steinbrecher, A., 2009. Schwere Frühsommer-Meningo-Enzephalomyelitis ohne Liquor-Pleozytose. Fortschr. Neurol. Psychiatr. 77, 591–593.

Roggendorf, M., Goldhofer, E., Heinz, F. X., Epp, C., Deinhardt, F., 1981. FSME in Süddeutschland. MMW. Munch. Med. Wochenschr. 123, 1407–1411.

Růžek, D., Dobler, G., Donoso Mantke, O., 2010. Tick-borne encephalitis: pathogenesis and clinical implications. Travel Med. Infect. Dis. 8, 223–232.

Rzewnicki, I., Snarska-Furła, I., Pancewicz, S. A., Lachowicz, M., Zajkowska, J. M., Hermanowska-Szpakowicz, T., 1998. [Otoneurologic state estimation 2 years after tick-borne encephalitis]. Otolaryngol. Pol. 52, 579–584, in Polnisch.

Schmolck, H., Maritz, E., Kletzin, I., Korinthenberg, R., 2005. Neurologic, neuropsychologic, and electroencephalographic findings after European tick-borne encephalitis in children. J. Child Neurol. 20, 500–508.

Schultze, D., Dollenmaier, G., Rohner, A., Guidi, T., Cassinotti, P., 2007. Benefit of detecting tick-borne encephalitis viremia in the first phase of illness. J. Clin. Virol. 38, 172–175.

Schwanda, M., Oertli, S., Frauchiger, B., Krause, M., 2000. Die Frühsommer-Meningoenzephalitis im Kanton Thurgau: eine klinisch-epidemiologische Analyse. Schweiz. Med. Wochenschr. 130, 1447–1455.

Sendi, P., Hirzel, C., Pfister, S., Ackermann-Gäumann, R., Grandgirard, D., Hewer, E., Nirkko, A. C., 2017. Fatal outcome of European tick-borne encephalitis after vaccine failure. Front. Neurol. 8, 119.

Stefanoff, P., Pfeffer, M., Hellenbrand, W., Rogalska, J., Rühe, F., Makówka, A., Michalik, J., Wodecka, B., Rymaszewska, A., Kiewra, D., Baumann-Popczyk, A., Dobler, G., 2013. Virus detection in questing ticks is not a sensitive indicator for risk assessment of tick-borne encephalitis in humans. Zoonoses Public Health 60, 215–226.

Stiasny, K., Aberle, J. H., Chmelik, V., Karrer, U., Holzmann, H., Heinz, F. X., 2012. Quantitative determination of IgM antibodies reduces the pitfalls in the serodiagnosis of tick-borne encephalitis. J. Clin. Virol. 54, 115–120.

Stragapede, L., Dinoto, A., Cheli, M., Manganotti, P., 2018. Epilepsia partialis continua following a Western variant tick-borne encephalitis. J. Neurovirol. 24, 773–775.

Stupica, D., Strle, F., Avšič-Županc, T., Logar, M., Pečavar, B., Bajrović, F. F., 2014. Tick borne encephalitis without cerebrospinal fluid pleocytosis. BMC. Infect. Dis. 14, 614.

Veje, M., Nolskog, P., Petzold, M., Bergström, T., Lindén, T., Peker, Y., Studahl, M., 2016. Tick-borne encephalitis sequelae at long-term follow-up: a self-reported case-control study. Acta Neurol. Scand. 134, 434–441.

Venturi, G., Martelli, P., Mazzolini, E., Fiorentini, C., Benedetti, E., Todone, D., Villalta, D., Fortuna, C., Marchi, A., Minelli, G., Ciufolini, M. G., 2009. Humoral immunity in natural infection by tick-borne encephalitis virus. J. Med. Virol. 81, 665–671.

Wahlberg, P., Saikku, P., Brummer-Korvenkontio, M., 1989. Tick-borne viral encephalitis in Finland. The clinical features of Kumlinge disease during 1959–1987. J. Intern. Med. 225, 173–177.

Yoshii, K., 2019. Epidemiology and pathological mechanisms of tick-borne encephalitis. J. Vet. Med. Sci. 81, 343–347.

Yoshii, K., Moritoh, K., Nagata, N., Yokozawa, K., Sakai, M., Sasaki, N., Kariwa, H., Agui, T., Takashima, I., 2013. Susceptibility to flavivirus-specific antiviral response of Oas1b affects the neurovirulence of the Far-Eastern subtype of tick-borne encephalitis virus. Arch. Virol. 158, 1039–1046.

Zambito Marsala, S., Francavilla, E., Gioulis, M., Candeago, R. M., Mondardini, V., Gentile, M., Ferracci, F., Guzzo, F., Granata, C., Marchini, C., 2012. Isolated polio-like syndrome after tick-borne encephalitis presenting with acute hyperckemia. Neurol. Sci. 33, 669–672.

Zenz, W., Pansi, H., Zoehrer, B., Mutz, I., Holzmann, H., Kraigher, A., Berghold, A., Spork, D., 2005. Tick-borne encephalitis in children in Styria and Slovenia between 1980 and 2003. Pediatr. Infect. Dis. J. 24, 892–896.

Ziebart-Schroth, A., 1972. FSME: Klinik und besondere Verlaufsformen. Wien. Klin. Wochenschr. 84, 778–781.

14

Prävention und Behandlung der FSME

Erich Schmutzhard

Inhaltsverzeichnis

Zusammenfassung

Die Frühsommer-Meningoenzephalitis (FSME) ist eine Infektion des zentralen Nervensystems, der Meningen, des Hirnparenchyms und – selten – des Rückenmarks. Insbesondere Enzephalitis und Myelitis, gelegentlich auch eine Enzephalomyelitis, bedürfen einer neuro-intensivmedizinischen Überwachung, im Einzelfall eines invasiven Neuromonitorings und benötigen das gesamte Spektrum neuro-intensivmedizinischer, medikamentöser und invasiver Maßnahmen. Steroide und eine kontinuierliche Osmotherapie als potenzielle „Therapie" eines Hirnödems sind obsolet. Es gibt keine effiziente antivirale Therapie, einer FSME kann aber effektiv durch aktive Immunisierung vorgebeugt werden. In Regionen mit hoher Durchimpfungsrate konnte die Inzidenz der FSME dramatisch gesenkt werden. Zusätzlich ist die aktive FSME-Impfung auch als Reiseimpfung in Endemiegebieten empfohlen.

14.1 Prävention

Aktive Immunisierung ist die wirksamste Strategie, eine klinisch relevante Frühsommer-Meningoenzephalitis (FSME)-Erkrankung zu verhindern. Sie ist im Rahmen einer wirksamen Prävention essenziell, da eine erregerspezifische Therapie nicht existiert und eine FSME mit ausgeprägten neurologischen und neuropsychiatrischen Langzeitfolgen assoziiert sein kann und in etwa 1 % der Fälle tödlich endet. Mit Ausnahme einer extrem seltenen Virusübertragung bei einer Organtransplantation (von einem virämischen Organspender auf den Organempfänger; Lipowski et al., 2017) wird eine FSME nicht von Mensch zu Mensch übertragen. Ein FSME-Patient ist also nicht für die Umgebung infektiös. Da es nie möglich sein wird FSME-Virus-Vektoren und -Reservoirwirte vollständig zu eliminieren, ist die aktive Immunisierung und die Prävention einer direkten Erregerinokulation durch einen Zeckenstich (und die Vermeidung des Genusses von unpasteurisierter Mich und Milchprodukten) grundsätzlich empfohlen, aber eine individuelle Entscheidung.

TBE-Vakzinen sind formalininaktivierte, zellkulturbasierte FSME-Virus-Stämme. Derzeit sind 5 solcher Impfstoffe in Verwendung; 2 davon werden in Europa hergestellt und sind von der *European Medicines Agency* (EMA) zugelassen (European Medicines Agency, 2018):

- FSME-IMMUN/TicoVac, Pfizer (ursprünglich Baxter, Wien)
- Encepur, GlaxoSmithKline (ursprünglich Novartis, Marburg)

Zwei Impfstoffe basieren auf dem Fernöstlichen Subtyp und werden in Russland hergestellt:

- TBE-Moscow (hergestellt im Chumakov-Institut, Moskau)
- EnceVir (Microgen, Tomsk)

Beide Impfstoffe sind nicht von der EMA zugelassen (WHO, 2011; Šmit und Postma, 2015). Weiterhin gibt es noch einen in China hergestellten Impfstoff, der ebenfalls auf dem Fernöstlichen Subtyp basiert (*Changchun Institute of Biological Products*, China).

Die Produktion von Hyperimmunglobulinen (IgG) zur Post-Expositionsprophylaxe wurde in Europa vor vielen Jahren eingestellt, da die Wirksamkeit nie eindeutig bewiesen wurde und in Einzelfällen bei zu später Verabreichung zu einer dramatischen Verschlechterung der Erkrankung geführt hatte (Bröker und Kollaritsch, 2008; Pogodina et al., 2013).

Letztlich sind als unspezifische Expositionsprophylaxe-Maßnahmen bzw. Präventionsstrategien anzuführen:

- Vermeidung von Zeckengebieten
- Anwendung von Repellents bei Exposition
- adäquate Kleidung bei Exposition
- aktives Absuchen der Kleidung und der Haut nach Zecken kurz nach Exposition und gegebenenfalls deren Entfernung
- ausschließlicher Genuss von pasteurisierter Milch und pasteurisierten Milchprodukten

14.2 Aktive Immunisierung: Impfstrategien und Impfplan

Impfstrategien, empfohlen von öffentlichen Gesundheitsbehörden, basieren auf der Risikobeurteilung der „Endemizität": Die Weltgesundheitsorganisation (WHO) empfiehlt eine aktive Immunisierung für alle Menschen, die älter als 1 Jahr sind, in einem Hochrisikogebiet, d.h., wenn dort $\geq$5 FSME-Fälle/100.000 Einwohner/Jahr registriert werden. In einem Gebiet mit geringem oder moderatem Risiko ($<$5 FSME-Fälle/100.000 Einwohner/Jahr) sollte eine Impfung allen Personen angeboten werden, die im Freien arbeiten oder sich zwecks Freizeitaktivitäten im Freien aufhalten und damit exponiert sind (WHO, 2011; Taba et al., 2017). Reisende aus Nichtendemiegebieten sollten grundsätzlich geimpft sein, wenn sie in Endemiegebieten Freizeitaktivitäten im Freien planen (WHO, 2011; Haditsch und Kunze, 2013).

Die Grundimmunisierung besteht aus 3 Impfungen. Die FSME-Impfung sollte bei Menschen, die in Endemiegebieten leben, alle 5 Jahre und je nach Impfstoff bei Personen $>$50 oder $>$60 Jahre alle 3 Jahre aufgefrischt werden. Details werden in Tab. 14.1 dargestellt (Demicheli et al., 2009; WHO, 2011; Taba et al., 2017). Im Bedarfsfall (kurzfristige Notwendigkeit eines Impfschutzes) können die in Europa zugelassenen Impfstoffe auch in Schnellimmunisierungsschemata eingesetzt werden. Ein Vergleich der schnellen Immunisierung (Tage 0, 7 und 21) versus konventioneller Verabreichung kam bei Encepur zu ähnlichen Schutzraten bzw. vergleichbarer Wirksamkeit (Schöndorf et al.,

Tab. 14.1: FSME-Impfstoffe und Impfschemata (modifiziert nach Taba et al., 2017).

Impfstoff	Encepur	FSME-IMMUN TicoVac	TBE-Moscow	EnceVir
Virusstamm	K23 (europ.)	Neudörfl (europ.)	Sofjin (fernöstl.)	205 (fernöstl.)
Antigengehalt	1,25 ug E 0,75 ug K	2,4 ug E 1,2 ug K	0,5-0,75 ug	2,0-2,5 ug
Stabilisator	Saccarose	HA	HA	HA
Verabreichungsempfehlung nach der 1. Dosis				
2. Dosis	1–2(3) Mo.	1–2(3) Mo.	1–7 Mo.	5–7 Mo.
3. Dosis	9–12 Mo.	5–12 Mo.	12 Mo.	12 Mo.
1. BD	3 Jahre	3 Jahre	3 Jahre	3 Jahre
nächste BD	5 (3^a) Jahre	5 (3^b) Jahre	3 Jahre	3 Jahre

Abkürzungen: E – Erwachsene, K – Kinder, HA – Humanalbumin, Mo – Monate, BD – Booster-Dosis.
* 3 Jahre bei Menschen >50 Jahre.
* 3 Jahre bei Menschen >60 Jahre.
Die europäischen Impfstoffe beinhalten Spuren von Formaldehyd, Gentamycin und Neomycin. Die russischen Impfstoffe enthalten Spuren von Formaldehyd und Protaminsulfat.

2007a,b). Die russischen Impfstoffe sind für Erwachsene und Kinder >3 Jahre (Tab. 14.1) zugelassen, haben aber keine Zulassung von der EMA für die EU (WHO, 2011).

Beide europäischen Impfstoffe können bei Personen mit Blutungsstörungen oder prophylaktischer Antikoagulationstherapie anstelle der intramuskulären Verabreichung auch subkutan gegeben werden. In einer limitierten Studie mit FSME-IMMUN Booster-Impfung bei gesunden Erwachsenen weisen die Daten auf eine vergleichbare Immunantwort bei subkutaner wie bei intramuskulärer Verabreichung hin. Bei einer subkutanen Verabreichung könnte sich jedoch das Risiko für Nebenwirkungen an der Einstichstelle erhöhen (Hopf et al., 2016).

Die in der klinischen Praxis oft gesehenen Probleme der unvollständigen oder unterbrochenen Impfabfolge lassen sich für die europäischen Impfstoffe (FSME-IMMUN und Encepur) anhand von kürzlich erschienenen Studien relativ klar beantworten: Ein unterbrochener bzw. unvollständiger Impfzyklus sollte einfach weitergeführt und zu Ende gebracht werden. Damit kann bei über 90 % der Patienten ein ausreichender Schutz erzielt werden (Schöndorf et al., 2006; Schosser et al., 2014; Aerssens et al., 2016).

14.3 Wirksamkeit und Sicherheit der Impfstoffe

Wenn regional oder gar national ein dichtes Impfprogramm etabliert wird, kommt es zu einer erheblichen Reduktion von klinisch-neurologisch relevanten FSME-Fällen (Schöndorf et al., 2007a; Hubálek und Rudolf, 2012). Die berichteten Nebenwirkungsraten bei diesen FSME-Impfprogrammen sind niedrig (Ehrlich et al., 2003; Loew-Baselli et al., 2006; WHO, 2011). Laut einer zusammenfassenden Analyse von 11 Studien mit über 5.000 Patienten (Encepur und FSME-IMMUN) wurden Serokonversionsraten von 92–100 % (Demicheli et al., 2009) erreicht. Eine Langzeitprotektion von bis zu 10 Jahren erscheint wahrscheinlich, die Immunoseneszenz legt aber bei Menschen von über 50 Jahren eine stetige Verkürzung dieser „Seroprotektion" nahe (Lindblom et al., 2014; WHO, 2011). Bei der steigenden Zahl von Patienten mit immunkompromittierenden Erkrankungen (z. B. HIV, Zustand nach Thymektomie) und unter immunmodulierenden Therapien wurde in Einzelfällen eine reduzierte Immunantwort berichtet (Panasiuk et al., 2003; Prelog et al., 2008). Die aktive Immunisierung in hochendemischen Regionen ($\geq$5 humane Fälle/100.000 Einwohner/Jahr) wird für alle Menschen $>$1 Jahr empfohlen (Level A Evidenz; Taba et al., 2017). In Deutschland empfiehlt die Ständige Impfkommission (STIKO) die Impfung für alle Personen, die in einem Risikogebiet leben, arbeiten oder dorthin reisen, und potenziell zeckenexponiert sind (Ständige Impfkommission, 2018).

Ein Austausch der europäischen Impfstoffe – FSME-IMMUN/TicoVac und Encepur sind antigenetisch eng verwandt – während eines Impfzyklus bzw. zur Boosterung ist möglich (Bröker und Schöndorf, 2006). *In vivo* und *in vitro* konnte eine ausreichende Kreuzprotektion von europäischen Impfstoffen gegenüber den asiatischen Virusstämmen gezeigt werden, sodass postuliert wird, dass eine Impfung mit diesen europäischen Impfstoffen gegen alle Subtypen ausreichend Schutz bietet (Orlinger et al., 2011; Domnich et al., 2014; Morozova et al., 2014). Dass die fernöstlichen Impfstoffe auch gegen die europäischen FSME-Viren ausreichend schützen, wurde bisher nur in einem Tiermodell gezeigt (Taba et al., 2017).

Milde, überwiegend lokale Nebenwirkungen wie Rötung, lokale Schmerzen und Druckschmerz werden bei fast der Hälfte (45 %) der Geimpften gesehen. Fieber tritt bei bis zu 10 % nach Verabreichung des Impfstoffes auf, ebenso Kopfschmerzen, Muskelschmerzen oder Abgeschlagenheit. In einer Metaanalyse wurden bei den europäischen Impfstoffen keine schwerwiegenden Nebenwirkungen bzw. postvakzinalen Erkrankungen berichtet. Nach Verabreichung von EnceVir wurden über hohes Fieber und schwerwiegende allergische Reaktionen berichtet. Die russischen Gesundheitsbehörden empfehlen den Gebrauch von EnceVir nur bei Personen, die mindestens >17 Jahre alt sind (Demicheli et al., 2009; WHO, 2011).

Die Entwicklung einer klinisch-neurologisch relevanten FSME nach korrekter und vollständiger Impfung bzw. Boosterung ist selten. In den Jahren 2000–2011 wurde aus Österreich, Schweden, Slowenien und der Schweiz in einem Zeitraum von durchschnittlich 8 (7–9) Jahren über 85 FSME-Fälle als Impfdurchbrüche bzw. Impfversager berichtet. Die Mehrzahl der Patienten war über 50 Jahre alt und diese 85 Patienten stellten 0,7–3,1 % aller FSME-Fälle in der jeweiligen Region dar (Kunz, 2003; Kleiter et al., 2007; Lotric-Furlan et al., 2008; Stiasny et al., 2009; Andersson et al., 2010; Schuler et al., 2014).

Eine aktive oder passive Post-Expositionsprophylaxe wird entsprechend dem Consensus-Review der *European Academy of Neurology* im Sinne einer „good clinical practice“ (GPP) NICHT empfohlen (Taba et al., 2017).

14.4 Therapie

In einem FSME-endemischen Gebiet sollte bei jedem Patient mit Meningitis, Enzephalitis, Myelitis oder Kombinationen im Sinne einer Meningoenzephalitis oder Enzephalomyelitis FSME in die Differenzialdiagnose einbezogen werden. Wird in der Anamnese ein Zeckenstich innerhalb der Inkubationszeit berichtet, dann ist die Diagnose FSME hochwahrscheinlich (Bender et al., 2005; Kaiser, 2016). Jeder Patient mit einer eindeutigen Enzephalitis wird noch zum Zeitpunkt der Notfalls-/Erstversorgung mit intravenösem Acyclovir (10 mg/kg Körpergewicht, 3-mal täglich) behandelt, bis eine Herpes simplex I Virusenzephalitis ausgeschlossen ist, d. h. üblicherweise für die ersten 24 Stunden (Steiner et al., 2010; Ellul und Solomon, 2018). Eine spezifische, vor allem antivirale Therapie gegen FSME-Viren gibt es nicht, die symptomatische Therapie mit Antipyretika, Analgetika, Sedativa und Antiemetika steht bei der meningitischen Symptomatik im Vordergrund. Bei enzephalitischen Symptomen, z. B. epileptischen Anfällen, bedarf es einer sofortigen Verabreichung von Antikonvulsiva. Weitere Manifestationen einer Enzephalitis wie Hirnödem mit qualitativer oder quantitativer Bewusstseinsstörung, weitergehende epileptische Anfälle oder Status epilepticus, fokale neurologische Ausfallssymptome, Hyperpyrexie oder auch systemische Zeichen wie Elektrolytstörungen, Hypo- oder Hypervolämie etc. bedürfen eines sofortigen (neuro-) intensivmedizinischen Managements inklusive kreislaufunterstützender Therapie und rechtzeitiger Beatmung (Kramer, 2013; Gaieski et al., 2015). Dies trifft vor allem auch auf enzephalomyelitische Verläufe mit respiratorischer

Insuffizienz und Beeinträchtigung des vegetativen Nervensystems (Hypotonie, Bradykardie etc.) zu. Oberstes Gebot ist die Vermeidung von sekundären und tertiären Schäden (Kramer, 2013). Eine verzögerte adäquate und korrekte neuro-intensivmedizinische Betreuung ist klar mit einer schlechten Prognose assoziiert (Sonneville et al., 2015).

Bis zu 12 % der FSME-Patienten bedürfen in ihrem Verlauf eines neurointensivmedizinischen Monitorings und Managements, mehr als die Hälfte davon sind beatmungspflichtig (Kaiser, 1999). Eine vor wenigen Jahren publizierte Metaanalyse kam zum Schluss, dass bei Patienten mit nicht traumatisch bedingten Neuro-Intensivaufenthalten (z. B. Meningitis und Enzephalitis) und klinischen Zeichen einer Hirndruckerhöhung (ICP) bzw. eines kompromittierten zerebralen Perfusionsdruckes (CPP) sich ein kontinuierliches invasives Hirndruck-Monitoring positiv auf die Überlebensprognose auswirkt (Helbok et al., 2014). Die Konsequenz eines erhöhten ICP oder kritisch erniedrigten CPP muss eine sofortige zerebrale Bildgebung sein (Kramer, 2013; Gaieski et al., 2015). Bei ausgeprägtem Hirnödem mit kritischen ICP- und CPP-Werten kann im Einzelfall ein invasives Neuromonitoring (zerebrale Mikrodialyse, Hirngewebs-Sauerstoffmonitoring, Elektrokortikografie) die Entwicklung einer kritischen, lebensbedrohlichen metabolischen Stresssituation im Hirngewebe frühzeitig erkennen helfen und damit weitreichende therapeutische Entscheidungen, wie z. B. bilaterale dekrompressive Kraniektomie, erleichtern (Kofler et al., 2016). Kontinuierliches EEG-Monitoring des enzephalitischen, komatösen FSME-Patienten ist unbedingt zu überlegen (Carrera et al., 2008; Kramer, 2013; Sutter et al., 2015).

14.5 Symptomatische Therapie

Hirnödem/Hirndruck

Enzephalitisbedingtes Hirnödem ist häufig diffus, gelegentlich fokal/regional, bei FSME insbesondere die Basalganglien, die Thalami oder den Hirnstamm betreffend. Die neuro-intensivmedizinischen Grundsätze der Therapie eines enzephalitischen Hirnödems lehnen die prophylaktische Gabe von Dexamethason, Osmotherapeutika oder eine massive Hyperventilation (pCO2 <30 mmHg) eindeutig ab (Taba et al., 2017). Die rechtzeitige Einleitung einer ausreichenden Analgosedierung, die Vertiefung dieser Analgosedierung unter Ausnutzung der antikonvulsiven Komponente dieser Analgosedierung (Midazolam, Ketamin) sowie eine sehr vorsichtige, milde Hyperventilation (pCO2 30–35 mmHg) stellen unter kontinuierlichem Monitoring der wichtigsten intrakraniellen und intrazerebralen Parameter (s. oben) die Grundpfeiler der neuro-intensivmedizinischen Therapie eines enzephalitischen Hirnödems dar. Falls sich diese Therapien, inklusive prophylaktischer Normothermie bzw. bestmöglichem gezielten Temperaturmanagement anhand der klinischen, Monitoring- und bildgebenden Parameter als unzureichend erweisen, sind eine therapeutische Hypothermie (Körpertemperatur 32–34 °C) und/oder eine dekompressive (Hemi)kraniektomie mögliche therapeutische Eskalationsstrategien (Taferner et al., 2001; Kumar et al., 2009; Kutleša et al., 2011; Chu und Sheth, 2015; Safain et al., 2015). Spezifische prospektive randomisierte Studien, die Dexamethason oder Osmotherapie zur Behandlung des enzephalitisassoziierten Hirnödems bei einer FSME untersuchten, existieren nicht. Deduziert aus Nicht-FSME-Studien, aber durchgeführt bei infektiösen ZNS-Erkrankungen, scheint es jedoch geboten, Dexamethason oder eine kontinuierliche Osmotherapie bei einer FSME mit lebensbedrohlichem enzephalitischen Verlauf tunlichst zu vermeiden, da diese Therapien eher die Sterblichkeit erhöhen (Enwere, 2005; van de Beek et al., 2010; Pfausler und Schmutzhard, 2013) und den Krankheitsverlauf, vor allem die Intensivpflichtigkeit, verlängern. Die kontinuierliche Osmotherapie ist eindeutig negativ zu beurteilen, eine kurzzeitige Gabe eines Bolus von Mannit, Glycerol oder Sorbit (maximal 2–3x) kann eine kurzfristige Überbrückung bis zum nächsten Therapie-Eskalationsschritt ermöglichen (Kumar et al., 2009). Kürzlich vorgelegte Ergebnisse von Fallserien bzw. Observationsstudien zeigen eine günstige Langzeitprognose von Patienten mit viraler Enzephalitis, die diesem Eskalationsschema inklusive Hypothermie und/oder dekompressiver Kraniektomie unterzogen wurden (Taferner et al., 2001; Jouan et al., 2015).

Epileptische Anfälle

Epileptische Anfälle, manchmal sogar ein Status epilepticus, sind nicht selten die ersten schwerwiegenden Symptome einer viralen Enzephalitis. Sie stellen ein erhöhtes Risiko für eine postenzephalitische Epilepsie dar (Michael und Solomon, 2012; Mukhin et al., 2012). Jeder symptomatische epileptische Anfall, umso mehr ein Status epilepticus, bedarf einer sofortigen antikonvulsiven Akuttherapie. Intravenös verabreichte Benzodiazepine (Lorazepam), Fosphenytoin, Valproinsäure, Levetiracetam sind die Basistherapeutika für einen symptomatischen (damit auch einen enzephalitisassoziierten) epileptischen Anfall. Bei Entwicklung eines Status epilepticus wird eventuell eine Allgemeinanästhesie – nach Intubation – mit Ketamin, Propofol, Midazolam oder beim superrefraktären Status epilepticus mit Barbituraten notwendig. Bei letztgenannter Therapie ist ein kontinuierliches EEG-Monitoring unverzichtbar (Michael und Solomon, 2012; Taba et al., 2017). Für die prophylaktische

Verabreichung von Antikonvulsiva bei einer Enzephalitis bzw. FSME reicht die Evidenz und die „Erfahrung (*good clinical practice*)“ nicht aus (Pandey et al., 2014; Taba et al., 2017).

14.6 Antivirale Therapeutika und immunomodulatorische Therapie

Entsprechend den Empfehlungen des Consensus Review der *European Academy of Neurology* gibt es für die Behandlung einer FSME weder antivirale Chemotherapeutika noch eine Indikation zum Einsatz von immunmodulierender Therapie inklusive Immunglobulinen (IgG, Taba et al., 2017).

14.7 Literaturverzeichnis

Aerssens, A., Cochez, C., Niedrig, M., Heyman, P., Kühlmann-Rabens, I., Soentjens, P., 2016. Analysis of delayed TBE-vaccine booster after primary vaccination. J. Travel Med. 23, tav020.

Andersson, C. R., Vene, S., Insulander, M., Lindquist, L., Lundkvist, Å., Günther, G., 2010. Vaccine failures after active immunisation against tick-borne encephalitis. Vaccine 28, 2827–2831.

Bender, A., Schulte-Altedorneburg, G., Walther, E. U., Pfister, H.-W., 2005. Severe tick borne encephalitis with simultaneous brain stem, bithalamic, and spinal cord involvement documented by MRI. J. Neurol. Neurosurg. Psychiatry 76, 135–137.

Bröker, M., Kollaritsch, H., 2008. After a tick bite in a tick-borne encephalitis virus endemic area: current positions about post-exposure treatment. Vaccine 26, 863–868.

Bröker, M., Schöndorf, I., 2006. Are tick-borne encephalitis vaccines interchangeable? Expert Rev. Vaccines 5, 461–466.

Carrera, E., Claassen, J., Oddo, M., Emerson, R. G., Mayer, S. A., Hirsch, L. J., 2008. Continuous electroencephalographic monitoring in critically ill patients with central nervous system infections. Arch. Neurol. 65, 1612–1618.

Chu, S. Y., Sheth, K. N., 2015. Decompressive craniectomy in neurocritical care. Curr. Treat. Options Neurol. 17, 330.

Demicheli, V., Debalini, M. G., Rivetti, A., 2009. Vaccines for preventing tick-borne encephalitis. Cochrane Database Syst. Rev., CD000977.

Domnich, A., Panatto, D., Arbuzova, E. K., Signori, A., Avio, U., Gasparini, R., Amicizia, D., 2014. Immunogenicity against Far Eastern and Siberian subtypes of tick-borne encephalitis (TBE) virus elicited by the currently available vaccines based on the European subtype: systematic review and meta-analysis. Hum. Vaccin. Immunother. 10, 2819–2833.

Ehrlich, H. J., Pavlova, B. G., Fritsch, S., Poellabauer, E. M., Loew-Baselli, A., Obermann-Slupetzky, O., Maritsch, F., Cil, I., Dorner, F., Barrett, P. N., 2003. Randomized, phase II dose-finding studies of a modified tick-borne encephalitis vaccine: evaluation of safety and immunogenicity. Vaccine 22, 217–223.

Ellul, M., Solomon, T., 2018. Acute encephalitis - diagnosis and management. Clin. Med. 18, 155–159.

Enwere, G., 2005. A review of the quality of randomized clinical trials of adjunctive therapy for the treatment of cerebral malaria. Trop. Med. Int. Health 10, 1171–1175.

European Medicines Agency, 2018. EudraVigilance Medicinal Product Dictionary, https://www.ema.europa.eu/en/human-regulatory/post-authorisation/data-medicines-iso-idmp-standards/extended-eudravigilance-medicinal-product-dictionary-xevmpd-training (zuletzt aufgerufen am 26.06.2018).

Gaieski, D. F., Nathan, B. R., O'Brien, N. F., 2015. Emergency neurologic life support: Meningitis and encephalitis. Neurocrit. Care 23 (Suppl. 2), S110–S118.

Haditsch, M., Kunze, U., 2013. Tick-borne encephalitis: a disease neglected by travel medicine. Travel Med. Infect. Dis. 11, 295–300.

Helbok, R., Olson, D. M., Le Roux, P. D., Vespa, P., Participants in the International Multidisciplinary Consensus Conference on Multimodality Monitoring, 2014. Intracranial pressure and cerebral perfusion pressure monitoring in non-TBI patients: special considerations. Neurocrit. Care 21 (Suppl. 2), 85–94.

Hopf, S., Garner-Spitzer, E., Hofer, M., Kundi, M., Wiedermann, U., 2016. Comparable immune responsiveness but increased reactogenicity after subcutaneous versus intramuscular administration of tick borne encephalitis (TBE) vaccine. Vaccine 34, 2027–2034.

Hubálek, Z., Rudolf, I., 2012. Tick-borne viruses in Europe. Parasitol. Res. 111, 9–36.

Jouan, Y., Grammatico-Guillon, L., Espitalier, F., Cazals, X., François, P., Guillon, A., 2015. Long-term outcome of severe herpes simplex encephalitis: a population-based observational study. Crit. Care 19, 345.

Kaiser, R., 1999. The clinical and epidemiological profile of tick-borne encephalitis in southern Germany 1994-98: a prospective study of 656 patients. Brain 122, 2067–2078.

Kaiser, R., 2016. Frühsommermeningoenzephalitis. Nervenarzt 87, 667–680.

Kleiter, I., Jilg, W., Bogdahn, U., Steinbrecher, A., 2007. Delayed humoral immunity in a patient with severe tick-borne encephalitis after complete active vaccination. Infection 35, 26–29.

Kofler, M., Schiefecker, A., Beer, R., Sohm, F., Broessner, G., Rhomberg, P., Lackner, P., Pfausler, B., Thomé, C., Schmutzhard, E., Helbok, R., 2016. Neuroglucopenia and metabolic distress in two patients with viral meningoencephalitis: A microdialysis study. Neurocrit. Care 25, 273–281.

Kramer, A. H., 2013. Viral encephalitis in the ICU. Crit. Care Clin 29, 621–649.

Kumar, G., Kalita, J., Misra, U. K., 2009. Raised intracranial pressure in acute viral encephalitis. Clin. Neurol. Neurosurg. 111, 399–406.

Kunz, C., 2003. TBE vaccination and the Austrian experience. Vaccine 21 (Suppl. 1), 50–55.

Kutleša, M., Baršiś, B., Lepur, D., 2011. Therapeutic hypothermia for adult viral meningoencephalitis. Neurocrit. Care 15, 151–155.

Lindblom, P., Wilhelmsson, P., Fryland, L., Matussek, A., Haglund, M., Sjöwall, J., Vene, S., Nyman, D., Forsberg, P., Lindgren, P.-E., 2014. Factors determining immunological response to vaccination against tick-borne encephalitis virus in older individuals. PloS One 9, e100860.

Lipowski, D., Popiel, M., Perlejewski, K., Nakamura, S., Bukowska-Ośko, I., Rzadkiewicz, E., Dzieciątkowski, T., Milecka, A., Wenski, W., Ciszek, M., Dębska-Ślizien, A., Ignacak, E., Cortes, K., Pawełczyk, A., Horban, A., Radkowski, M., Laskus, T., 2017. A cluster of fatal tick-borne encephalitis virus infection in organ transplant setting. J. Infect. Dis. 6, 896–901.

Loew-Baselli, A., Konior, R., Pavlova, B. G., Fritsch, S., Poellabauer, E., Maritsch, F., Harmacek, P., Krammer, M., Barrett, P. N., Ehrlich, H. J., FSME-IMMUN study group, 2006.

Safety and immunogenicity of the modified adult tick-borne encephalitis vaccine FSME-IMMUN: results of two large phase 3 clinical studies. Vaccine 24, 5256–5263.

Lotric-Furlan, S., Avšič-Županc, T., Strle, F., 2008. Tick-borne encephalitis after active immunization. Int. J. Med. Microbiol. 298 (Suppl. 1), 309–313.

Michael, B. D., Solomon, T., 2012. Seizures and encephalitis: clinical features, management, and potential pathophysiologic mechanisms. Epilepsia 53 (Suppl. 4), 63–71.

Morozova, O. V., Bakhvalova, V. N., Potapova, O. F., Grishechkin, A. E., Isaeva, E. I., Aldarov, K. V., Klinov, D. V., Vorovich, M. F., 2014. Evaluation of immune response and protective effect of four vaccines against the tick-borne encephalitis virus. Vaccine 32, 3101–3106.

Mukhin, K. Y., Mameniškienė, R., Mironov, M. B., Kvaskova, N. E., Bobylova, M. Y., Petrukhin, A. S., Wolf, P., 2012. Epilepsia partialis continua in tick-borne Russian spring-summer encephalitis. Acta Neurol. Scand. 125, 345–352.

Orlinger, K. K., Hofmeister, Y., Fritz, R., Holzer, G. W., Falkner, F. G., Unger, B., Loew-Baselli, A., Poellabauer, E.-M., Ehrlich, H. J., Barrett, P. N., Kreil, T. R., 2011. A tick-borne encephalitis virus vaccine based on the European prototype strain induces broadly reactive cross-neutralizing antibodies in humans. J. Infect. Dis. 203, 1556–1564.

Panasiuk, B., Prokopowicz, D., Panasiuk, A., 2003. Immunological response in HIV-positive patients vaccinated against tick-borne encephalitis. Infection 31, 45–46.

Pandey, S., Rathore, C., Michael, B. D., 2014. Antiepileptic drugs for the primary and secondary prevention of seizures in viral encephalitis. Cochrane Database Syst. Rev., CD010247.

Pfausler, B., Schmutzhard, E., 2013. Controversies in neurology, Vienna, 2012: steroids in bacterial meningitis: no. J. Neural. Transm. 120, 343–346.

Pogodina, V. V., Levina, L. S., Skrynnik, S. M., Travina, N. S., Karan', L. S., Kolesnikova, N. M., Karmysheva, V. I., Gerasimov, S. G., Malenko, G. V., Perminov, L. V., 2013. [Tick-borne encephalitis with fulminant course and lethal outcome in patients after plural vaccination]. Vopr. Virusol. 58, 33–37, in Russisch.

Prelog, M., Wilk, C., Keller, M., Karall, T., Orth, D., Geiger, R., Walder, G., Laufer, G., Cottogni, M., Zimmerhackl, L. B., Stein, J., Grubeck-Loebenstein, B., Wuerzner, R., 2008. Diminished response to tick-borne encephalitis vaccination in thymectomized children. Vaccine 26, 595–600.

Safain, M. G., Roguski, M., Kryzanski, J. T., Weller, S. J., 2015. A review of the combined medical and surgical management in patients with herpes simplex encephalitis. Clin. Neurol. Neurosurg. 128, 10–16.

Schöndorf, I., Beran, J., Cizkova, D., Lesna, V., Banzhoff, A., Zent, O., 2007a. Tick-borne encephalitis (TBE) vaccination: applying the most suitable vaccination schedule. Vaccine 25, 1470–1475.

Schöndorf, I., Schönfeld, C., Nicolay, U., Zent, O., Banzhoff, A., 2006. Response to tick-borne encephalitis (TBE) booster vaccination after prolonged time intervals to primary immunization with the rapid schedule. Int. J. Med. Microbiol. 296 (Suppl. 40), 208–212.

Schöndorf, I., Ternak, G., Oroszlàn, G., Nicolay, U., Banzhoff, A., Zent, O., 2007b. Tick-born encephalitis (TBE) vaccination in children: advantage of the rapid immunization schedule (i.e., days 0, 7, 21). Hum. Vaccin. 3, 42–47.

Schosser, R., Reichert, A., Mansmann, U., Unger, B., Heininger, U., Kaiser, R., 2014. Irregular tick-borne encephalitis vaccination schedules: The effect of a single catch-up vaccination with FSME-IMMUN. A prospective non-interventional study. Vaccine 32, 2375–2381.

Schuler, M., Zimmermann, H., Altpeter, E., Heininger, U., 2014. Epidemiology of tick-borne encephalitis in Switzerland, 2005 to 2011. Euro Surveill. 19, 20756.

Šmit, R., Postma, M. J., 2015. Review of tick-borne encephalitis and vaccines: clinical and economical aspects. Expert Rev. Vaccines 14, 737–747.

Sonneville, R., Gault, N., de Montmollin, E., Klein, I. F., Mariotte, E., Chemam, S., Tubach, F., Mourvillier, B., Timsit, J. F., Wolff, M., Bouadma, L., 2015. Clinical spectrum and outcomes of patients with encephalitis requiring intensive care. Eur. J. Neurol. 22, 6–16.

Ständige Impfkommission, 2018. Empfehlungen der Ständigen Impfkommission (STIKO) am Robert Koch-Institut – 2018/2019. Epid. Bull. 34, 335–382.

Steiner, I., Budka, H., Chaudhuri, A., Koskiniemi, M., Sainio, K., Salonen, O., Kennedy, P. G. E., 2010. Viral meningoencephalitis: a review of diagnostic methods and guidelines for management. Eur. J. Neurol. 17, 999–e57.

Stiasny, K., Holzmann, H., Heinz, F. X., 2009. Characteristics of antibody responses in tick-borne encephalitis vaccination breakthroughs. Vaccine 27, 7021–7026.

Sutter, R., Kaplan, P. W., Cervenka, M. C., Thakur, K. T., Asemota, A. O., Venkatesan, A., Geocadin, R. G., 2015. Electroencephalography for diagnosis and prognosis of acute encephalitis. Clin. Neurophysiol. 126, 1524–1531.

Taba, P., Schmutzhard, E., Forsberg, P., Lutsar, I., Ljøstad, U., Mygland, Å., Levchenko, I., Strle, F., Steiner, I., 2017. EAN consensus review on prevention, diagnosis and management of tick-borne encephalitis. Eur. J. Neurol. 24, 1214–1e61.

Taferner, E., Pfausler, B., Kofler, A., Spiss, H., Engelhardt, K., Kampfl, A., Schmutzhard, E., 2001. Craniectomy in severe, life-threatening encephalitis: a report on outcome and long-term prognosis of four cases. Intensive Care Med. 27, 1426–1428.

van de Beek, D., Farrar, J. J., de Gans, J., Mai, N. T. H., Molyneux, E. M., Peltola, H., Peto, T. E., Roine, I., Scarborough, M., Schultsz, C., Thwaites, G. E., Tuan, P. Q., Zwinderman, A. H., 2010. Adjunctive dexamethasone in bacterial meningitis: a meta-analysis of individual patient data. Lancet. Neurol. 9, 254–263.

WHO, 2011. Vaccines against tick-borne encephalitis: WHO position paper. Wkly. Epidemiol. Rec. 86, 241–256.

15

Veterinärmedizinische Bedeutung des FSME-Virus

Martin Pfeffer, Hannah M. Schmuck und Michael Leschnik

Inhaltsverzeichnis

Zusammenfassung

Während die Frühsommer-Meningoenzephalitis (FSME) beim Menschen immer größere Beachtung findet, wird diese Erkrankung kaum mit Tieren, außer den sie übertragenden Zecken in Verbindung gebracht. Aber Infektionen mit dem FSME-Virus sind auch von einer großen Anzahl von Tierarten bekannt. Bei den meisten Tierarten verläuft eine FSME-Virus-Infektion ohne klinische Symptome bzw. solche werden in der Natur nicht erfasst. Lediglich Hunde und Pferde können mit teilweise schweren klinischen Verläufen erkranken, die denen des Menschen stark ähneln. Rinder, Schafe und Ziegen sind als Quelle von alimentären FSME-Virus-Infektionen des Menschen von Bedeutung. Kleine Säugetiere, vor allem Nagetiere, spielen in zweierlei Hinsicht eine wichtige Rolle für den Erhalt von FSME-Endemiegebieten. Zum einen stellen sie die Hauptnahrungsquelle von Zeckenlarven und -nymphen dar und sind so für deren Populationserhalt maßgeblich verantwortlich, zum anderen dienen sie als Reservoirwirte für das FSME-Virus. Neben den Zecken spielen sie eine wichtige Rolle bei der Überwinterung des Virus in der Natur. Wildwiederkäuer und Wildschweine scheinen nicht zu erkranken, werden aber von Zecken mit dem FSME-Virus infiziert und bilden Antikörper. Serologische Untersuchungen dieser Tiere liefern Informationen über die Existenz von FSME-Endemiegebieten, die durch humane Fälle noch nicht in Erscheinung getreten sind.

15.1 Einleitung

Die Frühsommer-Meningoenzephalitis (FSME)-Forschung ist fast ausnahmslos auf humanmedizinische Aspekte fokussiert, was aus gesundheitspolitischer Sicht nachvollziehbar ist, da der Mensch erkrankt, auch wenn er infektiologisch eine Sackgasse für das Virus darstellt. Während der Infektion entwickeln infizierte Menschen keine Virämie, die hochtitrig genug wäre, um saugende Zecken zu infizieren, sodass die Infektkette beim Menschen abreißt. Hier kommen jene Tiere ins Spiel, die bei der Übertragung des Virus und damit seinem Fortbestehen in den Naturherden essenziell sind (Kahl et al., 2019). In Tieren können wir eine große Bandbreite an Reaktionen auf eine FSME-Virus-Infektion feststellen, von offensichtlich unempfänglich, über klinisch unauffällig aber nachweislich infiziert (Entwicklung von spezifischen Antikörpern) bis hin zu schweren Erkrankungsbildern. Das hierzu verfügbare Wissen wird im Folgenden tierartspezifisch dargestellt.

15.2 FSME bei Hunden

Infektionen von Hunden mit dem FSME-Virus sind seit den 1960er-Jahren bekannt und wurden längere Zeit als exotisches Geschehen abgetan, bevor in den 1990er-Jahren die ersten umfassenderen Fallstudien erschienen (Pfeffer und Dobler, 2011). In bekannten Endemiegebieten wird das Risiko, eine FSME-Infektion zu akquirieren, mit etwa 11,6 % kalkuliert (Leschnik et al., 2013). Seroprävalenzdaten aus verschiedenen Ländern liegen tatsächlich in einem ähnlichen, jedoch meist etwas niedrigeren Bereich. Nach Tab. 15.1 wurden in Deutschland 2,1–42,7 % (Balling et al., 2015; Reiner et al., 2002), in Österreich 13,3–24 % (Kirtz et al., 2003; Leschnik et al., 2013) und in der Schweiz 3,6–5,9 % (Matile et al., 1981) ermittelt. Von Pfeffer et al. (2019) wurde eine erweiterte Tabelle zu Seroprävalenzen in Dänemark (4,8–30 %), in Tschechien (3,3–11,3 %), im südlichen Norwegen (16,4 %), im südlichen Finnland (6–40 %) sowie in Ländern, in denen die FSME nicht endemisch ist bzw. erst kürzlich erstmals aufgetreten ist, wie in Griechenland (1–8 %) und in Belgien (0,1 %) zusammengestellt. Da die Kriterien bezüglich des Auftretens klinischer Symptome, Wohnort und Zeckenkontakt der untersuchten Hunde bei diesen Studien unterschiedlich waren, sind die Ergebnisse nur schwer zu vergleichen.

Obwohl, wie im vorangegangenen Abschnitt dargestellt, eine Infektion mit dem FSME-Virus bei Hunden in Endemiegebieten häufig vorkommt, entwickeln die meisten Hunde keine klinische Symptomatik. Hunde scheinen damit weniger empfänglich als Menschen zu sein, obwohl tödliche Verläufe der Erkrankung in 16–50 % der klinisch manifesten Fälle dokumentiert sind. Die FSME kann akut mit kompletter Remission innerhalb von 1–2 Wochen verlaufen (31–59 %); selten wurden längere Krankheitsverläufe mit Langzeitremission beschrieben (12–25 %). Diese Hunde leiden oft unter Spätschäden wie Parese, Muskelatrophie, epileptischen Anfällen oder Blindheit (Klimeš et al., 2001; Leschnik et al., 2002, 2008, Abb. 15.1a).

Nach einer Inkubationszeit von ca. einer Woche, die möglicherweise von der initialen Infektionsdosis abhängt, treten erste klinische Symptome auf und erreichen ihre stärkste Ausprägung innerhalb von 48 Stunden. Anfangs sind die meisten Hunde abgeschlagen und zeigen unspezifische Krankheitsanzeichen wie Speichelfluss und Erbrechen (25 %), Futterverweigerung und Bewegungsunlust durch generalisierte Schwäche. Manche Hunde zeigen jedoch Drangwandern, einseitige Kreisbewegungen (25 %) und Kopfpressen (Reiner et al., 1999; Klimeš et al., 2001; Leschnik et al., 2002; Leschnik, 2005; Leschnik et al., 2008, Abb. 15.1b). Erhöhte Körpertemperatur (42–66 %) kann als initiales Fieber bezeichnet werden, später ist sie mit größerer Wahrscheinlichkeit ein Resultat unfreiwilliger exzessiver Muskelkontraktionen (z. B. Krämpfe, Verlust der Hemmung durch Schäden des oberen Motorneurons). Krämpfe sind ein Hauptresultat von Hirnschäden durch das FSME-Virus und können in 12–33 % aller klinisch manifesten Fälle bei Hunden beobachtet werden (Leschnik, 2005; Leschnik et al., 2008, Abb. 15.1c). Neurologische Symptome wie Paresen (8–38 %), Lautäußerungen als Reaktion auf vermutlich als schmerzhaft wahrgenommene aktive und passive Bewegungen des Rückens

Tab. 15.1: Prävalenzstudien zum Vorkommen des FSME-Virus und zum Auftreten von Antikörpern gegen FSME-Virus in Hunden. Folgende Nachweismethoden wurden verwendet: Hämagglutinationshemmtest (HHT), Serumneutralisationstest (SNT), Enzyme-linked Immunosorbent Assay (ELISA) und Reverse-Transkriptase-Polymerase-Kettenreaktion (RT-PCR).

Periode	Land	Anzahl Hunde	Anzahl mit klin. Sympt.	Seroprävalenz in %	Nachweis-methode	Referenz
1988–1991	SWE	255	–	7	–	Wattle (2008)
1993–1998	DEU	~1.000	–	2–31	–	Müller (2000)
1994–1998	JPN	10	–	–	–	Takashima et al. (1997)
1997–1998	CZE	151	3	3,3	HHT	Klimeš et al. (2001)
1999	AUT	552	57	24,1	ELISA	Kirtz et al. (2003)
				19,9	SNT	
1998–2003	NOR	317	–	16,4	ELISA	Csángó et al. (2004)
2002	DEU	110	–	31,5	–	Reiner et al. (2002)
		110	–	53,6	–	
2005–2006	DNK	125	–	30,0	ELISA	Lindhe et al. (2009)
				4,8	SNT	
2009	BEL	880	–	0,1	–	Roelandt et al. (2011)
2011	AUT	90	–	9,8–13,4	–	Leschnik et al. (2013)
2011–2012	CZE	159	7	11,3	RT-PCR	Hekrlová et al. (2015)
2011–2012	FIN	148	–	6–40	ELISA	Levanov et al. (2016)
2012–2014	DEU	331	–	2,1	ELISA, SNT	Balling et al. (2015)

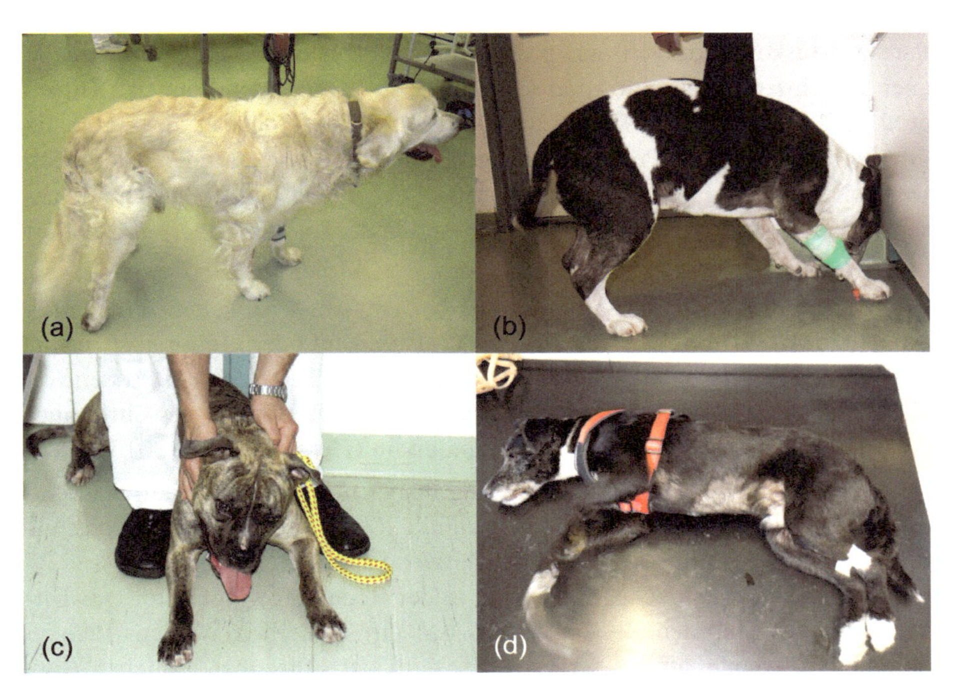

Abb. 15.1: (a) Spontanes Überköten (Aufsetzen des Fußes mit dem Fußrücken) bei einem Hund nach überstandener FSME, (b) Bullterrier mit Kopfpressen durch erhöhten intrakraniellen Druck, (c) Vestibularsyndrom als Ausdruck der Hirnstammbeteiligung bei einem Boxer und (d) Hund in Seitenlage mit Ruderbewegungen im Zuge eines Krampfanfalls.

(21–66 %) und Defizite der Gehirnnerven (16–50 %) entwickeln sich danach innerhalb weniger Stunden (Abb. 15.1d). Besonders Blindheit durch Papillitis, Entzündung des Sehnervs oder Neuritis des Chiasma opticum können dann zu dominanten Symptomen werden, während systemische Krankheitsanzeichen abklingen. Visuelle Defizite können das vorherrschende klinische Krankheitszeichen sein und durch Ablösung der peripapillären Retina, peripapilläre Blutungen und entzündliche Ödeme verursacht werden (Stadtbäumer et al., 2004; Nell, 2008). Andere Gehirnnervendefizite wie eine Dysfunktion des Nervus trigeminus mit daraus resultierender verminderter Gesichtswahrnehmung und Kaumuskelatrophie, vestibuläre Krankheitsanzeichen (Nystagmus und positioneller Strabismus) und Gesichtslähmung werden beobachtet. Hirnstamm-Symptome wie ein arrhythmisches Atemmuster kann bei komatösen Hunden vorkommen, besonders in schweren Fällen mit verhaltener Prognose (Klimeš et al., 2001; Leschnik, 2005; Leschnik et al., 2008; Tipold et al., 1993). Starke Beteiligungen des Rückenmarks resultieren in hauptsächlich symmetrischer

Parese, Muskelzuckungen und propriozeptiver Dysfunktion (38–50 %), die auch als einziges Symptom und asymmetrisch vorkommen können (Klimeš et al., 2001; Leschnik, 2005; Leschnik et al., 2008; Tipold et al., 1993). Es gibt keine signifikante Prädisposition von Rasse, Geschlecht oder Alter, auch wenn die meisten Fälle bei erwachsenen mittelgroßen bis großen Hunderassen vorkommen. Rottweiler und Huskys sind in der Literatur überrepräsentiert (Tab. 15.2).

Eine definitive Diagnose der FSME bei Hunden wird selten *intra vitam* erreicht, da die Wahrscheinlichkeit, das Virus im Blut oder Liquor nachzuweisen, sehr klein ist. Eine tschechische Studie wies in 12,6 % der Blutproben von Hunden FSME-Virus-RNA mittels nested-PCR nach, obwohl nur ein Drittel dieser Hunde an neurologischen Symptomen litt (Hekrlová et al., 2015).

Ein Virusnachweis im Liquor gelang bisher nur in Einzelfällen während der ersten 3 Tage der Erkrankung (Leschnik, 2005). Die immunologische Viruselimination im Liquor des Hundegehirns scheint bereits abgeschlossen zu sein, bevor eine entsprechende Testung in der Regel angefragt wird. Das Unvermögen des zentralen Nervensystems, das Virus innerhalb weniger Tage zu eliminieren, könnte auf der anderen Seite der Grund für einen tödlichen Ausgang sein, da in den meisten dieser Fälle keine spezifische intrathekale Antikörperproduktion und keine erhöhte Zellzahl im Liquor vor dem Tod festgestellt werden konnten (Leschnik et al., 2008). Die Liquoranalyse bei betroffenen Hunden mit klinischen Krankheitszeichen zeigt meist eine erhöhte Leukozytenzahl mit vorwiegend mononukleären Zellen und erhöhtes Totalprotein. Die Änderungen im Liquor gehen einher mit der Produktion von Serumantikörpern und der so initiierten Viruselimination. Spezifische Antikörper sind dabei innerhalb weniger Tage im Serum betroffener Hunde nachweisbar (Reiner et al., 1999, 2002; Leschnik et al., 2008; Tipold et al., 1993). Kreuzreaktivität zum Louping-ill-Virus, West-Nil-Virus und Usutu-Virus sollten in endemischen Gebieten in Betracht gezogen werden (Klaus et al., 2014). Befunde der Magnetresonanzbildgebung schließen bilaterale und symmetrische Läsionen der grauen Masse ein, die Thalamus, Hippocampus, Hirnstamm, Basalkerne und das Ventralhorn des Rückenmarks involvieren. Alle Läsionen wiesen einen minimalen oder keinen Masseneffekt oder ein periläsionales Ödem auf (Beckmann et al., 2016). Protonen-Magnetresonanzspektroskopie, die die Evaluation von Stoffwechselabnormitäten bei Hunden mit FSME ermöglichen sollte, zeigte signifikante Unterschiede im Vergleich mit Hunden mit immunvermittelter Meningoenzephalitis und gesunden Hunden (Sievert et al., 2017).

Eine vorläufige Diagnose von FSME bei Hunden sollte die folgenden Kriterien erfüllen:

- Zeckenkontakt und/oder beobachteten Zeckenbefall (insbesondere in bekannten FSME-Endemiegebieten)
- neurologische Anzeichen, die auf eine diffuse oder multifokale Erkrankung des zentralen Nervensystems hinweisen
- (vor allem mononukleäre) Pleozytose im Liquor,
- einen positiven Antikörpertiter im Serum und/oder Liquor, oder
- im Fall eines fatalen Ausgangs einen positiven Virusnachweis im Gehirn oder Rückenmark. Dieser Befund wäre beweisend für eine FSME.

Hochsensible PCR-Techniken könnten in Zukunft die Häufigkeit des Virusnachweises erhöhen, wenn sie konsequent in die diagnostische Aufarbeitung der frühen Stadien der Erkrankung einbezogen werden. Steigende Serumtiter können nachgewiesen werden, und diese sind im Fall einer akuten Infektion ebenfalls beweisend für eine FSME, aber öfter werden rasch sinkende Titer beobachtet, wenn Hunde partielle oder komplette Remission klinischer Anzeichen erreichen (Leschnik et al., 2008).

Eine symptomatische Behandlung wird bei Hunden mit akuter FSME stark angeraten. Die Aufrechterhaltung von Futter- und Wasseraufnahme entweder oral über eine Magensonde oder über Dauerinfusionen ist essenziell. Eine generelle Sedation und Muskelrelaxation wird im Falle von Krämpfen nötig. Steroide werden kontrovers diskutiert, da Immunsuppression die Präsenz des Virus verlängern kann. Bei Hunden mit deutlicher Pleozytose im Liquor scheinen Steroide zwingend erforderlich zu sein, um das Gewebe des Gehirns effektiv vor einer fulminanten Immunreaktion zu schützen. In Fällen von Muskelatrophie und Parese hat sich der frühestmögliche Einsatz von Physiotherapie als ein Mittel gezeigt, das zur Verbesserung des Gesundungsprozesses und zur Verkürzung der Rehabilitationszeit führt (Leschnik, 2005; Tipold et al., 1993).

Schutz vor Zecken scheint die wichtigste Maßnahme zur Vermeidung von Übertragung und Infektion zu sein. Diese wird vor allem durch regelmäßige Zufuhr von Akariziden (Spot-On, Tabletten, Shampoos, Halsbänder) und Entfernen von Zecken, noch bevor diese gestochen haben, durch den Eigentümer ausgeführt (Leschnik et al., 2013). Wichtig ist dabei die repellierende Wirkung des Akarizids, da nach derzeitigem Wissenstand davon auszugehen ist, dass das FSME-Virus direkt schon beim Einstechen mit dem Speichel übertragen wird, d. h., es gilt den Stich zu verhindern. Regelmäßige Maßnahmen gegen Zecken sind essenziell, um das Übertragungsrisiko ganzjährig zu reduzieren, da von einzelnen Fällen von FSME bei Hunden sogar während der kal-

Tab. 15.2: Fallberichte und Fallserien von Hunden mit FSME in Deutschland, Österreich und der Schweiz. Bei allen Hunden wurde das FSME-Virus mittels Nachweis von Antikörpern bestätigt.

Land	Rasse (Anzahl)	Klinische Symptome	Ausgang	Referenz
AUT	Huskys (3), Rottweiler (1), Terrier-Mix (1), Irish Setter (1), Bastard (1), Pekingese (1)	Tremor, Ataxie, Hyperästhesie, halbseitige Lähmung, Opisthotonus, Anisokorie, Miosis, Nystagmus	gestorben euthanasiert	Weissenböck et al. (1998)
AUT	8 Hunde	Ataxie, Grand-mal-Anfälle, Hyperästhesie, Fieber, Blindheit	1 gestorben, 6 voll genesen	Leschnik et al. (2008)
CHE	Landseer (1)	Verhaltensänderung, Fieber, Tremor, Krämpfe, Lähmung	gestorben	Wandeler et al. (1972)
CHE	Rottweiler (2) Greyhound (1), Husky (1), Golden Retriever (1)	Ataxie, Tetraparese, Fieber, Grand-mal-Anfälle	euthanasiert	Tipold et al. (1993)
CHE	12 Hunde	Verhaltensänderungen, Ataxie, Krämpfe, Lähmung, Hyperästhesie	6 euthanasiert, 6 voll genesen	Beckmann et al. (2016)
DEU	Rottweiler (1), Neufundländer (1)	Fieber, Krämpfe, Überempfindlichkeit, Opisthotonus, Lähmung der Gesichtsnerven, Strabismus	1 voll genesen, 1 teilw. genesen	Reiner und Fischer (1998)
DEU	Rottweiler (2), Neufundländer (1), Boxer (1)	Ataxie, Fieber, Schwäche, Krämpfe, Tetraparese	2 euthanasiert, 2 voll genesen	Reiner et al. (1999)

ten Jahreszeit berichtet wurde (Stadtbäumer et al., 2004). Dies trifft vor allem in Regionen mit *Dermacentor*-Vorkommen zu.

15.3 FSME bei Pferden

Obwohl der erste klinische Fall von im Labor bestätigter FSME bei einem Pferd vor mehr als 35 Jahren publiziert wurde, ist unser Wissen über die Auswirkungen von FSME-Virus-Infektionen bei Pferden spärlich. Bislang gibt es insgesamt 4 veröffentlichte Studien, in denen klinische Anzeichen neurologischer Störungen auf eine FSME-Virus-Ätiologie zurückgeführt werden konnten. Nach dem erwähnten Fall in der Schweiz wurden 8 Pferde mit klinischen Symptomen in Österreich beschrieben, von denen 2 schwer krank waren (Luckschander et al., 1999). Eines von 3 erkrankten Pferden aus einer deutschen Studie musste euthanasiert werden (Müller et al., 2006).

Das Pferd ist die zweite Tierart, bei der eine FSME klinisch manifest werden kann. Auch hier kommt es durch eine zentralnervöse Beteiligung zu einem breiten Spektrum an neurologischen Symptomen, die sich ähnlich wie beim erkrankten Hund darstellen: Ataxie, tonisch-klonische Krämpfe, Apathie und Stupor, Inappetenz, Mydriasis, Konvulsionen der Beine, Unruhe, Zähneknirschen und veränderte Reaktion auf Umweltstimuli.

Die wenigen vorliegenden Fallberichte weisen darauf hin, dass eine klinische FSME bei Pferden nur selten vorkommt, obwohl Grunddaten zur Pferdepopulation fehlen. Wenn man sich die wenigen Studien zur Seroprävalenz bei Pferden ansieht, so schwankt diese von 26,1 % bis 13 % in Österreich (Luckschander et al., 1999; Rushton et al., 2013), zwischen 5,2 % und 23,4 % in Süddeutschland (Klaus et al., 2013; Janitza-Futterer, 2003) und erreicht bis zu 2,9 % in Mitteldeutschland (Müller et al., 2006). Bei keinem von 40 untersuchten Pferden in Ungarn (Sikutová et al., 2009) und keinem von 2.349 Pferden in Tschechien (Sedlák et al., 2014) konnten hingegen Antikörper gegen FSME-Virus nachgewiesen werden. Pferde wurden als gute Sentineltiere für das humane Infektionsrisiko vorgeschlagen (Klaus et al., 2013), da sie bei einer Infektion serokonvertieren und ortsständiger sind als Hunde, die als Familienmitglieder mehr reisen.

15.4 FSME bei Hauswiederkäuern

Seit mehr als einem halben Jahrhundert ist bekannt, dass weidende Rinder, Ziegen und Schafe empfänglich für eine Infektion mit dem FSME-Virus sind. Interessanterweise entwickeln diese Wiederkäuer keine klinischen Symptome und sogar nach experimenteller Infektion ist eine erhöhte Körpertemperatur ein seltener Befund. Allerdings entwickelte 2016 ein junges Schaf in Bayern Symptome einer neurologischen Störung und das FSME-Virus konnte im Gehirn nachgewiesen und damit eine FSME als Ursache der neurologischen Symptomatik als sehr wahrscheinlich angenommen werden (Böhm et al., 2017). Ob dieser Fallbericht das Ergebnis einer zugrundeliegenden Erkrankung oder anderer immunsuppressiver Faktoren ist, wird wohl nie geklärt werden, aber er ist in der langen Geschichte der FSME in Hauswiederkäuern bislang einzigartig und somit eine Ausnahme von der Erkenntnis, dass diese Tiere keine Erkrankung entwickeln. Dennoch entwickeln infizierte Tiere eine bis zu 19 Tage andauernde messbare Virämie (Balogh et al., 2012). Auch wenn die Virämie kürzer als eine Woche ist, wird das Virus in dieser Zeit über die Milch aktiv ausgeschieden und bleibt in Käse oder anderen Produkten aus unpasteurisierter Milch infektiös. Der Konsum solcher Produkte kann zu einer alimentären Infektion einer ganzen Gruppe von Menschen führen (Dobler et al., 2012; Böhnke, 2019). Eine von Cisak et al. (2010) in einer endemischen Region Polens durchgeführte Studie fand FSME-Virus in Schafmilch (22,2 %), Ziegenmilch (14,8 %) und Kuhmilch (11,1 %). Hauswiederkäuer entwickeln eine Antikörperantwort, die im Falle von Schafen und Ziegen für mindestens 28 Monate nachweisbar ist (Klaus et al., 2014).

15.5 FSME bei jagdbarem Wild (Wildschweine, Cerviden, Füchse)

Rehe (*Capreolus capreolus*) sind die häufigsten Cerviden in Deutschland und teilen ihr Habitat in der Regel mit Zecken. Sie sind Wirte für Larven, Nymphen und adulte *Ixodes ricinus*-Zecken und damit genauso wichtig für den Lebenszyklus der wichtigsten Vektorzecke wie Kleinsäuger. Hunderte von Zecken auf einem Individuum sind während der Zeckensaison ein häufiger Befund, deshalb ist die Wahrscheinlichkeit für Rehe, sich in endemischen Gebieten mit dem FSME-Virus zu infizieren, recht hoch (Vor et al., 2010). Jedoch wurden bisher noch nie klinische oder pathologische Anzeichen für eine offenkundige FSME-Erkrankung bei Rehen beschrieben. Aber eine Serokonversion bei Infektion scheint die Regel zu sein, und dieser Fakt wurde weitgehend genutzt, um die FSME-Virus-Prävalenz in bestimmten Gebieten zu schätzen. Da Rehe territoriale Tiere sind, können solche serologischen Daten helfen, mögliche FSME-Naturherde zu identifizieren. Dies dürfte speziell in Gebieten von Interesse sein, aus denen nur sporadisch humane Fälle gemeldet werden (Balling et al., 2014). Die Diskrepanz zwischen manchmal zweistelligen Prozentzahlen bei Seroprävalenzen von Rehen und keinen oder fast keinen menschlichen

Fällen im selben Gebiet ist erstaunlich. Dazu bedarf es weiterer Forschung. In Finnland konnten FSME-spezifische Antikörper in Elchen (*Alces alces*) und Weißwedelhirschen (*Odocoileus virginianus*) gefunden werden (0,74 %). Ein einzelner Fallbericht beschreibt die pathologischen und immunhistologischen Befunde bei einem Mufflon (*Ovis ammon musimon*) mit deutlicher Enzephalitis, hervorgerufen durch das FSME-Virus (Bagó et al., 2002).

Das Wildschwein (*Sus scrofa*) ist in ganz Europa verbreitet und gewöhnlich von Zecken befallen. Es gibt keine Aufzeichnungen über eine mögliche FSME-ähnliche Erkrankung bei Wildschweinen, und nur 2 Studien untersuchten die Seroprävalenz gegen das FSME-Virus im Wildschwein (Balling et al., 2014; Roelandt et al., 2016). Nichtsdestotrotz konnte in diesen Studien ein überraschend hoher Prozentsatz von Tieren mit Antikörpern gegen das FSME-Virus in Gebieten ohne gemeldete FSME-Fälle nachgewiesen werden (Balling et al., 2014). Eine serologische Studie an Wildschweinen in Belgien zeigte bei 2,9 % der 238 untersuchten Wildschweine Antikörper gegen FSME-Virus (Roelandt et al., 2016). Da Belgien als traditionell frei von autochthoner FSME gilt (Dobler et al., 2012; Kunze und ISW-TBE, 2016), demonstriert diese Studie die Aussagekraft einer Wildtiersurveillance, um Areale mit endemischer FSME zu lokalisieren. Wie die oben beschriebenen Rehe sind Wildschweine weitgehend territorial, was die geografische Einordnung solcher Daten erlaubt. Nur die umherstreifenden, sogenannten Überläuferbachen laufen weitere Strecken, wenn sie auf der Suche nach einer neuen Rotte sind.

Interessanterweise ist nicht viel über die Rolle des Rotfuchses (*Vulpes vulpes*) in natürlichen FSME-Herden bekannt. Obwohl er ein häufig vorkommender Räuber kleiner Säugetiere und regelmäßig von *Ixodes*-Zecken befallen ist, gibt es keine aktuellen Studien, die das Vorkommen des FSME-Virus oder Antikörper im Rotfuchs untersuchen (Kahl et al., 2019). Rieger et al. (1999) fanden Antikörper gegen das FSME-Virus in jedem dritten Fuchs in Südwestdeutschland. Es wäre interessant und notwendig, eine Seroprävalenzstudie in einem bekannten endemischen Gebiet durchzuführen, um die Rolle des Fuchses im natürlichen Übertragungszyklus des FSME-Virus zu beleuchten und die mutmaßliche positive Korrelation zwischen Fuchsabundanz und FSME-Inzidenz zu beweisen (Rieger et al., 1999; Haemig et al., 2008).

15.6 FSME bei wildlebenden Kleinsäugern

Kleinsäuger haben eine doppelte Rolle in der Aufrechterhaltung von FSME-Herden inne. Erstens sind Nagetiere, insbesondere Mäuse, und in einem geringeren Ausmaß Insektenfresser wie Spitzmäuse, wichtige Wirte für *I. ri-*

cinus-Larven und seltener für *I. ricinus*-Nymphen. Zweitens sind sie Reservoirwirte für das FSME-Virus und dadurch verantwortlich für die Reinfektion von Zecken, da die transovarielle Übertragung, das heißt die Übertragung des FSME-Virus von einer weiblichen Zecke auf ihre Eier, für die Epidemiologie des Virus von geringer Bedeutung ist. Die Reservoirfunktion hat große Auswirkungen auf die Langlebigkeit eines Naturherdes. Wie von Kahl und Petney (2019) und Vogelgesang et al. (2019) beschrieben, kann die Infektion einer Zecke über einen virämischen Wirt, aber auch über Co-feeding erfolgen. Letzteres erlaubt die Infektion von *Ixodes*-Larven, wenn eine infizierte *Ixodes*-Nymphe in der Nähe saugt. In diesem Fall muss der Nager nicht infiziert sein, da das Virus seinen Weg direkt von der Nymphe zur Larve findet (Labuda et al., 1997). Nager sind elementar, um einen FSME-Naturherd aufrechtzuerhalten.

In einer aktuellen Übersichtsarbeit wurde sowohl die Prävalenz von viraler RNA als auch von spezifischen Antikörpern gegen das FSME-Virus in verschiedenen Ländern im Hinblick auf die Bewertung von FSME-Risikogebieten diskutiert (Imhoff et al., 2015). Antikörperprävalenzen in endemischen Gebieten schwanken dabei zwischen null und 5,9 %, allerdings konnten Seroprävalenzen von bis zu 12,5 % in bestimmten Nagetierspezies gefunden werden (z. B. die Rötelmaus *Myodes glareolus*; Knap et al., 2012), was darauf hinweist, dass bestimmte Nagerspezies möglicherweise unterschiedliche Rollen im FSME-Naturherd spielen. Virale RNA konnte im Gehirn von experimentell infizierten Rötelmäusen für bis zu 168 Tage nachgewiesen werden (Tonteri et al., 2013). Dies ist in zweierlei Hinsicht interessant. Zum einen, weil bei anderen Spezies die Infektion dieses Organs die mannigfachen klinischen Bilder auslösen kann, und zum anderen, da das Gehirn (und zu einem geringeren Ausmaß andere Organe wie Nieren und Milz) der primäre Ort der Viruspersistenz in Nagern zu sein scheint. In der Tat konnte virale RNA in den Gehirnen natürlich infizierter Erdmäuse (*Microtus agrestis*) und Rötelmäuse in Finnland nach dem Winter, aber vor dem Beginn der Zeckensaison gefunden werden (Tonteri et al., 2011). Also scheinen Nager zusammen mit transstadial-infizierten Zecken eine Rolle in der Überwinterung des Virus zu spielen.

15.7 FSME bei anderen Säugetieren und Vögeln

Da die meisten Tiere keine offenkundige Erkrankung nach Infektion mit dem FSME-Virus zeigen, wurde bei vielen Säugetierspezies nie untersucht, ob sie für eine Infektion empfänglich oder zu einer Immunantwort im Sinne von messbaren Antikörpertitern fähig sind. Entsprechend der geografischen Verbreitung der FSME (Dobler, 2019; Dobler und Jelinek, 2019), die den größten

Teil von Europa und Nordasien einschließt, gibt es viele bisher nicht untersuchte Säugerspezies, die auf eine Infektion reagieren könnten. Wie oben für Rehe und Wildschweine beschrieben heißt das, mit einer Serokonversion ohne klinische Symptomatik. Eine Ausnahme ist der Berberaffe (*Macaca sylvanus*), eine Affenspezies, die nicht in Eurasien heimisch ist, abgesehen von einer kleinen Population in Gibraltar, der äußersten Südspitze Spaniens. Ein Individuum einer kleinen Gruppe dieser Tiere, die in Südwestdeutschland in einem Außengehege gehalten werden, erkrankte schwer an Symptomen des zentralen Nervensystems und wurde aus Tierschutzgründen euthanasiert. Eine Panenzephalitis wurde diagnostiziert und das FSME-Virus wurde durch Immunhistochemie, real-time RT-PCR und Virusisolation nachgewiesen (Süss et al., 2008). Andere Individuen der Affengruppe serokonvertierten, ohne klinische Anzeichen zu zeigen (Klaus et al., 2010). Bisher sind uns keine anderen FSME-Fallberichte von nicht einheimischen Spezies in Außenhaltungen oder Zoos bekannt.

Vögel sind hauptverantwortlich für den Langstreckentransport von Schildzecken, und sie sind in der Tat oft mit Zecken infestiert (Klaus et al., 2016). Die ersten Studien, die die Prävalenz des FSME-Virus in Zecken auf Vögeln untersuchten, kamen von der Vogelstation auf der Südspitze der Insel Öland in Schweden. Während des jährlichen Beringens der ankommenden Zugvögel konnten mehr als 1.000 *Ixodes*-Zecken von diesen Vögeln gesammelt werden und in 0,52 % davon wurde virale RNA nachgewiesen (Waldenström et al., 2007). Analoge Studien aus Estland (0,4 % positive Nymphen, Geller et al., 2013), der Schweiz (0,27 % positiv auf virale FSME-RNA, Lommano et al., 2014), Lettland (14 %, Kazarina et al., 2015) zeigten eindrucksvoll die Möglichkeit, dass FSME-Virus in an Vögeln festgesogenen Zecken über weite Strecken transportiert werden kann. Für Deutschland konnten Klaus et al. (2016) allerdings kein FSME-Virus in fast 2.500 von Vögeln gesammelten *I. ricinus* nachweisen.

15.8 Veterinärmedizinische Diagnostik

Im Allgemeinen werden bezüglich der FSME die gleichen Nachweistests und Methoden bei Tieren benutzt, die aktuell bei Menschen in Gebrauch sind (Oehme, 2019). Mit Ausnahme von erkrankten Hunden und Pferden, die normalerweise unter engmaschiger Überwachung durch ihren Besitzer stehen, ist das Zeitfenster für die Benutzung direkter Nachweismethoden zu klein für Virusisolation oder real-time RT-PCR in lebenden oder für die Immunhistochemie in euthanasierten Tieren. In epidemiologischen Studien, die Nagetiere benutzen, können diese Methoden angewendet werden, da das Virus und virale RNA monatelang im Gehirn infizierter Tiere nachweisbar sind. Im Gegensatz dazu kann die Serologie bei vielen Tierspezies angewendet werden. Drei Testformate werden für diesen Zweck oft benutzt: ELISA, IFA (Immunfluoreszenzassay) und SNT (Serumneutralisationstest). Der ELISA kann mit einem speziesspezifischen Konjugat durchgeführt werden, das für Hunde, Rinder, Ziegen, Schweine (funktioniert auch bei Wildschweinen), Hirsche und Mäuse verfügbar ist. Nichtsdestotrotz ist ein speziesunabhängiger ELISA kommerziell erhältlich, der ein Protein-G-gekoppeltes Enzym benutzt. Obwohl dieser Test auch für IgM-Antikörper verfügbar ist, sollte aus oben genannten Gründen die IgG-Version verwendet werden. Der IFA benutzt in der Regel eine Mischung aus uninfizierten und FSME-Virus-infizierten Verozellen sowie das Antikörperkonjugat, das für den ELISA beschrieben ist. Schlussendlich ist der SNT der Goldstandard und ein SNT-Titer $\geq$1:10 nötig, um ein positives Resultat zu verifizieren (Klaus et al., 2014). Die Spezifitätstestung ist mittlerweile in Mitteleuropa notwendig, da neben dem Louping-ill-Virus (vor allem auf den Britischen Inseln) auch das Usutu- und das West-Nil-Virus als weitere serologisch kreuzreagierende Flaviviren endemisch vorkommen.

15.9 Schlussbemerkungen

Infektionen verschiedener Tiere mit dem FSME-Virus sind in FSME-Endemiegebieten häufig, obwohl sie durch den Mangel an offenkundiger Erkrankung kaum bemerkt werden. Die bekannten Ausnahmen sind Hunde und Pferde, die mit denselben klinischen Symptomen als Ausdruck der Beeinträchtigung derselben neurologischen Regionen des zentralen Nervensystems ernsthaft erkranken können. Hauswiederkäuer sind ein Risiko für die menschliche Gesundheit, da sie das FSME-Virus über mehrere Tage mit ihrer Milch ausscheiden und damit alimentäre FSME-Ausbrüche verursachen können, wenn die Milch nicht pasteurisiert wurde (Böhnke, 2019). Viele Wildtierspezies infizieren sich und entwickeln eine Antikörperantwort, aber sie scheinen durch die Infektion nicht geschädigt zu werden. Neue FSME-Karten berücksichtigen die Antikörperprävalenzen bei Tieren, um die auf menschlichen Fallzahlen beruhende Risikodefinition für menschliche FSME-Infektionen zu vervollständigen (Walter und Brugger, 2019).

15.10 Literaturverzeichnis

Bagó, Z., Bauder, B., Kolodziejek, J., Nowotny, N., Weissenböck, H., 2002. Tickborne encephalitis in a mouflon (*Ovis ammon musimon*). Vet. Rec. 150, 218–220.

Balling, A., Beer, M., Gniel, D., Pfeffer, M., 2015. Prevalence of antibodies against tick-borne encephalitis virus in dogs from Saxony, Germany. Berl. Münch. Tierärztl. Wochenschr. 128, 297–303.

Balling, A., Plessow, U., Beer, M., Pfeffer, M., 2014. Prevalence of antibodies against tick-borne encephalitis virus in wild game from Saxony, Germany. Ticks Tick Borne Dis. 5, 805–809.

Balogh, Z., Egyed, I., Ferenczi, E., Bán, E., Szomor, K., Takács, M., Berensci, G., 2012. Experimental infection of goats with tick-borne encephalitis virus and possibilities to prevent virus transmission by raw goat milk. Intervirology 55, 194–200.

Beckmann, K., Steffen, F., Ohlerth, S., Kircher, P. R., Carrera, I., 2016. Three tesla magnetic resonance imaging findings in 12 cases of canine central European tick-borne meningoencephalomyelitis. Vet. Radiol. Ultrasound. 57, 41–48.

Böhm, B., Schade, B., Bauer, B., Hoffmann, B., Hoffmann, D., Ziegler, U., Beer, M., Klaus, C., Weissenböck, H., Böttcher, J., 2017. Tick-borne encephalitis in a naturally infected sheep. BMC Vet. Res. 13, 267.

Böhnke, D., 2019. Risiko einer FSME-Infektion infolge individueller Exposition und alimentärer Übertragung. In: Rubel, F., Schiffner-Rohe, J. (Hrsg.), FSME in Deutschland: Stand der Wissenschaft. Deutscher Wissenschafts-Verlag, Baden-Baden (DE), Kap. 11, 137–150.

Cisak, E., Wójcik-Fatla, A., Zajac, V., Sroka, J., Buczek, A., Dutkiewicz, J., 2010. Prevalence of tick-borne encephalitis virus (TBEV) in samples of raw milk taken randomly from cows, goats and sheep in eastern Poland. Ann. Agric. Env. Med. 17, 283–286.

Csángó, P. A., Blakstad, E., Kirtz, G. C., Pedersen, J. E., Czettel, B., 2004. Tick-borne encephalitis in Southern Norway. Emerg. Infect. Dis. 10, 533–534.

Dobler, G., 2019. Epidemiologie der FSME in Deutschland. In: Rubel, F., Schiffner-Rohe, J. (Hrsg.), FSME in Deutschland: Stand der Wissenschaft. Deutscher Wissenschafts-Verlag, Baden-Baden (DE), Kap. 9, 115–128.

Dobler, G., Gniel, D., Petermann, R., Pfeffer, M., 2012. Epidemiology and distribution of tick-borne encephalitis. Wien. Med. Wochenschr. 162, 230–238.

Dobler, G., Jelinek, T., 2019. Reisemedizinische Bedeutung der FSME. In: Rubel, F., Schiffner-Rohe, J. (Hrsg.), FSME in Deutschland: Stand der Wissenschaft. Deutscher Wissenschafts-Verlag, Baden-Baden (DE), Kap. 12, 151–164.

Geller, J., Nazarova, L., Katargina, O., Leivits, A., Järvekülg, L., Golovljova, I., 2013. Tick-borne pathogens in ticks feeding on migratory passerines in western part of Estonia. Vector Borne Zoonotic Dis. 13, 443–448.

Haemig, P. D., Lithner, S., Sjöstedt de Luna, S., Lundkvist, A., Waldenström, J., Hansson, L., Arneborn, M., Olsen, B., 2008. Red fox and tick-borne encephalitis (TBE) in humans: Can predators influence public health? Scand. J. Infect. Dis. 40, 527–532.

Hekrlová, A., Kubíček, O., Lány, P., Rosenbergová, K., Schánilec, P., 2015. Tick-borne encephalitis in dogs: application of 'nested real-time RT-PCR' for intraviral virus detection. Berl. Münch. Tierärztl. Wochenschr. 128, 397–401.

Imhoff, M., Hagedorn, P., Schulze, Y., Hellenbrand, W., Pfeffer, M., Niedrig, M., 2015. Review: Sentinels of tick-borne encephalitis risk. Ticks Tick Borne Dis. 6, 592–600.

Janitza-Futterer, D., 2003. Serologische Untersuchungen zur endemischen Situation der Infektion mit dem FSME-Virus in einer südbadischen Pferde- und Hundepopulation. Dissertation, Ludwig-Maximilians-Universität München, 171 S.

Kahl, O., Chitimia-Dobler, L., Mackenstedt, U., Petney, T. N., 2019. Zirkulation des FSME-Virus im Freiland. In: Rubel, F., Schiffner-Rohe, J. (Hrsg.), FSME in Deutschland: Stand der Wissenschaft. Deutscher Wissenschafts-Verlag, Baden-Baden (DE), Kap. 4, 53–66.

Kahl, O., Petney, T. N., 2019. Biologie und Ökologie des wichtigsten FSME-Virus-Überträgers in Mitteleuropa, der Zecke *Ixodes ricinus*. In: Rubel, F., Schiffner-Rohe, J. (Hrsg.), FSME in Deutschland: Stand der Wissenschaft. Deutscher Wissenschafts-Verlag, Baden-Baden (DE), Kap. 2, 129–136.

Kazarina, A., Japina, K., Keiss, O., Salmane, I., Bandere, D., Capligina, V., Ranka, R., 2015. Detection of tick-borne encephalitis virus in *I. ricinus* ticks collected from autumn migratory birds in Latvia. Ticks Tick- Borne Dis. 6, 178–180.

Kirtz, G., Kölbl, S., Czettel, B., Thalhammer, J. G., 2003. Frühsommer-Meningoenzephalitis (FSME, Zentraleuropäische Zeckenenzephalitis) beim Hund in Österreich: eine Seroprävalenz-Studie. Kleintierpraxis 48, 133–140.

Klaus, C., Gethmann, J., Hoffmann, B., Ziegler, U., Heller, M., Beer, M., 2016. Tick infestation in birds and prevalence of pathogens in ticks collected from different places in Germany. Parasitol. Res. 115, 2729–2740.

Klaus, C., Hoffmann, B., Beer, M., Müller, W., Stark, B., Bader, W., Stiasny, K., Heinz, F. X., Süss, J., 2010. Seroprevalence of tick-borne encephalitis (TBE) in naturally exposed monkeys (*Macaca sylvanus*) and sheep and prevalence of TBE virus in ticks in a TBE endemic area in Germany. Ticks Tick Borne Dis. 1, 141–144.

Klaus, C., Hörügel, U., Beer, M., 2013. Tick-borne encephalitis virus (TBEV) infection in horses: Clinical and laboratory findings and epidemiological investigations. Vet. Microbiol 163, 368–372.

Klaus, C., Ziegler, U., Kalthoff, D., Hoffmann, B., Beer, M., 2014. Tick-borne encephalitis virus (TBEV) - findings on cross reactivity and longevity of TBEV antibodies in animal sera. BMC Vet. Res. 10, 78.

Klimeš, J., Juřicová, Z., Literák, I., Schánilec, P., Trachta e Silva, E., 2001. Prevalence of antibodies to tickborne encephalitis and West Nile flaviviruses and the clinical signs of tickborne encephalitis in dogs in the Czech Republic. Vet. Rec. 148, 17–20.

Knap, N., Korva, M., Dolinšek, V., Sekirnik, M., Trilar, T., Avšič-Županc, T., 2012. Patterns of tick-borne encephalitis virus infection in rodents in Slovenia. Vector Borne Zoonotic Dis. 12, 236–242.

Kunze, U., ISW-TBE, 2016. Tick-borne encephalitis-still on the map: Report of the 18th annual meeting of the international scientific working group on tick-borne encephalitis (ISW-TBE). Ticks Tick Borne Dis. 7, 911–914.

Labuda, M., Kozuch, O., Zuffová, E., Elecková, E., Hails, R. S., Nuttall, P. A., 1997. Tick-borne encephalitis virus transmission between ticks cofeeding on specific immune natural rodent hosts. Virology 235, 138–143.

Leschnik, M., 2005. Tick-borne encephalitis in dogs. In: Proc. Abildgaard Symposium. 43–45.

Leschnik, M., Feiler, A., Duscher, G. G., Joachim, A., 2013. Effect of owner-controlled acaricidal treatment on tick infestation and immune response to tick-borne pathogens in naturally infested dogs from Eastern Austria. Parasit. Vectors 6, 62.

Leschnik, M. W., Benetka, V., Url, A., Pakozdy, A., Thaller, D., Bilek, A., Skerlak, R., Möstl, K., 2008. Virale Enzephalitiden beim Hund in Österreich: diagnostische und epidemiologische Aspekte. Wien. Tierärztl. Mschr. 95, 190–199.

Leschnik, M. W., Kirtz, G. C., Thalhammer, J. G., 2002. Tick-borne encephalitis (TBE) in dogs. Int. J. Med. Microbiol. 291 (Suppl. 33), 166–69.

Levanov, L., Perez Vera, C., Vapalahti, O., 2016. Prevalence estimation of tick-borne encephalitis virus (TBEV) antibodies in dogs from Finland using novel dog anti-TBVE IgG Mab-capture and IgG immunofluorescence assays based on recombinant TBEV subviral particles. Ticks Tick Borne Dis. 7, 979–982.

Lindhe, K. E. S., Meldgaard, D. S., Jensen, P. M., Houser, G. A., Berendt, M., 2009. Prevalence of tick-borne encephalitis virus antibodies in dogs from Denmark. Acta Vet. Scand. 51, 56.

Lommano, E., Dvořák, C., Vallotton, L., Jenni, L., Gern, L., 2014. Tick-borne pathogens in ticks collected from breeding and migratory birds in Switzerland. Ticks Tick Borne Dis. 5, 871–882.

Luckschander, N., Kölbl, S., Enzensberger, O., Zipko, H. T., Thalhammer, J. G., 1999. Tick-borne encephalitis (TBE) in an Austrian horse population. Tierärztl. Prax. Large Animals 27, 235–238.

Matile, H., Ferrari, E., Aeschlimann, A., Wyler, R., 1981. Die Verbreitung der Zeckenenzephalitis in der Schweiz. Schweiz. Med. Wschr. 111, 1262–1269.

Müller, K., König, M., Thiel, H. J., 2006. Tick-borne encephalitis (TBE) with special emphasis on infection in horses. Dtsch. Tierärztl. Wochenschr. 113, 147–151.

Müller, W., 2000. FSME Seroprävalenz beim Hund in Deutschland. Vortrag, 9th InnLab Conference in München, 6.–8. April 2000.

Nell, B., 2008. Optic neuritis in dogs and cats. Vet. Clin. Small Anim. 38, 403–415.

Oehme, R., 2019. Diagnostische Methoden. In: Rubel, F., Schiffner-Rohe, J. (Hrsg.), FSME in Deutschland: Stand der Wissenschaft. Deutscher Wissenschafts-Verlag, Baden-Baden (DE), Kap. 8, 107–113.

Pfeffer, M., Dobler, G., 2011. Tick-borne encephalitis virus in dogs - is this an issue? Parasit. Vectors 4 (1), 59.

Pfeffer, M., Schmuck, H. M., Leschnik, M., 2019. TBE in animals. In: Dobler, G., Erber, W., Bröker, M., Schmitt, H.-J. (Hrsg.), TBE–The Book, 2nd Edition. Global Health Press, Singapore (SG), 144–160.

Reiner, B., Fischer, A., 1998. Frühsommer-Meningoenzephalitis (FSME) beim Hund in Deutschland: Zwei Fallberichte. Kleintierpraxis 43, 255–269.

Reiner, B., Fischer, A., Gödde, T., Müller, W., 1999. Clinical diagnosis of canine tick-borne encephalitis (TBE): Contribution of cerebrospinal fluid analysis (CSF) and CSF antibody titers. Zentralbl. Bakteriol. 289, 605–609.

Reiner, B., Grasmück, S., Steffen, F., Djuric, N., Schindler, T., Müller, W., Fischer, A., 2002. Prevalence of TBE antibodies in serum and CSF of dogs with inflammatory and non-inflammatory CNS disease. Int. J. Med. Microbiol. 291 (Suppl. 33), 234.

Rieger, M. A., Nübling, M., Müller, W., Hasselhorn, H. M., Hofmann, F., 1999. Foxes as indicators for TBE endemicity – a comparative serological investigation. Zentralbl. Bakteriol. 289, 610–618.

Roelandt, S., Heyman, P., De Filette, M., Vene, S., Van der Stede, Y., Caij, A. B., Tavernier, P., Dobly, A., De Bosschere, H., Vyt, P., Meersschaert, C., Roels, S., 2011. Tick-borne encephalitis virus seropositive dog detected in Belgium: screening of the canine population as sentinels for public health. Vector Borne Zoonotic Dis. 11, 1371–1376.

Roelandt, S., Suin, V., Van der Stede, Y., Lamoral, S., Marche, S., Tignon, M., Saiz, J. C., Escribano-Romero, E., Casaer, J., Brochier, B., Van Gucht, S., Roels, S., Vervaeke, M., 2016. First TBEV serological screening in Flemish wild boar. Infect. Ecol. Epidemiol. 6, 31099.

Rushton, J. O., Lecollinet, S., Hubálek, Z., Svobodová, P., Lussy, H., Nowotny, N., 2013. Tick-borne encephalitis virus in horses, Austria, 2011. Emerg. Infect. Dis. 19, 635–637.

Sedlák, K., Zelená, H., Křivda, V., Šatrán, P., 2014. Surveillance of West Nile fever in horses in the Czech Republic from 2011 to 2013. Epidemiol. Mikrobiol. Immunol. 63, 307–311.

Sievert, C., Richter, H., Beckmann, K., Kircher, P. R., Carrera, I., 2017. Comparison between proton magnetic resonance spectroscopy findings in dogs with tick-borne encephalitis and clinically normal dogs. Vet. Radiol. Ultrasound. 58, 53–61.

Sikutová, S., Hornok, S., Hubálek, Z., Dolezálková, I., Juricová, Z., Rudolf, I., 2009. Serological survey of domestic animals for tick-borne encephalitis and Bhanja viruses in northeastern Hungary. Vet. Microbiol. 135, 267–271.

Stadtbäumer, K., Leschnik, M. W., Nell, B., 2004. Tick-borne encephalitis virus as a possible etiologic agent for optic neuritis in a dog. Vet. Ophthal. 7, 271–277.

Süss, J., Dobler, G., Zöller, G., Essbauer, S., Pfeffer, M., Klaus, C., Liebler-Tenorio, E. M., Gelpi, E., Stark, B., Hotzel, H., 2008. Genetic characterization of a tick-borne encephalitis virus isolated from the brain of a naturally exposed monkey (*Macaca sylvanus*). Int. J. Med. Microbiol. 298 (Suppl. 44), 295–300.

Takashima, I., Morita, K., Chiba, M., Hayasaka, D., Sato, T., Takezawa, C., Igarashi, A., Kariwa, H., Yoshimatsu, K., Arikawa, J., Hashimoto, N., 1997. A case of tick-borne encephalitis in Japan and isolation of the the virus. J. Clin. Microbiol. 35 (8), 1943–1947.

Tipold, A., Fatzer, R., Holzmann, H., 1993. Zentraleuropäische Zeckenenzephalitis beim Hund. Kleintierpraxis 38, 619–628.

Tonteri, E., Jääskeläinen, A. E., Tikkakoski, T., Voutilainen, L., Niemimaa, J., Henttonen, H., Vaheri, A., Vapalahti, O., 2011. Tick-borne encephalitis virus in wild rodents in winter, Finland (2008–2009). Emerg. Infect. Dis. 17, 72–75.

Tonteri, E., Kipar, A., Voutilainen, L., Vene, S., Vaheri, A., Vapalahti, O., Lundkvist, Å., 2013. The three subtypes of tick-borne encephalitis virus induce encephalitis in a natural host, the bank vole (*Myodes glareolus*). PLoS ONE 8, e81214.

Vogelgesang, J. R., Dautel, H., Brugger, K., 2019. Zecken im Labor: Zucht und Versuche zur Zeckenbiologie, Pathogenübertragung und Wirksamkeit von Repellents. In: Rubel, F., Schiffner-Rohe, J. (Hrsg.), FSME in Deutschland: Stand der Wissenschaft. Deutscher Wissenschafts-Verlag, Baden-Baden (DE), Kap. 3, 39–52.

Vor, T., Kiffner, C., Hagedorn, P., Niedrig, M., Rühe, F., 2010. Tick burden on European roe deer (*Capreolus capreolus*). Exp. Appl. Acarol. 51, 405–417.

Waldenström, J., Lundkvist, A., Falk, K. I., Garpmo, U., Bergström, S., Lindgren, G., Sjöstedt, A., Mejlon, H., Fransson, T., Haemig, P. D., Olsen, B., 2007. Migrating birds and tickborne encephalitis virus. Emerg. Infect. Dis. 13, 1215–1218.

Walter, M., Brugger, K., 2019. Habitatmodellierung für das FSME-Virus in Deutschland. In: Rubel, F., Schiffner-Rohe, J. (Hrsg.), FSME in Deutschland: Stand der Wissenschaft. Deutscher Wissenschafts-Verlag, Baden-Baden (DE), Kap. 17, 229–241.

Wandeler, A., Steck, F., Fankhauser, R., Kammermann, B., Gresikova, M., Blaskovic, D., 1972. Isolierung des Virus der zentraleuropäischen Zeckenenzephalitis in der Schweiz. Path. Microbiol. 38, 258–270.

Wattle, O., 2008. [Tick-borne encephalitis virusinfektion hos hund]. Fördjupninsarbete. Vet Med. Fakulteten, Sveriges Lantbruksuniversitet, in Schwedisch.

Weissenböck, H., Suchy, A., Holzmann, H., 1998. Tick-borne encephalitis in dogs: neuropathological findings and distribution of antigen. Acta Neuropathol. 95, 361–366.

16

Neue Herausforderungen für das Gesundheitswesen

Masyar Monazahian

Inhaltsverzeichnis

Zusammenfassung

Seit Inkrafttreten des Infektionsschutzgesetzes (IfSG) im Jahr 2001 besteht in Deutschland eine Labormeldepflicht für Frühsommer-Meningoenzephalitis (FSME)-Erkrankungen. Aufgrund dieser Meldezahlen listet das Robert Koch-Institut für die Jahre bis 2018 insgesamt 161 Kreise als FSME-Risikogebiete auf, die auch die Grundlage für eine FSME-Impfempfehlung darstellen. Allerdings muss auch außerhalb der Risikogebiete damit gerechnet werden, dass Zecken FSME-Viren übertragen. In den letzten Jahren ist eine Zunahme sogenannter autochthoner FSME-Erkrankungen in den östlichen-, westlichen- und nördlichen Bundesländern zu verzeichnen. Ohne Hinweis zum vermutlichen Infektionsort kann ein übermittelter FSME-Fall nicht zur Präzisierung der FSME-Risikogebiete genutzt werden. Eine valide Bewertung von FSME-Fällen in Nichtrisikogebieten bedarf einer besonders sorgfältigen klinischen, labordiagnostischen und epidemiologischen Untersuchung und Dokumentation. Hier ist der hohe Stellenwert engagierter Gesundheitsämter, Landesgesundheitsämter aber auch Ärzte wichtig. Maßnahmen zur Verhütung der FSME bestehen in der allgemeinen und individuellen Information und Aufklärung sowie in individuellen Empfehlungen zur FSME-Schutzimpfung und zur Expositionsprophylaxe. Insbesondere in Gebieten mit einer hohen FSME-Krankheitslast sollte verstärkt über den Nutzen einer FSME-Impfung aufgeklärt werden, um höhere Impfquoten zu erreichen.

16.1 Einleitung

Die Frühsommer-Meningoenzephalitis (FSME), deren virale Erreger durch Zeckenstiche übertragen werden, ist in vielen Regionen Deutschlands heimisch. Seit Inkrafttreten des Infektionsschutzgesetzes (IfSG) im Jahr 2001 besteht in Deutschland eine Labormeldepflicht gemäß § 7 Abs. 1 IfSG für direkte und indirekte FSME-Virus-Nachweise. Nach den Daten des Robert Koch-Instituts (RKI) werden seitdem jährlich zwischen 195 und 584 Erkrankungsfälle registriert. Deutliche Schwankungen der Fallzahlen zwischen den Jahren (Tab. 16.1) sind nicht ungewöhnlich und müssen in Abhängigkeit von ökologisch-klimatischen Faktoren und dem wetterbedingten Freizeitverhalten der Bevölkerung betrachtet werden. Während für die Lyme-Borreliose in ganz Deutschland ein Infektionsrisiko besteht, ist die FSME ein vorwiegend süd-/südostdeutsches Phänomen. Wie hoch das regionale FSME-Risiko ist, ermittelt das RKI jährlich basierend auf den FSME-Meldefällen und weist infolgedessen sogenannte FSME-Risikogebiete aus, die auch die Grundlage für eine Impfempfehlung gemäß den Empfehlungen der Ständigen Impfkommission (STIKO) darstellen.

16.2 FSME-Risikogebiete

Der größte Anteil der Risikogebiete liegt zurzeit in den südlichen Bundesländern Bayern, Baden-Württemberg, in Südhessen und im südöstlichen Thüringen. Einzelne Risikogebiete befinden sich zudem in Mittelhessen (Landkreis [LK] Marburg-Biedenkopf), Rheinland-Pfalz (LK Birkenfeld), Saarland (Saar-Pfalz-Kreis) und Sachsen (LK Vogtland). Nachdem es in den Jahren

Tab. 16.1: FSME-Meldefälle (autochthon und nicht autochthon) mit erfüllter Referenzdefinition nach IfSG in Deutschland 2001–2018 (Robert Koch-Institut, 2019b).

Jahr	2001	2002	2003	2004	2005	2006	2007	2008	2009
Fälle	255	239	277	275	432	546	239	289	313
Jahr	2010	2011	2012	2013	2014	2015	2016	2017	2018
Fälle	260	423	195	411	265	223	347	485	584

2015 und 2016 bei unverändert 146 Risikogebieten deutschlandweit blieb, kam es im Jahr 2017 zu einem Anstieg um 10 FSME-Risikogebiete und 2018 erneut um weitere 5 Risikogebiete. 2017 kamen die neuen Risikogebiete die LK Erzgebirgskreis, Bautzen und Zwickau in Sachsen, der LK Ilm-Kreis und der Stadtkreis (SK) Suhl in Thüringen und die 5 LK München, Günzburg, Augsburg, Weilheim-Schongau und Starnberg in Bayern hinzu. Zusätzliche FSME-Endemiegebiete ab 2018 sind in Bayern die drei Kreise LK Garmisch-Partenkirchen, LK Landsberg am Lech und SK Kaufbeuren, in Sachsen der LK Sächsische Schweiz-Osterzgebirge und – das nördlichste Risikogebiet – der LK Emsland in Niedersachsen. Somit sind zurzeit 161 Kreise bundesweit als FSME-Risikogebiete ausgewiesen. In Brandenburg, Nordrhein-Westfalen, Mecklenburg-Vorpommern, Sachsen-Anhalt, Schleswig-Holstein und Berlin erfüllt derzeit kein Kreis die Definition für ein FSME-Risikogebiet. Bundesländer, in denen bisher keine FSME-Erkrankungen erworben wurden, sind lediglich Bremen und Hamburg (Robert Koch-Institut, 2018, 2019a).

16.3 Autochthone FSME-Fälle

Allerdings muss auch außerhalb der definierten Risikogebiete in Deutschland damit gerechnet werden, dass FSME-Viren durch Zecken übertragen werden. In den letzten Jahren ist eine Zunahme sogenannter autochthoner FSME-Erkrankungen in den östlichen, westlichen und nördlichen Bundesländern zu verzeichnen (Robert Koch-Institut, 2019a).

Ein FSME-Infektionsrisiko auch außerhalb von definierten Risikogebieten lässt sich somit nicht mit Sicherheit ausschließen. Dies zeigt sich am Beispiel von Niedersachsen, wo es immer wieder zu einzelnen FSME-Erkrankungen kommt, bei denen kein Aufenthalt in einem definierten Risikogebiet ermittelt werden konnte. So sind in den Jahren 2002 bis 2015 10 und allein in den Jahren 2016 und 2017 weitere 9 FSME-Erkrankungen bekannt geworden, bei denen angenommen werden muss, dass die Infektion in Niedersachsen erfolg-

Tab. 16.2: Von 2002 bis 2018 nach IfSG übermittelte FSME-Erkrankungen mit Infektionsort (n = 50) in den Bundesländern Berlin, Brandenburg, Mecklenburg-Vorpommern und Niedersachsen, in denen bis 2018 keine Risikogebiete ausgewiesen waren (Robert Koch-Institut, 2019a).

Bundesland (Anzahl Fälle)	Kreis des Infektionsorts (Anzahl Fälle)	Jahr der Erkrankung (Anzahl wenn >1)
Berlin	SK Steglitz (1)	2013
(n = 2)	SK Lichtenberg (1)	2017
Brandenburg	LK Uckermark (2)	2004, 2014
(n = 13)	LK Dahme-Spreewald (2)	2006, 2017
	LK Oberspreewald-Lausitz (2)	2006, 2013
	LK Oder-Spree (2)	2006, 2016
	SK Cottbus (2)	2007, 2016
	LK Spree-Neiße (3)	2013, 2014, 2018
Mecklenburg-	LK Mecklenburg. Seenplatte (2)	2004* , 2018
Vorpommern	LK Vorpommern-Rügen (3)	2005, 2010+, 2015+
(n = 9)	LK Ludwigslust-Parchim (1)	2011
	LK Vorpommern-Greifswald (2)	2006, 2012*
	LK Rostock (1)	2016
Niedersachsen	LK Rotenburg (Wümme) (1)	2002
(n = 26)	LK Helmstedt (2)	2005+, 2018
	LK Cuxhaven (2)	2004, 2007
	LK Hildesheim (2)	2008+, 2017
	Region Hannover (4)	2008, 2010, 2011, 2015
	LK Goslar (1)	2011
	LK Nienburg (Weser) (3)	2011, 2016, 2017
	LK Emsland (8)	2016 (2, bei einem Fall+), 2017 (2), 2018 (4)
	LK Celle (2)	2016, 2017
	SK Wolfsburg (1)	2016

* Labornachweis mittels FSME-Antikörpertiteranstieg
\+ Positive Impfanamnese (Diagnostik weniger valide)

te (autochthone Fälle; Monazahian, 2018; Eiffert, 2018). Für das Jahr 2018 wurden 8 FSME-Erkrankungsfälle gemeldet, wovon 5 als weitere autochthone Fälle für Niedersachsen ermittelt wurden (M. Monazahian, unveröffentlicht).

In prospektiven Untersuchungen zur Seroprävalenz von FSME-Antikörpern bei 800–900 Forstbediensteten der Niedersächsischen Landesforsten, die alle 2 Jahre seit 2006 durchgeführt wurden, ergaben sich bei den Durchläufen seit 2010 auch Hinweise auf mögliche autochthone Infektionen in dieser Berufsgruppe (Niedersächsisches Landesgesundheitsamt, 2018). Diese Befunde decken sich mit Ergebnissen aus dem Zeckenmonitoring, welches das Niedersächsische Landesgesundheitsamt seit mehreren Jahren durchführt. In den Jahren 2008 bis 2018 wurden dabei mehr als 47.000 *Ixodes*-Zecken an über 500 Stellen in ganz Niedersachsen gesammelt. Ein Schwerpunkt bei den Sammelaktionen waren jene niedersächsischen Regionen, aus denen autochthone FSME-Fälle berichtet wurden. FSME-Virus konnte in einzelnen Regionen Niedersachsens (Cuxhaven, Nienburg, Hannover) in wenigen Zecken nachgewiesen werden (Monazahian, 2018; Eiffert, 2018; Boelke et al., 2019). Dass auch in weiteren Bundesländern, in denen bis 2018 keine FSME-Risikogebiete ausgewiesen waren, autochthone FSME-Fälle nach IfSG gemeldet wurden, zeigen Tab. 16.2 und 16.3. Bis Ende 2018 wurden 78 autochthone FSME-Fälle für diese Bundesländer registriert.

Gemäß IfSG werden meldepflichtige Erkrankungen in der Regel den Landkreisen und kreisfreien Städten zugeordnet, in denen die betroffenen Personen wohnen bzw. ihren gewöhnlichen Aufenthaltsort haben. Gerade bei FSME-Meldefällen ist es deshalb von besonderer Bedeutung, anhand der Meldedaten bzw. den zusätzlichen Ermittlungen der Gesundheitsämter zu bewerten, wo die FSME-Infektion am ehesten erfolgt ist. Eine solche Bewertung von FSME-Fällen in Nichtrisikogebieten muss valide sein und bedarf einer besonders sorgfältigen klinischen, labordiagnostischen und epidemiologischen Untersuchung und Dokumentation. Dies gilt vor allem für Landkreise, die nicht an bestehende FSME-Risikogebiete angrenzen und in denen vorher noch keine autochthonen FSME-Fälle beobachtet wurden. Diese Aufgabe ist für den öffentlichen Gesundheitsdienst (ÖGD, Gesundheitsämter vor Ort) nicht immer einfach umzusetzen. Es bedarf hier eines engen Austausches zwischen behandelnden Ärzten, Patienten und dem untersuchenden Labor. Wichtig ist hierbei, dass neben der genauen Reiseanamnese (Aufenthaltsorte und Reisedaten innerhalb der Inkubationszeit) auch die Anamnese sowohl zu durchgemachten Gelbfieber-, Japanische Enzephalitis-, Denguefieber-, West-Nil-Virus- und Zika-Virus-Erkrankungen als auch frühere Impfungen gegen Gelbfieber, Japanische Enzephalitis bzw. Aufenthalte in den entsprechenden Endemiegebieten erfasst werden. Eine Exposition gegenüber den genannten Erregern/Impfungen kann zu einem falsch-positiven Ergebnis in der FSME-Diagnostik führen. Selbstredend ist nach einer früher durchgemachten FSME-Erkrankung so-

Tab. 16.3: Von 2002 bis 2018 nach IfSG übermittelte FSME-Erkrankungen mit Infektionsort (n = 28) in den Bundesländern Nordrhein-Westfalen, Sachsen-Anhalt und Schleswig-Holstein, in denen bis 2018 keine Risikogebiete ausgewiesen waren (Robert Koch-Institut, 2019a).

Bundesland (Anzahl Fälle)	Kreis des Infektionsorts (Anzahl Fälle)	Jahr der Erkrankung (Anzahl wenn >1)
Nordrhein-Westfalen (n = 18)	LK Aachen (1)	2007
	SK Duisburg (1)	2018+
	LK Ennepe-Ruhr-Kreis (1)	2018
	LK Lippe (1)	2018
	SK Münster (1)	2018
	LK Paderborn (1)	2018
	SK Solingen (3)	2013, 2016, 2018*
	LK Rhein-Sieg-Kreis (3)	2013*, 2017, 2018
	LK Steinfurt (3)	2013, 2014, 2018
	LK Wesel (1)	2015+
	LK Borken (1)	2015
	LK Rhein-Erft-Kreis (1)	2016
Sachsen-Anhalt (n = 6)	LK Börde (1)	2004
	SK Halle (Saale) (1)	2014
	LK Jerichower Land (1)	2016
	SK Dessau-Roßlau (2)	2016, 2017
	LK Anhalt-Bitterfeld (1)	2017
Schleswig-Holstein (n = 4)	LK Pinneberg (1)	2017
	LK Stormarn (1)	2010
	LK Herzogtum Lauenburg (1)	2010
	LK Segeberg (1)	2009

* Labornachweis mittels FSME-Antikörpertiteranstieg
+ Positive Impfanamnese (Diagnostik weniger valide)

wie FSME-Impfungen zu fragen. Das Gesundheitsamt nimmt hier eine wichtige Rolle zur genauen Ermittlung und Dokumentation aller gemeldeten FSME-Fälle ein. Letztendlich sollten die Gesundheitsbehörden in Nichtrisikogebieten jeden FSME-Meldefall einer Einzelfallprüfung unterziehen, um hier möglichst sicher beurteilen zu können, ob ein autochthoner FSME-Fall vorliegt oder nicht. Diese Einschätzungen bilden letztendlich die Basis für die Ausweisung der FSME-Risikogebiete durch das RKI. Hilfe und fachliche Beratung werden vom Konsiliarlabor für FSME und in einigen Bundesländern auch von Landesgesundheitsämtern angeboten.

16.4 Präventive Schutzmaßnahmen, FSME-Schutzimpfung

Maßnahmen zur Verhütung der FSME bestehen sowohl in der allgemeinen als auch in der individuellen Information und Aufklärung. Individuelle Empfehlungen zur FSME-Schutzimpfung und zur Expositionsprophylaxe obliegen insbesondere der Ärzteschaft, die hinsichtlich der allgemein empfohlenen Impfungen auch in Bezug auf reisemedizinische Impfungen berät. Insbesondere in Gebieten mit einer hohen FSME-Inzidenz ist es immer wieder wichtig, über den Nutzen einer FSME-Impfung aufzuklären, um einen möglichst hohen Impfschutz in der Bevölkerung zu erreichen. Hierbei spielen auch weitere Akteure eine maßgebliche Rolle. Insbesondere sind hier der ÖGD (Gesundheits- und Landesgesundheitsämter), Krankenkassen, Apotheken etc. aber auch die Medien gefragt.

Eine wesentliche Aufgabe, die auch immer mehr den ÖGD betrifft, ist die sorgfältige Beobachtung, ob sich neue FSME-Naturherde nachhaltig in nördlichen und westlichen Regionen Deutschlands, die noch nicht als Risikogebiete ausgewiesen sind, etablieren bzw. bestehende Herde weiter ausbreiten. Insbesondere während der Hauptzeckensaison (März bis Oktober) sollte deshalb überall in Deutschland die FSME bei entsprechender Symptomatik differenzialdiagnostisch einbezogen werden. Durch gezielte Informationen (Öffentlichkeitsarbeit) unter anderem durch das Gesundheitsamt vor Ort sollten Ärzte und Bürger zu Beginn der Zeckensaison auf das Thema Zecken, Erreger, Prävention und Diagnose aufmerksam gemacht werden. Grundlage einer guten Prävention ist die Aufklärung über das erhöhte Risiko einer FSME-Virus-Übertragung in ausgewiesenen Risikogebieten und über wirksame vorbeugende Maßnahmen. Aber auch in FSME-Nichtrisikogebieten sollten vorbeugende Maßnahmen gegen Zeckenstiche durch gezielte Information der Bevölkerung propagiert werden. Neben dem FSME-Virus übertragen einheimische Zecken schließlich auch andere Humanpathogene. Hier ist es wichtig, dass der ÖGD die Bevölkerung über die typischen Lebensräume von Zecken (Wald, Waldränder, Gärten und städtische Parks), über Schutzmaßnahmen (z. B. Anwendung von Repellents), über das sachgemäße Entfernen einer saugenden Zecke (Wundversorgung) und über den Impfschutz gegen die FSME wiederkehrend informiert.

Den zuverlässigsten Schutz gegen eine FSME bietet die FSME-Impfung. Diese ist von der STIKO empfohlen für Personen, die in Risikogebieten wohnen oder arbeiten und sich dort in Zeckenhabitate begeben sowie für Personen, die sich aus anderen Gründen (z. B. Urlaub) in Risikogebieten aufhalten und dabei gegenüber Zecken exponiert sind. In der Beratungspraxis sollten immer Art, Ausmaß und Dauer der Gefährdung sowie die Mobilität der Bewohner und Besucher eines Risikogebietes berücksichtigt werden. Eine Pflicht zur Kostenerstattung der Impfung seitens der Krankenkassen besteht nach der Schutzimpfungsrichtlinie des Gemeinsamen Bundesausschusses (2019) nur für den laut STIKO empfohlenen Personenkreis. In Baden-Württemberg ist durch die zuständige Landesbehörde die Impfung gegen FSME ohne geografische Einschränkung empfohlen. Hier ist als einziger Kreis zurzeit der SK Heilbronn nicht als Risikogebiet eingestuft (Robert Koch-Institut, 2019a). Zusätzlich ist die Impfung von der STIKO und nach der Verordnung zur arbeitsmedizinischen Vorsorge (Arb-MedVV) für Personen empfohlen, die beruflich gefährdet sind (in Risikogebieten Tätige, z. B. Forstarbeiter und exponierte Personen, die in der Landwirtschaft arbeiten, sowie exponiertes Laborpersonal). Eine Impfung kann auch für bestimmte Personen, z. B. solche, die aufgrund von beruflichen oder bestimmten freizeitbedingten Tätigkeiten Zecken besonders ausgesetzt sind, in Nichtrisikogebieten, in denen sporadische FSME-Einzelerkrankungen auftreten (Tab. 16.2–16.3), nach individueller Risiko-Nutzen-Bewertung sinnvoll sein (Robert Koch-Institut, 2017). So wurde z. B. die FSME-Impfung 2014 in Niedersachsen seitens des Arbeitgebers für alle Forstbediensteten angeboten (Monazahian et al., 2012; Niedersächsisches Landesgesundheitsamt, 2014). Da Naturherde der FSME jedoch örtlich oft sehr begrenzt sind, können Mitarbeiter der zuständigen Gesundheitsämter/Landesgesundheitsämter unter Umständen differenziertere Risikoeinschätzungen vornehmen. Diese Einschätzung ist gerade dann wichtig, wenn sich ein Nichtrisikogebiet zu einem Risikogebiet entwickelt bzw. lokal vermehrt FSME-Fälle auftreten. Sollten laut RKI-Risikogebietseinstufung in einem Bundesland nur wenige Landkreise als Risikogebiete benannt werden, kann dies das Gesundheitsamt möglicherweise vor Probleme stellen, da zu klären sein wird, wie z. B. mit den benachbarten Landkreisen umzugehen ist, welche ja keine ausgewiesenen Risikogebiete sind, aber von der dort lebenden Bevölkerung ein Gefährdungspotenzial wahrgenommen werden könnte. Situationsabhängig sollte eine Lösung gefunden werden, wie z. B. in Baden-Württemberg.

Zur Frage nach dem FSME-Risiko bei einer Auslandsreise sollte eine reisemedizinische Beratung, die z. B. auch an einigen Gesundheitsämtern lokalisiert ist, erfolgen (Dobler und Jelinek, 2019). Falls ein Aufenthalt in einem FSME-Endemiegebiet vorgesehen ist und sich ein Expositionsrisiko abzeichnet, ergibt sich eine Impfindikation nach den Impfempfehlungen der STIKO.

In diesem Zusammenhang sollte die beratende Stelle das Infektionsrisiko in den Nachbarländern zu Deutschland kennen. Außerhalb Deutschlands ist die FSME-Impfung für Reisende empfohlen, die in Endemiegebieten zeckenexponiert sind. Für Reisen außerhalb von Deutschland sind die Krankenkassen nicht zur Kostenerstattung verpflichtet, übernehmen aber häufig die Kosten als eigene Satzungsleistungen.

In den Nachbarländern besteht ein Infektionsrisiko vor allem in Tschechien und Österreich sowie in großen Teilen der Schweiz und Polens (Dobler und Jelinek, 2019). In Frankreich wurden in den vergangenen Jahren vereinzelt Fälle aus dem Elsass beschrieben, allerdings wurde im Jahr 2016 mit 29 bestätigten FSME-Fällen eine deutliche Zunahme der FSME-Erkrankungen beobachtet (Velay et al., 2018). Zudem wurden im Jahr 2016 erstmals autochthone FSME-Erkrankungen in den Niederlanden diagnostiziert (Vishal und Barry, 2017; Weststrate et al., 2017; European Centre for Disease Prevention and Control, 2018a,b). Bei Reisen außerhalb Deutschlands sollte bedacht werden, dass Infektionen mit den in anderen Regionen vorkommenden fernöstlichen und sibirischen Subtypen des Virus häufiger schwerwiegende gesundheitliche Folgen nach sich ziehen können als eine Infektion mit dem Europäischen Subtyp, welcher auch in Deutschland vorkommt. In Finnland zirkuliert neben dem Europäischen auch der Sibirische Subtyp (Suvi et al., 2018).

Alimentäre FSME-Ausbrüche spielen in Deutschland eher eine untergeordnete Rolle. Wie in Böhnke (2019) ausführlich diskutiert, wurden gelegentlich Ausbrüche in Zusammenhang mit einer Übertragung durch nicht pasteurisierte Milch (oder durch Produkte nicht pasteurisierter Milch) von infizierten Ziegen, Schafen oder Rindern vor allem aus osteuropäischen Ländern und dem Baltikum, aber auch aus Österreich (Balogh et al., 2010; Caini et al., 2012; Holzmann et al., 2009; Hudopisk et al., 2013) beschrieben. Seit Beginn der Erfassung der FSME nach IfSG im Jahr 2001 wurde erstmals im Jahr 2016 eine FSME-Erkrankung durch den Verzehr infizierter Ziegenmilch (verzehrt als Milch und Frischkäse) in Deutschland (Baden-Württemberg) erworben (Brockmann et al., 2018). Im Jahr 2017 wurden aus Baden-Württemberg weitere 8 FSME-Erkrankungen bei Personen, die Ziegenrohmilch getrunken hatten, an das RKI übermittelt. Ein enger Austausch zwischen Gesundheitsamt, Landesgesundheitsamt und Konsiliarlabor für FSME sind bei solchen Ausbrüchen essenziell. So wurden die in dem Ausbruchzusammenhang untersuchten Rohmilchproben negativ auf das Virus analysiert, aber es konnten FSME-Antikörper bei einer der betreffenden Ziegen nachgewiesen werden. Bei keiner Person wurden ZNS-Symptome angegeben, jedoch wurde eine Person hospitalisiert, und alle Personen hatten Antikörper gegen das FSME-Virus

(G. Dobler, pers. Mitteilung). Wichtig bei so einem Ausbruch ist, dass die Öffentlichkeit vonseiten der Gesundheitsbehörden schnell darüber informiert wird, dass der Verzehr nicht pasteurisierter Milch und Milchprodukte von Tieren aus FSME-endemischen Gebieten vermieden werden sollte. In Regionen mit besonders hoher FSME-Inzidenz sollte ferner eine besonders hohe Impfquote der Bevölkerung angestrebt werden. Dies kann z. B. durch gezielte Aufklärung durch die öffentlichen Gesundheitsbehörden und die impfenden Ärzte erfolgen.

16.5 Impfquoten

Die Erfassung von Impfquoten ist ein wesentlicher Bestandteil der Beurteilung der Effektivität von Impfprogrammen und der Planung künftiger Maßnahmen. In Deutschland werden vom ÖGD kontinuierlich Daten zu den Impfquoten der Schulanfänger erhoben und an das RKI gemeldet. Laut RKI sind die FSME-Impfquoten bei Schulanfängern in den 4 Bundesländern mit der

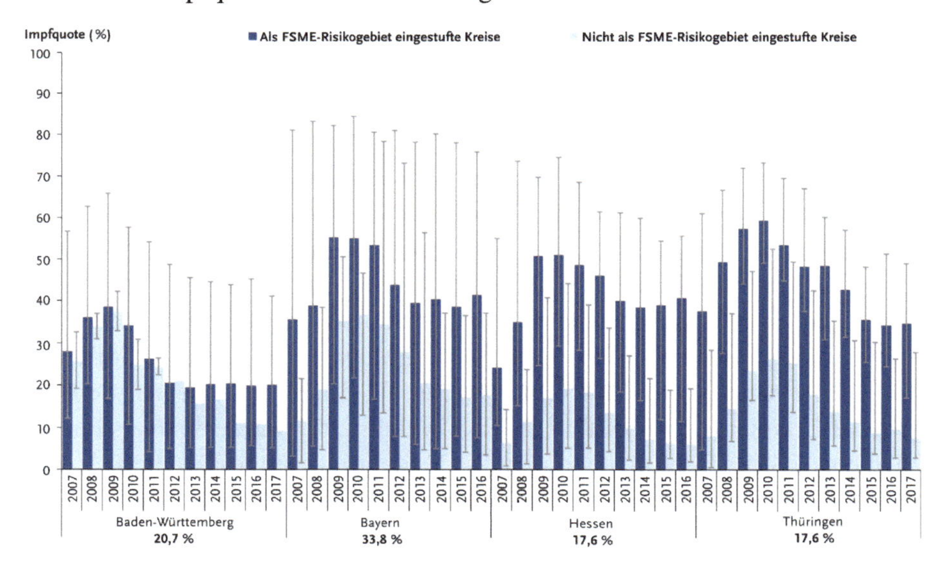

Abb. 16.1: Median der FSME-Impfquoten der Kreise bei Schulanfängern nach Bundesländern und Untersuchungsjahr 2007–2017 (Bayern und Hessen: 2007–2016). Dargestellt ist die Prozentzahl der Kinder mit mindestens 3 Impfstoffdosen. Der Fehlerbalken zeigt die Spannweite zwischen den Kreisen mit der niedrigsten und der höchsten Impfquote. Die landesweite Impfquote für das letzte Untersuchungsjahr ist unterhalb der x-Achse angegeben. Die Daten wurden dem RKI von den jeweiligen Landesbehörden zur Verfügung gestellt (Robert Koch-Institut, 2019a).

großen Mehrzahl der Risikogebiete bis zu den Jahren 2009/10 angestiegen, haben jedoch seitdem fast überall abgenommen (Abb. 16.1). Besonders in Baden-Württemberg sind in den FSME-Risikogebieten mit wenigen Ausnahmen niedrige Impfquoten zu verzeichnen. Nach Daten aus bevölkerungsbezogenen Erhebungen der Gesellschaft für Konsumforschung aus früheren Jahren lagen die Impfquoten in der Allgemeinbevölkerung meist unter denen der Schulanfänger (Robert Koch-Institut, 2014). Dies lässt vermuten, dass der Impfschutz von älteren Personen noch unter dem der Kinder liegt. Da lediglich 5–10 % aller an das RKI übermittelten FSME-Fälle bei Kindern <15 Jahren auftreten und die Inzidenz ab einem Lebensalter von 40 Jahren deutlich ansteigt, ist eine hohe Impfquote bei Erwachsenen besonders wichtig. Zudem haben ältere Menschen bei einer FSME-Infektion ein deutlich höheres Risiko als Kinder, schwer zu erkranken und bleibende Komplikationen zu erleiden (Kaiser, 2004, 2019). Daher hat die Aufklärung der Bevölkerung über die Relevanz des Impfschutzes insbesondere in den FSME-Risikogebieten weiterhin hohe Priorität. Eine Steigerung der Impfquoten insbesondere in Kreisen mit hohen FSME-Inzidenzen könnte einen erheblichen Teil der Fälle verhindern. So erwarben 67 % (1.141) der 1.686 gemeldeten FSME-Fälle, die sich in den Jahren 2014–2018 in den 161 im Jahr 2019 als Risikogebiet ausgewiesenen Kreisen infiziert hatten, ihre Erkrankung in nur 53 dieser Kreise. In diesen 53 Kreisen lagen die Impfquoten der Schulanfänger zwar höher als in den restlichen FSME-Risikogebieten mit niedrigerer Inzidenz (Tab. 16.4; Robert Koch-Institut, 2019a). Eine weitere Steigerung hätte aber vermutlich ein erhebliches Präventionspotenzial.

Bei den weiterhin eher niedrigen und tendenziell sogar rückläufigen Impfquoten in den deutschen Risikogebieten sind die humanen FSME-Erkrankungen weiterhin ein relativ verlässlicher Indikator für das regionale FSME-Risiko.

Tab. 16.4: Impfquoten in FSME-Risikogebieten nach Höhe der FSME-Inzidenz und in Nichtrisikogebieten (Robert Koch-Institut, 2019a). Die Impfquoten in den verschiednen Risikogebieten unterscheiden sich signifikant ($p<0{,}05$).

	Median der kreisbezogenen Impfquoten bei Schulanfängern[1] (Spanne)
Risikogebiete mit hoher Inzidenz[2]	39 % (10–74 %)
Alle anderen Risikogebiete	28 % (5–76 %)
Nichtrisikogebiete[3]	9 % (2–37 %)

[1] für 2017 in Baden-Württemberg und Thüringen, für 2016 in Bayern und Hessen
[2] ≥6,4 Erkrankungen/100.000 Einwohner im Zeitraum 2013–2017
[3] in Bundesländern mit FSME-Risikogebieten

In Risikogebieten mit hohen Impfquoten, aber auch in Regionen, in denen erstmals FSME-Fälle auftreten, wären neben humanen Erkrankungsfällen jedoch weitere Indikatoren für ein Infektionsrisiko hilfreich. Zwar können Nachweise des FSME-Virus in Zecken das Vorhandensein von Naturherden mitunter bestätigen, wie das Beispiel Niedersachsen zeigt, doch eignen sich derartige Untersuchungen aufgrund der niedrigen Durchseuchung der Zeckenpopulationen mit dem FSME-Virus und der Kleinräumigkeit der FSME-Naturherde eher weniger für eine landesweite systematische Überwachung. Ein anderer Ansatz wären serologische Untersuchungen an standorttreuen Wild- oder Nutztieren (Stefanoff et al., 2013; Robert Koch-Institut, 2013; Imhoff et al., 2015) oder PCR-Untersuchungen an Nagern, in denen Virus-RNA mitunter über mehrere Monate nach Infektion nachgewiesen werden kann (Knap et al., 2012; Achazi et al., 2011). Bislang werden derartige Untersuchungen jedoch in erster Linie zu Forschungszwecken eingesetzt und nicht zur systematischen Überwachung. Eine detaillierte Verknüpfung von humanen FSME-Daten mit einer Vielzahl von ökologischen Daten (z. B. FSME-Virus in Nagern, Zeckenverbreitung, Klima und Wetterbedingungen) wird aktuell zur Erstellung neuer FSME-Karten (Walter und Brugger, 2019) und zur Erklärung der FSME-Dynamik (Rubel, 2019) verwendet. Gesundheitsbehörden in Landkreisen, die die Kriterien eines FSME-Risikogebietes laut RKI (noch) nicht erfüllen und für die es zurzeit keine Impfempfehlung gemäß den Kriterien der STIKO gibt, sollten frühzeitig in die oben genannten Überlegungen einbezogen werden. Gerade in Regionen, in denen vereinzelt autochthone FSME-Erkrankungen auftreten, ist zu überlegen, inwieweit für bestimmte Risikogruppen, also für solche Personen, die sich beruflich oder in ihrer Freizeit häufig in der freien Natur aufhalten und Zecken besonders intensiv ausgesetzt sind (z. B. Forstarbeiter, Botaniker, Pilzsammler), nach einer individuellen Risiko-Nutzen-Abwägung eine FSME-Impfung sinnvoll ist. In Landkreisen mit besonders hoher FSME-Krankheitslast sollte verstärkt über den Nutzen einer FSME-Impfung aufgeklärt werden, um höhere Impfquoten zu erreichen. Die Gesundheitsbehörden (Gesundheitsamt vor Ort, Landesgesundheitsämter) übernehmen an dieser Stelle eine wichtige Rolle in der Kommunikation zur Bevölkerung.

16.6 Literaturverzeichnis

Achazi, K., Růžek, D., Donoso-Mantke, O., Schlegel, M., Ali, H. S., Wenk, M., Schmidt-Chanasit, J., Ohlmeyer, L., Rühe, F., Vor, T., Kiffner, C., Kallies, R., Ulrich, R. G., Niedrig, M., 2011. Rodents as sentinels for the prevalence of tick-borne encephalitis virus. Vector Borne Zoonotic Dis. 11, 641–647.

Balogh, Z., Ferenczi, E., Szeles, K., Stefanoff, P., Gut, W., Szomor, K. N., Takacs, M., Berencsi,

G., 2010. Tick-borne encephalitis outbreak in Hungary due to consumption of raw goat milk. J. Virol. Methods 163, 481–485.

Boelke, M., Bestehorn, M., Marchwald, B., Kubinski, M., Liebig, K., Glanz, J., Schulz, C., Dobler, G., Monazahian, M., Becker, S. C., 2019. First isolation and phylogenetic analyses of tick-borne encephalitis virus in Lower Saxony, Germany. Viruses 11, 462.

Böhnke, D., 2019. Risiko einer FSME-Infektion infolge individueller Exposition und alimentärer Übertragung. In: Rubel, F., Schiffner-Rohe, J. (Hrsg.), FSME in Deutschland: Stand der Wissenschaft. Deutscher Wissenschafts-Verlag, Baden-Baden (DE), Kap. 11, 137–150.

Brockmann, S. O., Oehme, R., Buckenmaier, T., Beer, M., Jeffery-Smith, A., Spannenkrebs, M., Haag-Milz, S., Wagner-Wiening, C., Schlegel, C., Fritz, J., Zange, S., Bestehorn, M., Lindau, A., Hoffmann, D., Tiberi, S., Mackenstedt, U., Dobler, G., 2018. A cluster of two human cases of tick-borne encephalitis (TBE) transmitted by unpasteurised goat milk and cheese in Germany, May 2016. Euro Surveill. 23, 15.

Caini, S., Szomor, K., Ferenczi, E., Szekelyne Gaspar, A., Csohan, A., Krisztalovics, K., Molnar, Z., Horvath, J., 2012. Tick-borne encephalitis transmitted by unpasteurised cow milk in western Hungary, September to October 2011. Euro Surveill., 20128.

Dobler, G., Jelinek, T., 2019. Reisemedizinische Bedeutung der FSME. In: Rubel, F., Schiffner-Rohe, J. (Hrsg.), FSME in Deutschland: Stand der Wissenschaft. Deutscher Wissenschafts-Verlag, Baden-Baden (DE), Kap. 12, 151–164.

Eiffert, H., 2018. Vorsicht Zecke: Kleiner Stich birgt vielfältige Risiken. Niedersächsisches Ärzteblatt 7, 16–17.

European Centre for Disease Prevention and Control, 2018a. Synergies in community and institutional public health emergency preparedness for tick -borne diseases in the Netherlands. A case study on tick-borne encephalitis and lyme borreliosis. ECDC, Stockholm (SE), 49 S.

European Centre for Disease Prevention and Control, 2018b. Tick-borne encephalitis. In: Annual epidemiological report for 2016. ECDC, Stockholm (SE), 7 S.

Gemeinsamer Bundesausschuss, 2019. Richtlinie des Gemeinsamen Bundesausschusses über Schutzimpfungen nach § 20i Abs. 1 SGB V (Schutzimpfungs-Richtlinie/SI-RL, https://www.g-ba.de/richtlinien/60 (zuletzt aufgerufen am 08.05.2019).

Holzmann, H., Aberle, S. W., Stiasny, K., Werner, P., Mischak, A., Zainer, B., Netzer, M., Koppi, S., Bechter, E., Heinz, F. X., 2009. Tick-borne encephalitis from eating goat cheese in a mountain region of Austria. Emerg. Infect. Dis. 15, 1671–1673.

Hudopisk, N., Korva, M., Janet, E., Simetinger, M., Grgič-Vitek, M., Gubenšek, J., Natek, V., Kraigher, A., Strle, F., Avšič-Županc, T., 2013. Tick-borne encephalitis associated with consumption of raw goat milk, Slovenia, 2012. Emerg. Infect. Dis. 19, 806–808.

Imhoff, M., Hagedorn, P., Schulze, Y., Hellenbrand, W., Pfeffer, M., Niedrig, M., 2015. Review: Sentinels of tick-borne encephalitis risk. Ticks Tick Borne Dis. 6, 592–600.

Kaiser, R., 2004. Frühsommer-Meningoenzephalitis. Prognose für Kinder und Jugendliche günstiger als für Erwachsene. Dtsch. Arztebl. 101, C1822–C1826.

Kaiser, R., 2019. Klinik und Verlauf der FSME. In: Rubel, F., Schiffner-Rohe, J. (Hrsg.), FSME in Deutschland: Stand der Wissenschaft. Deutscher Wissenschafts-Verlag, Baden-Baden (DE), Kap. 13, 165–184.

Knap, N., Korva, M., Dolinšek, V., Sekirnik, M., Trilar, T., Avšič-Županc, T., 2012. Patterns of tick-borne encephalitis virus infection in rodents in Slovenia. Vector Borne Zoonotic Dis. 12, 236–242.

Monazahian, M., 2018. Frühsommer-Meningoenzephalitis (FSME) und Lyme-Borreliose: Welche Risiken gibt es in Niedersachsen? Niedersächsisches Ärzteblatt 7, 17–20.

Monazahian, M., Beyrer, K., Pulz, M., 2012. Gibt es ein FSME-Infektionsrisiko in Niedersachsen? Niedersächsisches Ärzteblatt 85, 29–31.

Niedersächsisches Landesgesundheitsamt, 2014. Seroprävalenzstudie zu FSME und Echinokokkose bei niedersächsischen Forstbediensteten: Kurzbericht zur vierten Untersuchungsphase 2012 –2013. Niedersächsisches Landesgesundheitsamt, Hannover (DE), 80–83.

Niedersächsisches Landesgesundheitsamt, 2018. Seroprävalenzstudie zu FSME und Echinokokkose bei niedersächsischen Forstbediensteten: Sechste Untersuchungsphase 2016 –2017. Niedersächsisches Landesgesundheitsamt, Hannover (DE), 79–80.

Robert Koch-Institut, 2013. FSME: Risikogebiete in Deutschland (Stand: Mai 2013). Bewertung des örtlichen Erkrankungsrisikos. Epid. Bull. 18, 151–162.

Robert Koch-Institut, 2014. FSME: Risikogebiete in Deutschland (Stand: April 2014). Bewertung des örtlichen Erkrankungsrisikos. Epid. Bull. 15, 121–133.

Robert Koch-Institut, 2017. Empfehlungen der Ständigen Impfkommission (STIKO) am Robert Koch-Institut – 2017/2018. Epid. Bull. 34, 333–380.

Robert Koch-Institut, 2018. FSME: Risikogebiete in Deutschland (Stand: April 2018). Bewertung des örtlichen Erkrankungsrisikos. Epid. Bull. 17, 161–173.

Robert Koch-Institut, 2019a. FSME: Risikogebiete in Deutschland (Stand: Januar 2019). Bewertung des örtlichen Erkrankungsrisikos. Epid. Bull. 7, 57–74.

Robert Koch-Institut, 2019b. SurvStat@RKI 2.0, https://survstat.rki.de (zuletzt aufgerufen am 08.05.2019).

Rubel, F., 2019. Erklärende Modelle zur Dynamik der FSME-Erkrankungen. In: Rubel, F., Schiffner-Rohe, J. (Hrsg.), FSME in Deutschland: Stand der Wissenschaft. Deutscher Wissenschafts-Verlag, Baden-Baden (DE), Kap. 18, 243–260.

Stefanoff, P., Pfeffer, M., Hellenbrand, W., Rogalska, J., Rühe, F., Makówka, A., Michalik, J., Wodecka, B., Rymaszewska, A., Kiewra, D., Baumann-Popczyk, A., Dobler, G., 2013. Virus detection in questing ticks is not a sensitive indicator for risk assessment of tick-borne encephalitis in humans. Zoonoses Public Health 60, 216–226.

Suvi, K., Teemu, S., Kirsi, R., Kämppi, L., Kantonen, J., Kero, M., Jääskeläinen, A., Jääskeläinen, A. J., Sane, J., Myllykangas, L., A., P., Vapalahti, O., 2018. Fatal tick-borne encephalitis virus infections caused by Siberian and European subtypes, Finland, 2015. Emerg. Infect. Dis. 24, 946–948.

Velay, A., Solis, M., Kack-Kack, W., Gantner, P., Maquart, M., Martinot, M., Augereau, O., De Briel, D., Kieffer, P., Lohmann, C., Poveda, J. D., Cart-Tanneur, E., Argemi, X., Leparc-Goffart, I., de Martino, S., Jaulhac, B., Raguet, S., Wendling, M.-J., Hansmann, Y., Fafi-Kremer, S., 2018. A new hot spot for tick-borne encephalitis (TBE): A marked increase of TBE cases in France in 2016. Ticks Tick Borne Dis. 9, 120–125.

Vishal, H., Barry, R., 2017. Human tick-borne encephalitis, the Netherlands. Emerg. Infect. Dis. 23, 1169.

Walter, M., Brugger, K., 2019. Habitatmodellierung für das FSME-Virus in Deutschland. In: Rubel, F., Schiffner-Rohe, J. (Hrsg.), FSME in Deutschland: Stand der Wissenschaft. Deutscher Wissenschafts-Verlag, Baden-Baden (DE), Kap. 17, 229–241.

Weststrate, A. C., Knapen, D., Laverman, G. D., Schot, B., Prick, J. J., Spit, S. A., Reimerink, J., Rockx, B., Geeraedts, F., 2017. Increasing evidence of tick-borne encephalitis (TBE) virus transmission, the Netherlands, June 2016. Euro Surveill. 22, 30482.

17

Habitatmodellierung für das FSME-Virus in Deutschland

Melanie Walter, Katharina Brugger

Inhaltsverzeichnis

Zusammenfassung

Ursprünglich wurden Habitatmodelle zur Abschätzung der potenziellen geografischen Verbreitung von Pflanzen- und Tierarten entwickelt. Darauf aufbauend wurden die Auswirkungen des Klimawandels und der sich ändernden Landnutzung auf das Vorkommen von Arten untersucht. Seit 15 Jahren werden Habitatmodelle nun auch angewendet, um die geografische Verbreitung von Krankheiten oder erregerübertragender Vektoren anhand ihres georeferenzierten Vorkommens und der dort herrschenden Umweltbedingungen abzuschätzen. Im Falle des Frühsommer-Meningoenzephalitis (FSME)-Virus kann sowohl die Verbreitung des Hauptüberträgers, der Zecke *Ixodes ricinus*, als auch direkt die des FSME-Virus abgeschätzt werden. Im Folgenden wird eine FSME-Virus-Verbreitungskarte basierend auf Virusnachweisen in Wirtstieren und Zecken vorgestellt. Im Unterschied zu den Risikogebieten gemäß des Robert Koch-Instituts werden potenzielle Verbreitungsgebiete in ganz Deutschland dargestellt. Diese korrespondieren mit den humanen FSME-Fällen außerhalb der Risikogebiete, die hauptsächlich in der Südhälfte Deutschlands lokalisiert sind.

17.1 Einleitung

Jährlich erkranken in Deutschland bis zu 600 Menschen an der Frühsommer-Meningoenzephalitis (FSME), ein nicht geringer Anteil auch in bislang nicht ausgewiesenen FSME-Risikogebieten (Robert Koch-Institut, 2019). Zunehmend stellt sich daher auch für die Bevölkerung in Nichtrisikogebieten die Frage, ob sie sich impfen lassen soll. Verfügbare Risikokarten in Deutschland wie die des Robert Koch-Instituts (RKI) basieren allein auf Beobachtungen von humanen FSME-Fällen. Seit Ende der 1990er-Jahre werden diese jährlich veröffentlicht. Die aktuelle Risikoklassifikation wird vom RKI aus dem Vergleich von beobachteten FSME-Inzidenzen der Landkreise bzw. kreisfreien Städten mit zu erwartenden standardisierten Inzidenzen sowie den Inzidenzen benachbarter Landkreise berechnet. Einmal als Risikogebiet definiert behält ein Landkreis diesen Status für mindestens 20 Jahre. In Abb. 17.1 sind die derzeitigen FSME-Risikogebiete und Landkreise bzw. kreisfreie Städte mit vereinzelten Meldungen von humanen FSME-Fällen dargestellt.

Alternativ kann das Risiko, von einer FSME-Virus-infizierten Zecke gestochen zu werden, mithilfe eines sogenannten statistischen Habitatmodells abgeschätzt werden. In der Ökologie finden Habitatmodelle schon sehr lange vielfältige Anwendung. Ursprünglich wurden sie entwickelt, um die potenzielle Verbreitung von Pflanzen- oder Tierarten in Abhängigkeit von Klimaparametern vor allem auf der kontinentalen Skala darzustellen. Mit solchen Abschätzungen können aber auch Vorhersagen zur Biodiversität von Populationen oder Arten, die in manchen Gebieten noch nicht dokumentiert wurden, sowie Prognosen u. a. unter Berücksichtigung des Klimawandels erstellt werden (Peterson et al., 2011). Seit rund 15 Jahren werden Habitatmodelle zur Abschätzung der potenziellen Verbreitung einer Krankheit und damit des Seuchenrisikos verwendet (Peterson, 2006). Dabei wird entweder die Verbreitung der Krankheitserreger bzw. -fälle selbst (z. B. West-Nil-Fieber, García-Bocanegra et al., 2017) oder – im Fall von vektorübertragenen Erregern – die der Vektoren wie Stechmücken (Melaun et al., 2015) oder Zecken (Walter et al., 2016) model-

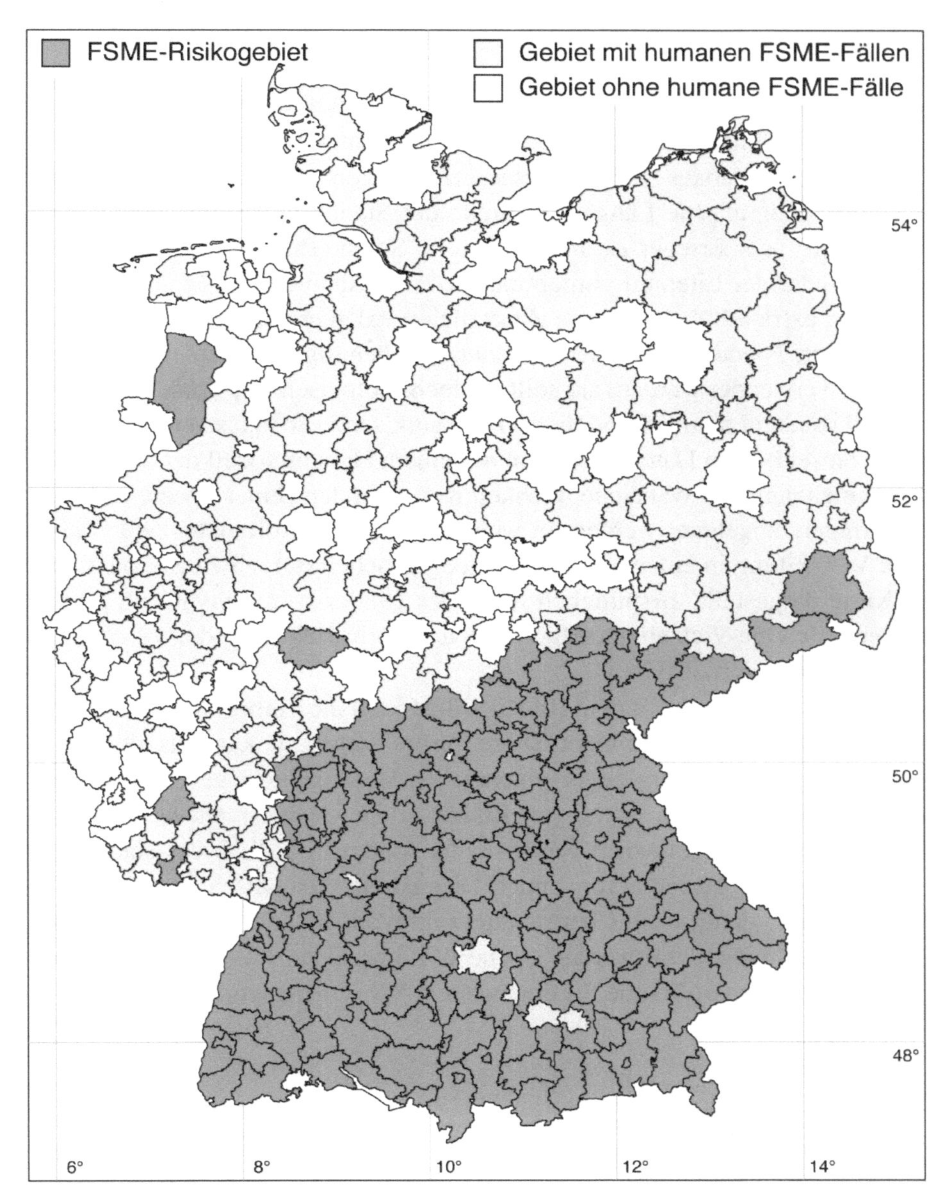

Abb. 17.1: Für das Jahr 2019 wurden in Deutschland 161 Landkreise bzw. kreisfreie Städte (40,1 %) als FSME-Risikogebiete (dunkelgrau) definiert (Robert Koch-Institut, 2019). In weiteren 160 Kreisen (40,6 %) wurde seit Einführung der Meldepflicht 2001 mindestens ein humaner FSME-Fall (hellgrau) und in 77 Kreisen (19,2 %) kein FSME-Fall gemeldet (weiß).

liert. Da die Algorithmen leicht zu implementieren sind und solche Karten eine erste Abschätzung zur Verbreitung einer Krankheit liefern, steigt die Zahl der Habitatmodelle für Infektionskrankheiten stetig (Campei, 2015).

Die Erstellung eines Habitatmodells erfolgt in 4 Schritten (Hijmans und Elith, 2017). Als erstes wird ein Datensatz mit georeferenzierten Beobachtungen, d. h. geografische Länge und Breite der Standorte, der zu untersuchenden Spezies oder Erreger zusammengestellt. Solche Beobachtungsdaten können entweder der Literatur entnommen oder im Rahmen von Monitoringprogrammen extra erhoben werden. Zusätzlich werden erklärende Variablen wie Temperatur, Niederschlag oder Landnutzung benötigt. Prinzipiell kann jede Variable verwendet werden, sie sollte jedoch biologisch und epidemiologisch sinnvoll sein und räumlich möglichst hoch auflösend verfügbar sein. Nach Vorliegen dieser beiden Datensätze kann mit einem Habitatmodell der statistische Zusammenhang der Wahrscheinlichkeit des Auftretens einer Spezies oder eines Erregers abgeleitet werden. In weiterer Folge wird die potenzielle räumliche Verbreitung in einem definierten geografischen Bereich abgeschätzt und als Karte dargestellt. Urspünglich Mitte der 1980er-Jahre entwickelt, gibt es mittlerweile eine Vielzahl an Algorithmen, um ein Habitatmodell zu erstellen (Hijmans und Elith, 2017).

Hier wird erstmals mit dem BIOCLIM-Modell die Verbreitung des FSME-Virus in Deutschland abgebildet. Diese Verbreitungskarte kann als alternative Karte zur Identifizierung neuer potenzieller Risikogebiete gesehen werden. Im Unterschied zu den bisherigen Risikokarten wie beispielsweise die des RKI, werden keine humanen FSME-Fälle, sondern FSME-Virus-Nachweise in Zecken und Wirtstieren verwendet. Dies ist eine realistische Annahme, da der Mensch im natürlichen Übertragungszyklus aus Sicht des FSME-Virus ein Fehlwirt ist. Als Fehlwirt werden solche Wirte bezeichnet, die nach der Infektion eine zu geringe Virämie für eine weitere Virusübertragung ausbilden.

17.2 BIOCLIM-Modell

Zur Bestimmung der potenziellen Verbreitung des FSME-Virus in Deutschland und seinen Nachbarländern wurde das BIOCLIM-Modell verwendet. Das von Busby (1986) entwickelte Modell gilt als das erste Habitatmodell. Das BIOCLIM-Modell erstellt ein Profil des Habitats einer Spezies oder eines Erregers basierend auf Umweltvariablen wie Temperatur oder Landbedeckung (Booth, 2018). Das Profil ist definiert durch Minimum, Median und Maximum jeder erklärenden Variable an den Standorten, den sogenannten *presence* Punkten (Abb. 17.2).

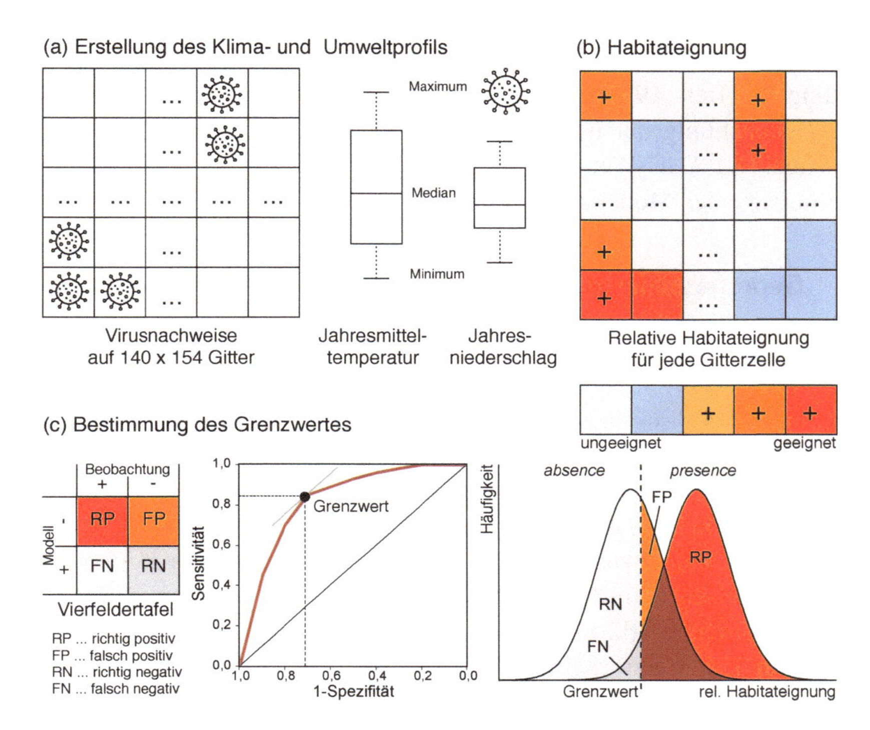

Abb. 17.2: Konzept des BIOCLIM-Modells: Nach Erstellung des Klima- und Umweltprofils (a) kann die relative Habitateignung der einzelnen Gitterzellen (b) sowie der Grenzwert (c) bestimmt werden.

Anschließend werden die erklärenden Variablen jeder Gitterzelle mit dem Profil verglichen, um die Eignung der dortigen Bedingungen für das FSME-Virus zu bestimmen. Dazu wird die relative Habitateignung (engl.: *suitability index*) über den Perzentilrang abgeleitet, d. h., es wird die Ähnlichkeit zwischen den Umweltbedingungen der Gitterzelle und dem Klima- und Umweltprofil berechnet (Hijmans und Elith, 2017). Zwischen 0 und 1 definiert, gibt dieser Index für jede Gitterzelle des Modellgebietes die relative Eignung des Habitats an. Als Karte gezeichnet, veranschaulicht der Index Gebiete in Deutschland, in denen die Umweltvariablen für das FSME-Virus besonders geeignet sind.

Zusätzlich wird ein Grenzwert berechnet, um die kontinuierliche Skala der relativen Habitateignung in eine binäre Ja/Nein-Entscheidung umzuwandeln. Der Grenzwert wird über die Sensitivität und Spezifität aus der Vierfeldertafel abgeleitet. Ist die relative Habitateignung größer als der Grenzwert, so ist die Gitterzelle aufgrund der dortigen Gegebenheiten für das Vorhandensein des FSME-Virus geeignet, ist sie kleiner, so ist die Gitterzelle nicht geeignet.

Um festzustellen, wie zuverlässig die Vorhersage des BIOCLIM-Modells ist, wird der AUC-Wert (*area under the receiver-operated curve*) berechnet (Fielding und Bell, 1997). Dazu wird die Verbreitungsvorhersage der tatsächlichen Beobachtungsdaten mit jener der synthetisch erstellten *absence* Punkte[1] verglichen. Der AUC-Wert liegt zwischen 0 und 1, wobei 0,5 eine rein zufällige Vorhersage des Modells bedeutet.

17.3 Georeferenzierte FSME-Virus-Nachweise und Umweltvariablen

Ausgangsbasis für die Erstellung einer FSME-Virus-Verbreitungskarte mit einem Habitatmodell sind georeferenzierte FSME-Virus-Nachweise, d. h. das Vorkommen des Virus an bestimmten Fundorten. Basierend auf einer umfangreichen Literaturstudie und der Digitalisierung historischer Karten wurde ein Datensatz mit FSME-Virus-Nachweisen in Vektoren (Zecken) und Wirtstieren (unterteilt in Haus- und Wildtiere) erstellt. Mit Fokus auf Deutschland und angrenzende Länder wurden über 50 Studien mit georeferenzierten FSME-Virus-Nachweisen identifiziert. Innerhalb der letzten 58 Jahre (1959–2017) wurde das Virus an 102 Standorten in Haustieren wie Hunden, Pferden und Rindern, an 126 Standorten in Wildtieren wie Nagern und Wild und an 176 Standorten in Zecken nachgewiesen (Abb. 17.3). Das FSME-Virus führt jedoch nur bei Hunden (Pfeffer und Dobler, 2011), Pferden (Waldvogel et al., 1981) und Affen (Süss et al., 2007) zu klinischen Symptomen, vereinzelt auch bei Ziegen (Zindel und Wyler, 1983) und Schafen (Böhm et al., 2017). Obwohl die Nachweismethoden im Laufe der Jahre weiterentwickelt wurden, ist es für die Modellentwicklung irrelevant, ob der Virusnachweis serologisch, mikrobiologisch oder molekularbiologisch erfolgte.

Das Habitatmodell wurde für das Modellgebiet Deutschland und angrenzende Länder von 4,3–17,2° geografischer Länge und 45,8–57,5° nördlicher Breite berechnet (Abb. 17.3). Über dieses Gebiet wurde ein Gitter mit einem Abstand von 10 arcmin gelegt, womit jede Gitterzelle eine Fläche von ca. 215 km^2 repräsentiert. Alle für das Modell verwendeten FSME-Virus-Nachweise und erklärenden Umweltvariablen mussten auf dieses Gitter transformiert werden. Um die georeferenzierten Standorte auf das Gitter zu übertragen, wurde jede Gitterzelle mit mindestens einem FSME-Virus-Nachweis (unabhängig von der Anzahl der Standorte) als *presence* Zelle definiert.

Um das Habitat des FSME-Virus abzubilden, wurden die sogenannten bioklimatischen Variablen als erklärende Variablen verwendet. Diese 19 von Temperatur und Niederschlag abhängigen Variablen sind im Worldclim-Datensatz

[1] Als *absence* Punkte werden Standorte bezeichnet, an denen das FSME-Virus bisher nicht nachgewiesen wurde.

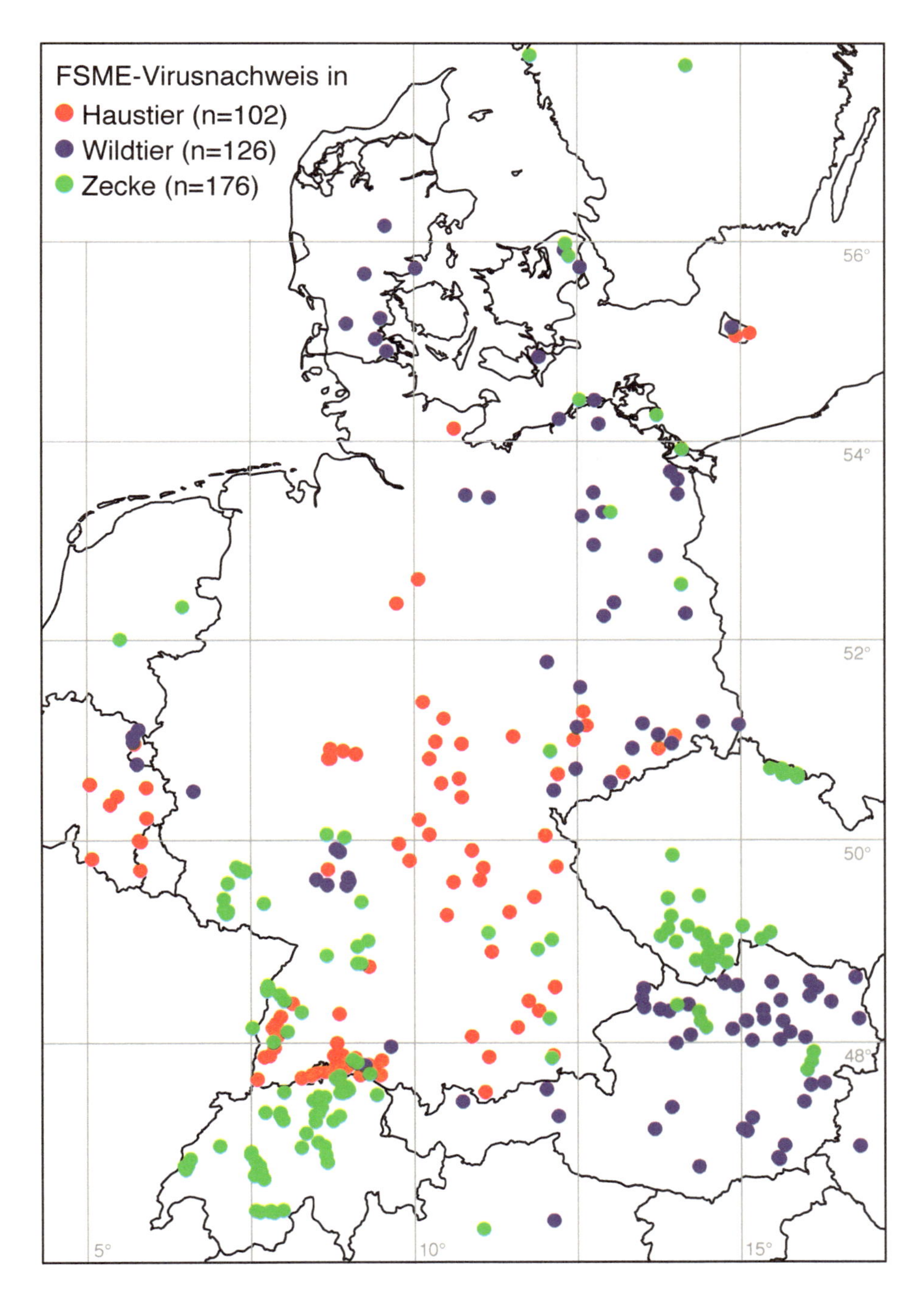

Abb. 17.3: Georeferenzierte FSME-Virus-Nachweise in Haustieren (rot), Wildtieren (blau) und Zecken (grün). Der Datensatz umfasst 404 Fundorte, die zwischen 1959 und 2017 publiziert wurden.

Tab. 17.1: Klima- und Umweltprofil des FSME-Virus-Habitats definiert anhand von Minimum, Median und Maximum ausgewählter Temperaturvariablen (in °C), Niederschlag (in mm), Landklassen (prozentualer Anteil pro Gitterzelle) und Seehöhe (in m).

Klima- und Umweltparameter	Min.	Median	Max.
Jahresmitteltemperatur	3,1	8,4	10,6
Mittlere tägliche Temperaturspanne	3,4	7,9	10,0
Isothermalität	15,9	30,3	35,5
Saisonalität der Temperatur	5,6	6,8	7,9
Mittlere Temperatur des feuchtesten Quartals	0	16,4	19,4
Mittlere Temperatur des trockensten Quartals	-4,6	2,8	16,6
Mittlerer Jahresniederschlag	498	787	1546
Ackerland ohne künstliche Bewässerung	0	13,9	59,2
2/3 Ackerland, 1/3 Wald, Grünland	0	13,3	39,3
2/3 Wald, Grünland, 1/3 Ackerland	0	9,0	26,4
Laubwald	1,6	19,9	72,9
2/3 Grünland, 1/3 Wald	0,2	7,3	30,2
Urbanes Gebiet (bebaute Fläche, Grünflächen)	0	0,9	42,8
Seehöhe	2	403	1744

(Version 2.0) enthalten (Fick und Hijmans, 2017). Die bioklimatischen Variablen umfassen u. a. Jahresmittelwerte, Saisonalität aber auch Minimum- und Maximumwerte. Zusätzlich floss die Klassifikation der Landnutzung und -bedeckung in das Modell mit ein. Dazu wurde der auf Satellitenmessungen beruhende Datensatz ESA GlobCover 2009 der European Space Agency (2010) verwendet. Dieser kategorisiert die Erdoberfläche anhand von 22 Klassen. Zu diesen Klassen gehören unter anderem die Kategorien Ackerland, verschiedene Waldarten und urbane Flächen. Des Weiteren wurde die Orografie, die mittlere Seehöhe über NN, im Modell berücksichtigt. Zur Vermeidung einer Multikollinearität[2] der 42 Variablen wurden diese mittels Korrelationsanalyse, wie in Walter et al. (2016) beschrieben, selektiert. Die schlussendlich für das Habitatmodell verwendeten 14 Variablen sind in Tab. 17.1 aufgelistet.

[2]Multikollinearität beschreibt eine starke Korrelation zwischen zwei oder mehreren erklärenden Variablen.

17.4 Potenzielle Verbreitung des FSME-Virus

Anhand von FSME-Virus-Nachweisen in Zecken und Wirtstieren wurde ein Klima- und Umweltprofil erstellt (Tab. 17.1). Es charakterisiert an den Beobachtungspunkten die bioklimatischen und landschaftlichen Gegebenheiten, die das Vorkommen des FSME-Virus zulassen. Beispielsweise beschreibt der Median der Jahresmitteltemperatur von 8,4 °C, des Jahresniederschlags von 787 mm und der Seehöhe von 403 m die für das FSME-Virus am besten geeigneten Habitate.

Mit dem Klima- und Umweltprofil der 14 Variablen wurde die potenzielle Verbreitung des FSME-Virus in Deutschland abgeschätzt. Als Ergebnis ist in Abb. 17.4 die relative Habitateignung dargestellt. Das BIOCLIM-Modell wurde mit dem AUC-Wert evaluiert. Der berechnete Wert von AUC = 0,68 zeigt, dass das Modell gut angepasst wurde. Zusätzlich wurde anhand des Grenzwerts eine Ja/Nein-Karte erstellt (Abb. 17.5). Basierend auf klimatischen und landschaftlichen Gegebenheiten findet das FSME-Virus fast in ganz Deutschland geeignete Habitate. Eine hohe Habitateignung ist in großen Teilen Bayerns, Baden-Würtembergs und Sachsens zu finden. Auch Hessen und Niedersachsen zeigen teilweise geeignete Gebiete an. Lediglich entlang der Westgrenze Deutschlands sowie in Brandenburg und den Alpenregionen ist das Habitat weniger geeignet für das FSME-Virus. Im Gegensatz zu den bisherigen Risikogebieten werden auch Gebiete angezeigt, in denen in den letzten Jahren nur vereinzelte humane FSME-Erkrankungen dokumentiert wurden. Seit Beginn der Meldepflicht 2001 sind 15 % der FSME-Fälle außerhalb der ausgewiesenen Risikogebiete aufgetreten (Robert Koch-Institut, 2019).

17.5 Schlussfolgerung und Ausblick

Habitatmodelle stellen einen neuen Ansatz zur Modellierung der geografischen Verbreitung von Epidemien anhand des georeferenzierten Vorkommens eines Erregers oder einer Krankheit und den damit verbundenen Umweltbedingungen bzw. krankheitsbeeinflussenden Faktoren dar. Die hier vorgestellte Verbreitungskarte des FSME-Virus kann als alternative Risikokarte interpretiert werden. Die Abschätzung beruht auf georeferenzierten FSME-Virus-Nachweisen in Zecken und Wirtstieren. Die Standorte der Virusnachweise werden in Publikationen mit unterschiedlicher Genauigkeit angegeben. Teilweise sind die exakten geografischen Koordinaten gegeben (Genauigkeit ± 0,1 km), manchmal nur die Namen der Ortschaften (Genauigkeit ± 1 km), oder die Standorte müssen aus Landkarten digitalisiert werden (Genauigkeit ± 10 km).

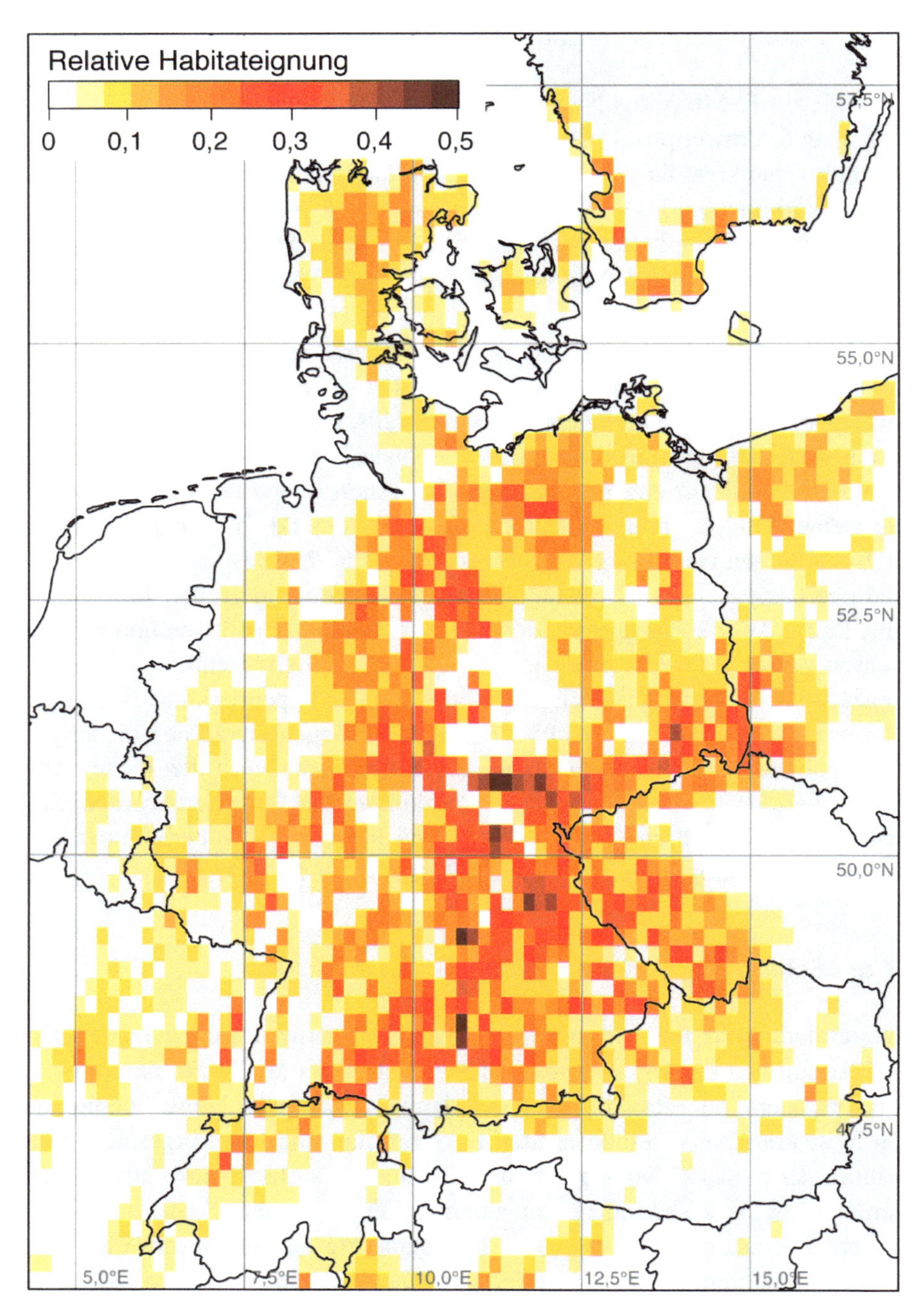

Abb. 17.4: Relative Habitateignung für das FSME-Virus basierend auf Virusnachweisen in Zecken und Wirtstieren.

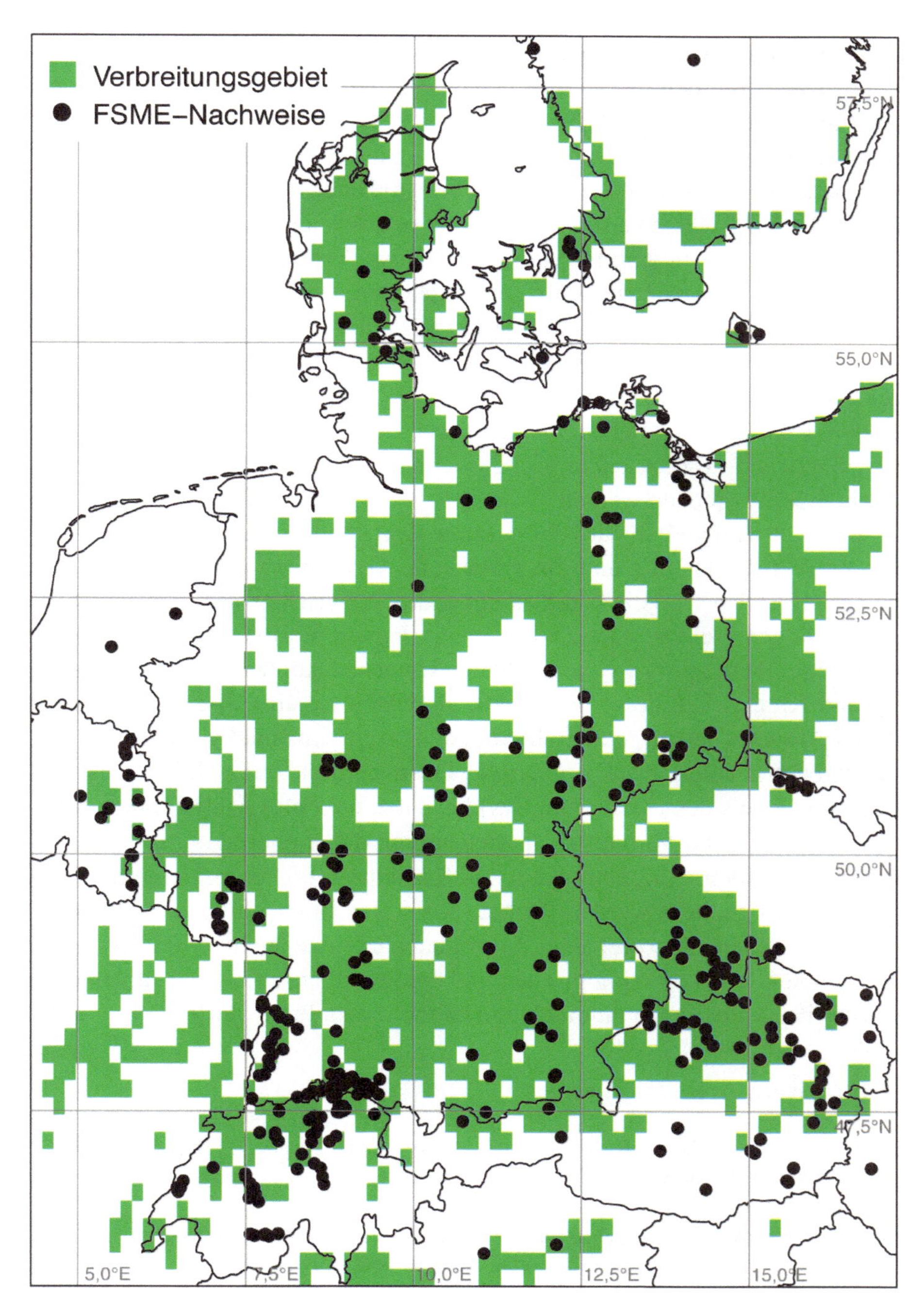

Abb. 17.5: Potenzielle Verbreitung des FSME-Virus (grün). Die Standorte, an denen das FSME-Virus in Zecken und/oder Wirtstieren nachgewiesen wurde, sind als schwarze Kreise dargestellt.

Zusätzlich muss berücksichtigt werden, dass Tiere einen natürlichen Aktionsradius haben. Bei den hier betrachteten Tierarten reicht dieser von 0,2 ha bei Rötelmäusen (Radda, 1968) bis zu 15 ha bei Rehen (Mottl, 1957). Durch die Wahl des Gitterabstandes von 10 arcmin, was einer Fläche von ca. 215 km^2 entspricht, werden solche Ungenauigkeiten im Datensatz kompensiert.

FSME-Virus-Nachweise in Tieren sind relativ leicht aus der wissenschaftlichen Literatur verfügbar. Im Vergleich dazu stellen humane Krankheitsdaten sensible personenbezogene Daten gemäß der aktuellen Datenschutzverordnungen dar. Daher werden humane FSME-Fallzahlen oder Inzidenzen vom RKI nur auf Kreisebene zur Verfügung gestellt. Das bedeutet aber auch, dass kreisfreie Städte und Landkreise mit Flächen zwischen 36 km^2 (Schweinfurt in Bayern) bzw. 222 km^2 (Main-Taunus-Kreis, Hessen) und 755 km^2 (Hamburg) bzw. 5.470 km^2 (Mecklenburgische Seenplatte, Mecklenburg-Vorpommern) miteinander verglichen werden.

Bei Habitatmodellen wird das gesamte Krankheitssystem als Blackbox betrachtet und das Habitat und die potenzielle Verbreitung der Krankheitsfälle modelliert. Dabei wird die komplexe Interaktion zwischen verschiedenen Spezies (Pathogen, Vektor, Wirt, Zwischenwirt, Reservoirwirt), wobei Teilaspekte des Erregerübertragungszyklus auch unbekannt sein können, nicht berücksichtigt und Krankheitsfälle so modelliert, als wären sie eine Spezies. Aufgrund dieses Ansatzes lassen sich Habitatmodelle verhältnismäßig einfach implementieren und liefern rasch Ergebnisse. Dennoch besteht die Gefahr, dass wesentliche Details des Übertragungszyklus dabei unberücksichtigt bleiben (Peterson et al., 2011). Verbreitungskarten sollten daher eher als *First Guess* interpretiert werden. Alternativ kann das Krankheitsgesehen mit einem Epidemiemodell abgebildet werden (Rubel, 2019). Im Unterschied zu Habitatmodellen, bei denen ein korrelativer Zusammenhang untersucht wird, werden bei Epidemiemodellen die biologischen und epidemiologischen Zusammenhänge beschrieben und können räumlich und zeitlich modelliert werden.

17.6 Literaturverzeichnis

Böhm, B., Schade, B., Bauer, B., Hoffmann, B., Hoffmann, D., Ziegler, U., Beer, M., Klaus, C., Weissenböck, H., Böttcher, J., 2017. Tick-borne encephalitis in a naturally infected sheep. BMC Vet. Res. 13, 267.

Booth, T., 2018. Why understanding the pioneering and continuing contributions of bioclim to species distribution modelling is important. Austral Ecol. 43, 852–860.

Busby, J., 1986. A biogeoclimatic analysis of *Nothofagus cunninghamii* (Hook.) Oerst in southeastern Australia. Aust. J. Ecol. 11, 1–7.

Campei, M. L., 2015. Habitatmodelle zur geographischen Verbreitung von Infektionskrankheiten. Diplomarbeit, Veterinärmedizinische Universität Wien, 62 S.

European Space Agency, 2010. GlobCover GlobCover Land Cover Maps, http://due.esrin.esa.int/page_globcover.php (zuletzt aufgerufen am 14.08.2018).

Fick, S. E., Hijmans, R. J., 2017. WorldClim 2: new 1-km spatial resolution climate surfaces for global land areas. Int. J. Climatol. 37, 4302–4315.

Fielding, A., Bell, J., 1997. A review of methods for the assessment of prediction errors in conservation presence/absence models. Environ. Conserv. 24, 38–49.

García-Bocanegra, I., Belkhiria, J., Napp, S., Cano-Terriza, D., Jiménez-Ruiz, S., Martínez-López, B., 2017. Epidemiology and spatio-temporal analysis of West Nile virus in horses in Spain between 2010 and 2016. Transbound. Emerg. Dis. 65, 567–577.

Hijmans, R. J., Elith, J., 2017. Species distribution modeling with R, http://cran.r-project.org/web/packages/dismo/vignettes/sdm.pdf (zuletzt aufgerufen am 14.08.2018).

Melaun, C., Werblow, A., Cunze, S., Zotzmann, S., Koch, L. K., Mehlhorn, H., Dörge, D. D., Huber, K., Tackenberg, O., Klimpel, S., 2015. Modeling of the putative distribution of the arbovirus vector *Ochlerotatus japonicus japonicus* (Diptera: Culicidae) in Germany. Parasitol. Res. 114, 1051–1061.

Mottl, S., 1957. Die jagdwirtschaftlich erforderliche Mindestgröße von Rehwildrevieren im Walde. Z. Jagdwissensch. 3, 64–69.

Peterson, A., 2006. Ecologic niche modeling and spatial patterns of disease transmission. Emerg. Infect. Dis. 12, 1822–1826.

Peterson, A., Soberón, J., Pearson, R., Anderson, R., Martínez-Meyer, E., Nakamura, M., Araújo, M., 2011. Ecological niches and geographic distributions. Princeton University Press, Princeton, 328 S.

Pfeffer, M., Dobler, G., 2011. Tick-borne encephalitis virus in dogs - is this an issue? Parasit. Vectors 4, 59.

Radda, A., 1968. Populationsstudien an Rötelmäusen (*Clethrionomys glareolus* Schreber, 1780) durch Markierungsfang in Niederösterreich. Oecologia 1, 219–235.

Robert Koch-Institut, 2019. FSME: Risikogebiete in Deutschland (Stand: Januar 2019). Bewertung des örtlichen Erkrankungsrisikos. Epid. Bull. 7, 57–70.

Rubel, F., 2019. Erklärende Modelle zur Dynamik der FSME-Erkrankungen. In: Rubel, F., Schiffner-Rohe, J. (Hrsg.), FSME in Deutschland: Stand der Wissenschaft. Deutscher Wissenschafts-Verlag, Baden-Baden (DE), Kap. 18, 243–260.

Süss, J., Gelpi, E., Klaus, C., Bagon, A., Liebler-Tenorio, E. M., Budka, H., Stark, B., Müller, W., Hotzel, H., 2007. Tickborne encephalitis in naturally exposed monkey (*Macaca sylvanus*). Emerg. Infect. Dis. 13, 905–907.

Waldvogel, A., Matile, H., Wegmann, C., Wyler, R., Kunz, C., 1981. Zeckenenzephalitis beim Pferd. Schweiz. Arch. Tierheilk. 123, 227–233.

Walter, M., Brugger, K., Rubel, F., 2016. The ecological niche of *Dermacentor marginatus* in Germany. Parasitol. Res. 115, 2165–2174.

Zindel, W., Wyler, R., 1983. Zeckenenzephalitis bei einer Ziege im unteren Prättigau. Schweiz. Arch. Tierheilk. 125, 383–386.

18

Erklärende Modelle zur Dynamik der FSME-Erkrankungen

Franz Rubel

Inhaltsverzeichnis

Zusammenfassung

Erklärende Modelle haben zum Ziel, das vorhandene Wissen zu einem Prozess zu strukturieren und mit mathematischen Gleichungen, ausgehend von einem Anfangszustand, eine Prognose zu erstellen. In der Epidemiologie werden sie als SIR-Modelle bezeichnet. Sie bilanzieren die Dynamik der Gesundheitszustände Suszeptibel, Infiziert und Regeneriert (Genesen, Immun). Allerdings gibt es zurzeit noch kein Modell zur Frühsommer-Meningoenzephalitis (FSME), das den vollständigen Übertragungszyklus abbildet und die Zeitreihen der FSME-Erkrankungen reproduzieren kann. Daher wird hier zunächst der natürliche Übertragungszyklus des FSME-Virus und der aktuelle Stand der Modellierung zusammengefasst. In Folge wird ein neues Modell zur Dynamik von humanen FSME-Erkrankungen vorgestellt und auf österreichische Daten der Periode 1979–2016 angewandt. Es erklärt den Trend der Erkrankungen durch die Demografie und die Durchimpfung der Bevölkerung. Zyklische Oszillationen mit einer 10-jährigen Periode werden durch einen Klimaindex erklärt, der niederfrequente Schwankungen der Zeckenpopulationen verursacht.

18.1 Einleitung

Die Frühsommer-Meningoenzephalitis (FSME) ist eine virale Erkrankung, die beim Menschen Entzündungen des Gehirns und der Hirnhäute auslösen kann. Im schlimmsten Fall führt dies zum Tod der Patienten, obwohl viele Erkrankungen mild verlaufen und oft nicht als FSME erkannt werden (Kaiser, 2019). Es wird eine große Dunkelziffer vermutet, die nicht genauer spezifiziert werden kann. Hier werden daher nur offiziell registrierte klinische FSME-Fälle berücksichtigt. Im Zeitraum 2001–2017 wurden in Deutschland 5.620 und in Österreich 1.320 FSME-Erkrankungen offiziell bestätigt. Im vorliegenden Kapitel wird ein erklärendes Modell zur Dynamik der FSME-Erkrankungen vorgestellt. Generell dienen erklärende Modelle dazu, das vorhandene Wissen zur Erregerübertragung zu strukturieren und mithilfe von mathematischen Gleichungen zu quantifizieren. Im Falle der FSME wird demnach versucht, die jährliche Zahl der klinischen Fälle mit einem sogenannten SIR-Modell (es bilanziert die Gesundheitszustände Suszeptibel, Infiziert und Regeneriert) zu erklären. Gelingt dies, dann gilt die Hypothese zur Übertragung des FSME-Virus als verstanden bzw. geprüft, und das Modell kann zur Prognose und zur Simulation von Kontrollstrategien eingesetzt werden. Allerdings gibt es zurzeit noch kein FSME-Modell, das dies kann. Nur Teile des Übertragungszyklus wurden bisher durch Modelle abgebildet. Mit diesen wurden zudem nur theoretische Aspekte untersucht und kein Versuch unternommen, die reale FSME-Dynamik nachzurechnen. Daher werden hier zunächst der natürliche Übertragungszyklus des FSME-Virus und der aktuelle Stand der FSME-Modellierung zusammengefasst. In Folge wird ein neues Modell zur Dynamik von FSME-Erkrankungen vorgestellt. Es kann als Basis für künftige Modelle dienen.

18.2 Der natürliche Übertragungszyklus des FSME-Virus

Das FSME-Virus wird durch Vektoren, d. h. Zecken verschiedener Arten und Entwicklungsstadien (Larve, Nymphe, Adultus), auf Wirte übertragen. In Mitteleuropa kann der natürliche Übertragungszyklus durch Zecken wie den Gemeinen Holzbock *Ixodes ricinus* und durch Kleinsäuger (Reservoirwirte) wie der Gelbhalsmaus *Apodemus flavicollis* oder der Rötelmaus *Myodes glareolus* beschrieben werden (Kahl et al., 2019). Obwohl *I. ricinus* als Hauptvektor angesehen wird, können auch andere in einigen Regionen Deutschlands, Österreichs und der Schweiz vorkommende Zecken wie die Auwaldzecke *Dermacentor reticulatus* (Rubel et al., 2016) oder die Reliktzecke *Haemaphysalis concinna* (Rubel et al., 2018) das FSME-Virus übertragen. Menschen und größere Wildtiere wie Rehe und Wildschweine geben das FSME-Virus nicht an Zecken weiter und tragen daher auch nicht direkt zum natürlichen Übertragungszyklus bei.

Man unterscheidet zwischen virämischer und nicht virämischer und transovarialer Übertragung. Unter virämischer Übertragung versteht man die horizontale Übertragung zwischen Vektor (Zecke) und Wirt (Kleinsäuger) via Blutmahlzeit. Von nicht virämischer Übertragung spricht man, wenn die Übertragung zwischen 2 oder mehr Vektoren, die am selben nicht infektiösen Wirt gleichzeitig eine Blutmahlzeit nehmen, stattfindet. Das sind in der Regel Zecken, die in unmittelbarer Nähe zueinander, zum Beispiel am Ohr einer Maus, eine Blutmahlzeit nehmen, sodass das Virus von einer infizierten Zecke auf eine nicht infizierte Zecke übertragen wird. Dieser erst seit 1987 bekannte Prozess (Jones et al., 1987) wird oft als Cofeeding-Übertragung bezeichnet. Die Übertragung des FSME-Virus durch Cofeeding wurde von Labuda et al. (1993) experimentell nachgewiesen und gilt als wichtige Komponente im natürlichen Übertragungszyklus. Die transovariale Übertragung ist die vertikale Übertragung von einer Generation der Vektoren auf die nächste.

18.3 Erklärende Modelle zur Übertragung des FSME-Virus

Angesichts der Komplexität des natürlichen Übertragungszyklus ist es nicht verwunderlich, dass bisher nur eine geringe Zahl erklärender Modelle (Prozessmodelle) dazu entwickelt wurden. Norman et al. (1999) entwickelten ein dynamisches Zeckenmodell mit den Entwicklungsstadien Larve, Nymphe und Adultus in Kombination mit einem virämischen und einem nicht virämischen Wirt. Das Modell wurde allerdings nicht auf das FSME-Virus sondern auf das Louping-ill-Virus[1] angewandt. Mit diesem ebenfalls konzeptionellen Modell wurde untersucht, in welchem zahlenmäßigen Verhältnis virämische und nicht

[1]Das ist ebenfalls ein durch die Zecke *Ixodes ricinus* übertragenes zoonotisches Virus, an dem vorwiegend Schafe auf den Britischen Inseln erkranken. Louping-ill ist auch unter dem Namen Springkrankheit bekannt.

virämische Wirte vorkommen müssen, damit das Virus sowohl in der Zecken- als auch Wirtspopulationen persistieren kann. Das Modell wurde von Rosá et al. (2003) um die nicht virämische Übertragung von Viren erweitert und von Bolzoni et al. (2012) für die FSME adaptiert. Auch die Aggregation der Zecken auf den Kleinsäugern und die Wilddichte beeinflussen die Virusübertragung. Generell sind die meisten Kleinsäuger von wenigen Zecken befallen und einige wenige von sehr vielen. Mit dem Modell kann gezeigt werden, dass diese schiefe Verteilung die Etablierung von FSME-Herden begünstigt. Zur Spezifizierung des saisonalen Zeckenbefalls von Gelbhalsmäusen *A. flavicollis* haben Ferreri et al. (2014) eine 9-jährige Feldstudie im Trentino (Norditalien) präsentiert. Zukünftige Entwicklungen von Modellen zum natürlichen Übertragungszyklus von durch Zecken übertragenen Krankheitserregern werden von Norman et al. (2016) diskutiert.

Noch seltener sind Modelle zur Dynamik der FSME-Erkrankung des Menschen. Das einzige dem Autor bekannte FSME-Modell zur Berechnung der Gesundheitszustände der Bevölkerung, publiziert in einem wissenschaftlichen Journal, wurde von Goldfarb (1986) vorgestellt. Es basiert auf – in russisch publizierten – Arbeiten der 1970er-Jahre und würde heute als SEIR-Modell mit Reinfektion bezeichnet werden. Es berücksichtigt die Gesundheitszustände Suszeptibel, Exponiert, Infiziert und Regeneriert, wobei auch an FSME Verstorbene bilanziert werden. Der Lebenszyklus der Zecken wurde nicht explizit modelliert. Das Modell wurde verwendet, um Parameter wie die altersspezifische Stechrate der Zecken zu ermitteln. Eine generelle Validierung dieses FSME-Modells scheiterte aber am Mangel an verfügbaren Daten. Damit kann das FSME-Modell nach Goldfarb (1986) als konzeptionelles Modell bezeichnet werden. Ein FSME-Modell, das die beobachteten Gesundheitszustände der Bevölkerung reproduziert und zudem den natürlichen Übertragungszyklus des FSME-Virus (Zecke-Kleinsäuger-Zecke) abbildet, fehlt bis heute. Ein Grund dafür mag sein, dass eine Validierung mit Daten nur in Teilen möglich ist. Andere Gründe liegen in der Interdisziplinarität der Problemstellung, die zwischen Humanmedizin, Veterinärmedizin, Biologie, Entomologie, Epidemiologie, Mathematik und Informatik angesiedelt ist. Zudem beeinflussen sozioökonomische und klimatologische Faktoren die Verbreitung und Dynamik der FSME (Korenberg, 2009).

18.4 Ein neues Modell zur Dynamik von FSME-Erkrankungen

Im Folgenden wird ein einfaches mathematisches Modell vorgestellt, das speziell für das vorliegende Buchkapitel entwickelt wurde. Es soll mit realen

Parametern die klinischen FSME-Fälle in Österreich[2] reproduzieren. Da ein Modell immer eine Vereinfachung eines realen Prozesses ist, muss zunächst definiert werden, wozu das Modell dienen soll. Das FSME-Modell soll die Gesundheitszustände der Bevölkerung bilanzieren, erklären und schließlich prognostizieren. Gesundheitszustände sind im einfachsten Fall: empfänglich (engl.: *susceptible*), infiziert (engl.: *infected*), regeneriert/genesen (engl.: *recovered*) und durch Impfung immunisiert (engl.: *vaccinated*). Die Infektion mit dem FSME-Virus erfolgt durch infizierte Zecken, deren Populationsdynamik allerdings nicht explizit berechnet werden soll. Es wird erwartet, dass das FSME-Modell die Gesundheitszustände im ersten Jahr vorgegeben bekommt (Initialisierung) und bei bekannter Impfrate und Bevölkerungsentwicklung den Trend der klinischen FSME-Fälle über einige Jahrzehnte hinweg prognostizieren kann. Der mit dem Modell prognostizierte Trend kann mit dem statistisch ermittelten Trend verglichen werden. Fällt die Verifikation des Modells positiv aus, dann kann es auch zur Prognose über die Gegenwart hinaus verwendet werden. Das FSME-Modell ist eine Erweiterung des klassischen SIR-Modells (Kermack und McKendrick, 1927) für durch Vektoren übertragene Krankheitserreger. Anders als bei komplexen Modellen wie zum Beispiel dem West-Nil-Virus-Modell von Laperriere et al. (2011) wird die Populationsdynamik der infizierten Vektoren bzw. der natürliche Übertragungszyklus nicht explizit abgebildet. Im Modell können empfängliche Menschen durch eine Impfung immunisiert werden, sie können aber auch infiziert werden, womit sie nach der Genesung ebenfalls eine Immunität erwerben. Dass Patienten auch an FSME versterben können, wird im Modell nicht berücksichtigt. Ein nicht vollständiger Impfschutz oder die Altersstruktur der Bevölkerung werden ebenfalls nicht abgebildet.

Entwicklung der Modellgleichungen

Das FSME-Modell wird in der international üblichen Nomenklatur formuliert. Dazu zeigt das Blockdiagramm in Abb. 18.1 die betrachteten Gesundheitszustände der Bevölkerung (Wirte) und Zecken (Vektoren) zusammen mit den Modellparametern. Die Parameter definieren, wie viele Menschen pro Zeiteinheit von einem Gesundheitszustand in einen anderen wechseln. Es sind dies die Infektionsrate λ_H, die Genesungsrate α_H und die Impfrate ρ_H, die durch griechische Buchstaben symbolisiert werden. Die natürliche Mortali-

[2]Zwar gibt es auch für die deutschen Bundesländer Bayern und Baden-Württemberg längere FSME-Zeitreihen, die aber erst mit Einführung der Meldepflicht 2001 zur Trendanalyse geeignet sind. Daher wurde hier die österreichische FSME-Zeitreihe der Periode 1979–2016 verwendet.

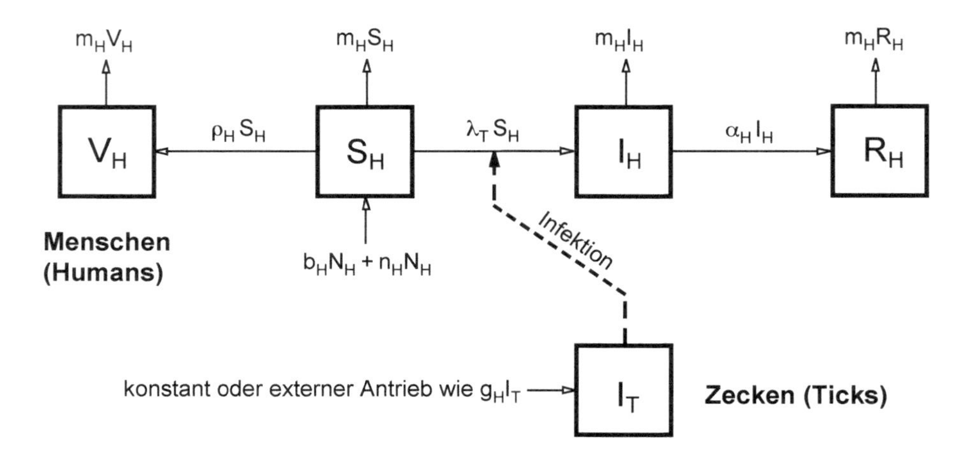

Abb. 18.1: Blockdiagramm des FSME-Modells mit den Gesundheitszuständen V (engl.: *vaccinated*, geimpft), S (engl.: *susceptible*, empfänglich), I (engl.: *infected*, infiziert), R (engl.: *recovered*, regeneriert, genesen) und der Bevölkerung $N_H = V_H + S_H + I_H + R_H$. Parameter siehe Tab. 18.1.

tätsrate m_H, die Geburtenrate b_H und die Netto-Migrationsrate n_H bestimmen die demografische Entwicklung der Bevölkerung und werden durch lateinische Buchstaben symbolisiert. Dabei wird die Wachstumsrate der Bevölkerung aus $g_H = b_H - m_H + n_H$ berechnet. Alle Raten sind als Pro-Kopf-Raten in der Einheit Jahre^{-1} definiert. Der Term $\rho_H S_H$ gibt daher an, wie viele empfängliche Menschen pro Jahr geimpft werden. Der Term $\lambda_H S_H$ gibt an, wie viele empfängliche Menschen sich mit dem FSME-Virus infizieren (nur klinische Fälle), der Term $\alpha_H I_H$, wie viele infizierte Menschen genesen oder infolge einer FSME-Infektion sterben. Bildet man für jeden Gesundheitszustand die Bilanz (z. B. ändert sich die Zahl der geimpften Menschen dV_H/dt durch neu Geimpfte $\rho_H S_H$ und Geimpfte, die versterben $m_H V_H$), dann kann man die Modellgleichungen unmittelbar aus dem Blockdiagramm (Abb. 18.1) ableiten. Das System gewöhnlicher Differentialgleichungen zur Berechnung der Gesundheitszustände der Menschen (engl.: *humans*, H) lautet demnach:

$$\frac{dV_H}{dt} = \rho_H S_H - m_H V_H \tag{18.1}$$

$$\frac{dS_H}{dt} = -\lambda_T S_H - \rho_H S_H + b_H N_H + n_H N_H - m_H S_H \tag{18.2}$$

$$\frac{dI_H}{dt} = \lambda_T S_H - \alpha_H I_H - m_H I_H \tag{18.3}$$

$$\frac{dR_H}{dt} = \alpha_H I_H - m_H R_H \quad (18.4)$$

Nimmt man an, dass sich die Exposition der Bevölkerung hinsichtlich einer Infektion mit dem FSME-Virus nicht ändert, dann muss die Zahl der infizierten Zecken (engl.: *ticks*, T), die einen Menschen stechen[3], auch mit der Wachstumsrate der Bevölkerung zunehmen.

$$\frac{dI_T}{dt} = g_H I_T \quad (18.5)$$

Das ist die einfachste Form eines externen Antriebes: Die Zahl der infizierten Zecken ist proportional der Wachstumsrate der Menschen. Alternativ kann die absolute Zahl der infizierten Zecken konstant angenommen werden, womit $dI_T/dt = 0$ zu setzen wäre. In Folge können die infizierten Zecken aber auch durch ein externes Zeckenmodell vorgegeben werden oder das FSME-Modell um den natürlichen Übertragungszyklus des FSME-Virus zwischen Kleinsäugern und Zecken erweitert werden. Die gesamte Bevölkerung N_H erhält man aus der Summe der Menschen in den einzelnen Gesundheitszuständen.

$$N_H = S_H + I_H + R_H + V_H \quad (18.6)$$

Die Virusübertragung von Zecken auf Menschen, ausgedrückt durch die Infektionsrate λ_T, ist definiert durch

$$\lambda_T = \beta_T \frac{I_T}{N_H} = k\, p_T \frac{I_T}{N_H} \quad (18.7)$$

wobei für die Transmissionsrate der Zecken gilt:

$$\beta_T = k\, p_T \quad (18.8)$$

Dabei ist k die Stechrate der Zecken mit der pro Stich Wahrscheinlichkeit p_T, dass das FSME-Virus von einer infektiösen Zecke auf einen gestochenen Menschen übertragen wird. In frühen Arbeiten zur Theorie von Epidemiemodellen wurde k als Kontaktrate und β_T als effektive Kontaktrate bezeichnet.

[3]Die Zahl der infizierten Zecken I_T ist im Modell gleich der Zahl der Menschen, die pro Jahr von einer infizierten Zecke gestochen werden. Nicht infizierte Zecken und infizierte Zecken, die andere Wirte stechen, werden im FSME-Modell nicht berücksichtigt.

Bestimmung der Modellparameter

Um das Modell einfach zu halten, werden nur konstante Parameter[4] angenommen. Da das FSME-Modell Prozesse unter einem Jahr nicht auflöst, kann für die Stechrate $k = 1{,}0$ Jahre^{-1} angenommen werden. Idealerweise wird das FSME-Modell in einer weiterentwickelten Version mit Zeckendaten angetrieben. Diese sollten das Nymphenstadium des bekanntesten Vektors *I. ricinus* repräsentieren, da es etwa um den Faktor 10 mehr Nymphen als Adulte gibt und Larven kleinere Wirte wie Mäuse bevorzugen. Es ist daher trivial, eine Stechrate von $k = 1{,}0$ Jahre^{-1} zu wählen, da eine Nymphe nur ein einziges Mal sticht, um sich danach zur adulten Zecke zu häuten. Schwieriger ist es, die Übertragungswahrscheinlichkeit p_T zu spezifizieren. Sie hängt vom Vektor (der Zeckenart) ab und kann nur im Laborexperiment bestimmt werden. Hier wird angenommen, dass das FSME-Virus beim Stich einer infizierten Zecke mit 90-prozentiger Wahrscheinlichkeit auf den Menschen übertragen wird ($p_T = 0{,}9$). Ein infizierter Mensch sollte innerhalb eines Jahres wieder genesen, weshalb $\alpha_H = 1{,}0$ Jahre^{-1} angenommen wird. Sollte das FSME-Modell um die Prognose der saisonalen Zeckenaktivität erweitert werden, dann wäre α_H allerdings genauer zu spezifizieren. Auch wird hier nicht berücksichtigt, dass Patienten an einer Infektion mit dem FSME-Virus versterben können.

Die jährlichen Impfraten ρ_H sind zunächst unbekannt. Sie können aber aus der publizierten Durchimpfungsrate (Kunze und Böhm, 2015) abgeschätzt werden und variieren geringfügig von Jahr zu Jahr. Wie für die Raten zuvor wird auch die Impfrate konstant gesetzt. Mit $\rho_H = 0{,}1055$ Jahre^{-1} wird die beobachtete Durchimpfung bestmöglich approximiert, wie nachfolgend gezeigt wird.

Da die Bevölkerung in den letzten Jahren stark angestiegen ist, muss die demografische Entwicklung berücksichtigt werden. Sie wird durch die Geburten-, die Mortalitäts- und die Netto-Migrationsrate beschrieben, die zur Wachstumsrate bilanziert werden können. Abb. 18.2 zeigt die offiziellen demografischen Daten (Statistik Austria, 2018). Demnach stieg die Bevölkerung im Zeitraum 1979–2016 um über 1,2 Mio. an. Dies ist hauptsächlich auf die Netto-Migrationsrate, also der Differenz aus Zu- und Abwanderung, zurückzuführen. Die Differenz aus Geburten- und Mortalitätsrate, die Reproduktionsrate, liegt im Mittel bei gerade einmal 3.057 Menschen pro Jahr. Das ist eine Größenordnung weniger als die Netto-Migrationsrate von 29.037 Menschen pro

[4] In der Realität ist kaum ein Parameter konstant. Am deutlichsten wird dies bei den demografischen Parametern, die alle einen Trend zeigen. Im FSME-Modell könnten natürlich auch diese Trends (erlauben eine Projektion in die Zukunft) oder gleich die bekannten jährlichen Raten verwendet werden.

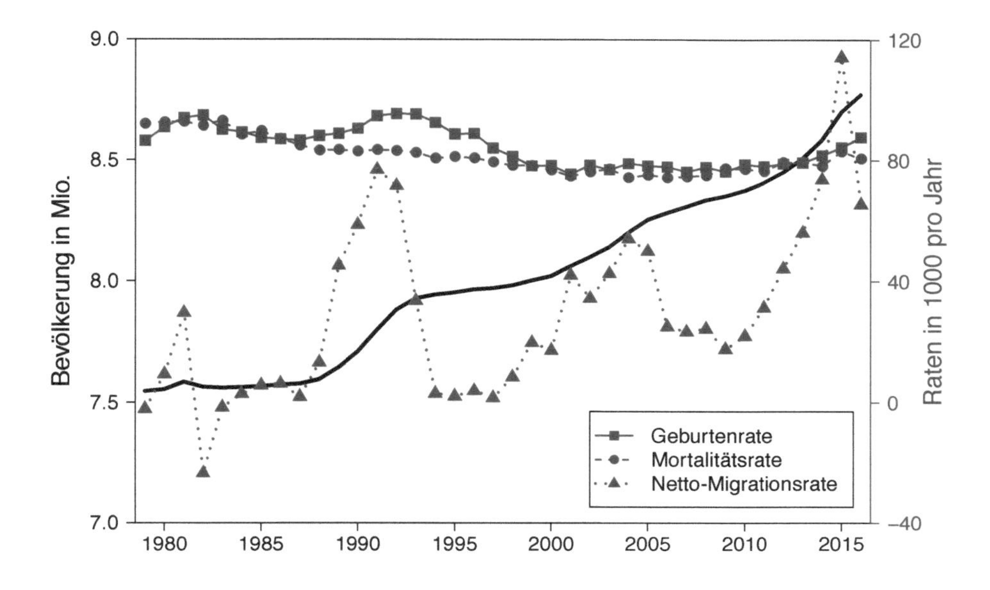

Abb. 18.2: Demografie der österreichischen Bevölkerung. Im Mittel beträgt die Geburtenrate 84.617, die Mortalitätsrate 81.560 und die Netto-Migrationsrate 29.037 Menschen pro Jahr. Deutlich sind die Zuwanderungsspitzen durch die Kriege in Ex-Jugoslawien (1991) und Syrien (2015) zu erkennen.

Jahr. Normiert man die absoluten Raten mit der mittleren Bevölkerung von N_H = 8.008.560 Menschen, dann erhält man die im FSME-Modell verwendeten Pro-Kopf-Raten b_H = 0,0106, m_H = 0,0102 und n_H = 0,0035 Jahre^{-1}. In Tab. 18.1 sind alle Modellparameter zusammengefasst.

Tab. 18.1: Parameter des FSME-Modells.

Param.	Wert	Einheit	Bedeutung
k	1,0	Jahre^{-1}	Stechrate Zecken
p_T	0,9	-	Übertragungswahrsch. durch Zecken
α_H	1,0	Jahre^{-1}	Genesungsrate Menschen
ρ_H	0,1055	Jahre^{-1}	Impfrate Menschen
m_H	0,0102	Jahre^{-1}	Sterberate Menschen
b_H	0,0106	Jahre^{-1}	Geburtenrate Menschen
n_H	0,0035	Jahre^{-1}	Netto-Migrationsrate Menschen
g_H	0,0039	Jahre^{-1}	Wachstumsrate Menschen

Initialisierung des Modells

Das FSME-Modell ist ein dynamisches Modell, das ausgehend von einem Anfangszustand in die Zukunft rechnet. Es müssen also die Anfangszustände vorgegeben werden oder anders ausgedrückt, das Modell muss initialisiert werden. Das bedeutet in diesem Fall, dass die Gesundheitszustände der Menschen im Jahr 1979 vorgegeben werden müssen, um eine Prognose bis 2016 rechnen zu können. Darüber hinaus muss auch die Zahl der infizierten Zecken, die Menschen stechen und damit eine klinisch manifeste FSME hervorrufen, bekannt sein. Tatsächlich bekannt sind aber nur die gesamte Bevölkerung N_H und die mit dem FSME-Virus infizierte Bevölkerung I_H. Auch kann die Zahl der geimpften Personen für das Jahr 1979 mit annähernd $V_{H,0} = 0$ angenommen werden.

Die fehlenden Gesundheitszustände $R_{H,0}$, $S_{H,0}$ und $I_{T,0}$ können aus dem impffreien Gleichgewichtszustand abgeschätzt werden. Dazu wird Gleichung 18.4 Null gesetzt und $I_{H,0} = 486$, die mittlere Zahl der Infizierten, eingesetzt. Man erhält:

$$R_{H,0} = \frac{\alpha_H}{m_H} I_{H,0} = 47.647 \qquad (18.9)$$

Damit folgt für die Zahl der empfänglichen Menschen

$$S_{H,0} = N_{H,0} - R_{H,0} - I_{H,0} = 7.497.407 \qquad (18.10)$$

und durch Nullsetzen von Gleichung 18.3 die Zahl der infizierten Zecken

$$I_{T,0} = (\alpha_H + m_H) I_{H,0} \frac{N_{H,0}}{S_{H,0}\,\beta_H} = 549 \qquad (18.11)$$

Die Anfangszustände des FSME-Modells sind in Tab. 18.2 zusammengefasst.

Implementierung und Verifikation des Modells

Nachdem das FSME-Modell mathematisch formuliert wurde (Gleichungen 18.1–18.5), alle Modellparameter spezifiziert (Tab. 18.1) sowie die Anfangszustände definiert wurden (Tab. 18.2), kann es am Computer implementiert werden. Anders als bei statistischen Modellen muss dazu ein Computercode geschrieben werden. Dafür besonders geeignet ist die Interpretersprache **R**, nach eigener Definition eine Software-Umgebung für statistische Berechnungen und Grafiken (R Development Core Team, 2016). Sie wurde zur Implementierung des FSME-Modells verwendet, da sie sich in den letzten Jahren

Tab. 18.2: Anfangszustände des FSME-Modells berechnet mit den Gleichungen 18.9–18.11 und optimiert durch Modellvalidierung. Im FSME-Modell ist die Zahl der infizierten Zecken gleich der Zahl der von einer infizierten Zecke gestochenen Menschen.

Zustand	berechneter Wert	optimierter Wert	Bedeutung
$V_{H,0}$	0	0	geimpfte Menschen
$S_{H,0}$	7.497.407	7.500.576	suszeptible Menschen
$I_{H,0}$	486	454	infizierte Menschen
$R_{H,0}$	47.647	44.510	genesene Menschen
$N_{H,0}$	7.545.540	7.545.540	gesamte Bevölkerung
$I_{T,0}$	549	513	infizierte Zecken

als frei verfügbarer Standard in den Biowissenschaften etabliert hat. Die gewöhnlichen Differentialgleichungen des FSME-Modells wurden mit dem klassischen Runge-Kutta-Verfahren 4. Ordnung gelöst. Auch für die grafische Aufbereitung und die Validierung der Ergebnisse wurde **R** verwendet. Der **R**-Code zur Berechnung des Modells mithilfe einer Bibliothek zur Lösung von Differentialgleichungen – library(deSolve) – ist dabei nur eine knappe Seite lang. Das FSME-Modell ist daher einfach genug, um auch in der universitären Lehre verwendet zu werden. Die Prüfung, ob das Modell vernünftige (richtige) Ergebnisse liefert, wird als Verifikation bezeichnet. Sie beinhaltet die Prüfung des **R**-Codes auf Fehler, aber auch die Prüfung der Modellgleichungen auf korrekte Formulierung und Berücksichtigung aller wesentlichen Prozesse der Übertragung des FSME-Virus. Das hier vorgestellte, verifizierte Modell stellt somit eine fundierte Grundlage für wissenschaftliche Anwendungen dar.

Validierung des Modells

Unter Validierung des Modells versteht man den Vergleich der vom Modell prognostizierten mit den beobachteten Werten. Generell können alle Gesundheitszustände validiert werden, wenn sie denn bekannt sind. Hier interessiert vor allem, ob die offiziellen Zahlen der klinischen FSME-Erkrankungen I_H vom Modell richtig prognostiziert werden. Dazu werden zwei Maßzahlen verwendet: der systematische Fehler oder Bias (die systematische Abweichung der prognostizierten von den beobachteten FSME-Zahlen, auch als absoluter Fehler bezeichnet) und die Wurzel aus dem mittleren quadratischen Fehler, der sogenannte RMSE (engl.: *root mean square error*). Bei Letzterem werden die Abweichungen des Modells von den Beobachtungen quadriert, damit sich positive und negative Fehler nicht aufheben, und davon der Mittelwert berechnet. Damit der so berechnete Fehler leichter interpretierbar ist, wird davon noch die

Wurzel gezogen. Wie der Bias kann der RMSE somit direkt zu den Beobachtungen in Bezug gesetzt werden, da er die gleiche Größenordnung hat. Die Formeln zur Berechnung des Bias und des RMSE lauten:

$$\mathsf{Bias} = \frac{1}{n}\sum_{i=1}^{n}(P_i - O_i) \tag{18.12}$$

$$\mathsf{RMSE} = \sqrt{\frac{1}{n}\sum_{i=1}^{n}(P_i - O_i)^2} \tag{18.13}$$

Dabei sind P_i die prognostizierten (engl.: *predicted*) und O_i die beobachteten (engl.: *observed*) Werte eines Gesundheitszustandes der Jahre $i = 1, 2, \ldots n$.

Ergebnis der Modellrechnungen

Startet man das FSME-Modell mit den Werten für die Gesundheitszustände des Jahres 1979 (Tab. 18.2), dann erhält man als Ergebnis die Dynamik der Gesundheitszustände wie in Abb. 18.3 dargestellt. Die österreichische Bevölkerung wächst im Wesentlichen durch Netto-Migration von 7,5 auf 8,8 Mio. an (Abb. 18.3 links, gestrichelte Linie). Die Zahl der Geimpften steigt bis zum Jahr 2016 auf über 7,5 Mio. an (Abb. 18.3 links, strichpunktierte Linie). Hingegen reduziert sich die Zahl der Empfänglichen auf 1,1 Mio. (Abb. 18.3 links, durchgezogene Linie). Damit einher geht ein Rückgang der Infizierten von 454 Fällen im Jahr 1979 auf 68 Fälle im Jahr 2016 (Abb. 18.3 Mitte). Die Zahl der Menschen mit überstandener FSME-Infektion ist mit ca. 44.510 nur leicht rückläufig und erreicht 35.144 im Jahr 2016 (Abb. 18.3 rechts). Das einfache FSME-Modell prognostiziert somit realistische Trends der Gesundheitszustände der österreichischen Bevölkerung.

Wie gut das FSME-Modell die Beobachtungen wiedergibt, ist in Abb. 18.4 dargestellt. Die gemeldeten FSME-Fälle sowie die Durchimpfung der Bevölkerung (Heinz et al., 2013; Kunze und Böhm, 2015) wurden um die letzten Jahre ergänzt, sodass die Zeitreihe die Periode 1979–2016 abdeckt. Die 1978 in Österreich gestarteten Impfkampagnen (Kunz, 2003; Heinz et al., 2013) führten zu einer kontinuierlichen Zunahme der Durchimpfung von heute 85 %. Zwar haben Schätzungen zufolge weniger als 60 % der Bevölkerung einen vollständigen Impfschutz, aber 85 % haben zumindest *eine* FSME-Schutzimpfung erhalten. Vereinfachend wird im FSME-Modell nicht zwischen partiellem und vollständigem Impfschutz unterschieden. Zunächst wurde mithilfe der bekannten Durchimpfung eine Zeitreihe der FSME-Fälle erstellt, wie man sie ohne Impfung erwarten würde (Abb. 18.4 oben, graue Balken). Für diese postulierten FSME-Fälle ohne Impfung wurde der lineare Trend eingezeichnet. Die orange Linie zeigt die Prognose des FSME-Modells, die den statistischen Trend gut wiedergibt. Allerdings zeigte das FSME-Modell mit der berechneten Initialisierung einen positiven systematischen Fehler (Bias). Es wurde daher mit den Beobachtungen genau so kalibriert, dass der Bias zwischen den beobachteten FSME-Fällen ohne Impfung und dem prognostizierten Trend verschwindet. In Abb. 18.4 (oben) ist der systematische Fehler des kalibrierten Modells mit Bias = 0,4 angegeben. Generell kann ein mathematisches Modell kalibriert werden, indem man die Parameter justiert und/oder die Initialisierung optimiert. Hier wurde der Bias durch eine optimierte Initialisierung minimiert. Dazu wurde der Anfangswert der Infizierten auf $I_{H,0} = 454$ reduziert. Die optimierten Anfangswerte der anderen Gesundheitszustände wurden dann vom Modell mit den Gleichungen 18.9–18.11 automatisch angepasst (Tab. 18.2). Das zweite in Abb. 18.4 oben angegebene Fehlermaß von RMSE = 152 Fällen beschreibt die mittlere Abweichung des prognostizierten Trends von den Beobachtungen (Abb. 18.4 oben, graue Balken). Dieser Fehler ist naturgemäß hoch, da das FSME-Modell nur zur Prognose des Trends konzipiert wurde. Die Zahl der infizierten Zecken pro Mensch wurde ja konstant angenommen, obwohl sie in der Realität von Jahr zu Jahr um mehr als 100 % schwankt (Brugger et al., 2018). Der statistische Trend wurde hingegen sehr gut prognostiziert (Bias = 1,1 und RMSE = 7). Damit kann das FSME-Modell als sehr gut kalibriert eingestuft werden. Es erfüllt die Aufgabe, für die es konzipiert

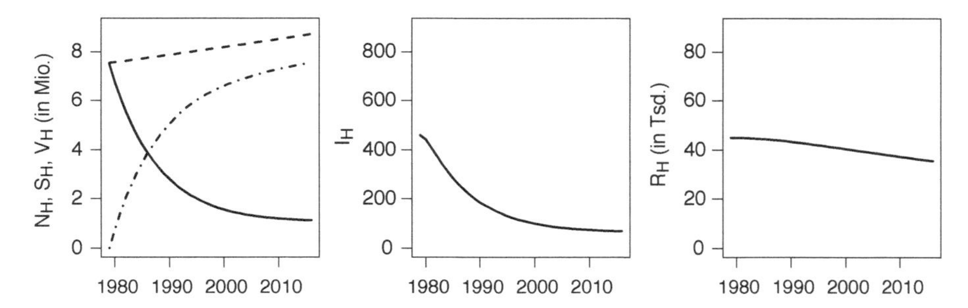

Abb. 18.3: Mit dem FSME-Modell prognostizierte Gesundheitszustände der Bevölkerung in Österreich. Durchgezogene Linien zeigen den Trend der Empfänglichen S_H (links), der Infizierten I_H (Mitte) und der Genesenen R_H (rechts) des erweiterten SIR-Modells. Die Geimpften sind strichpunktiert und die gesamte Bevölkerung gestrichelt dargestellt (links). Zu beachten ist die unterschiedliche Skalierung der 3 Diagramme.

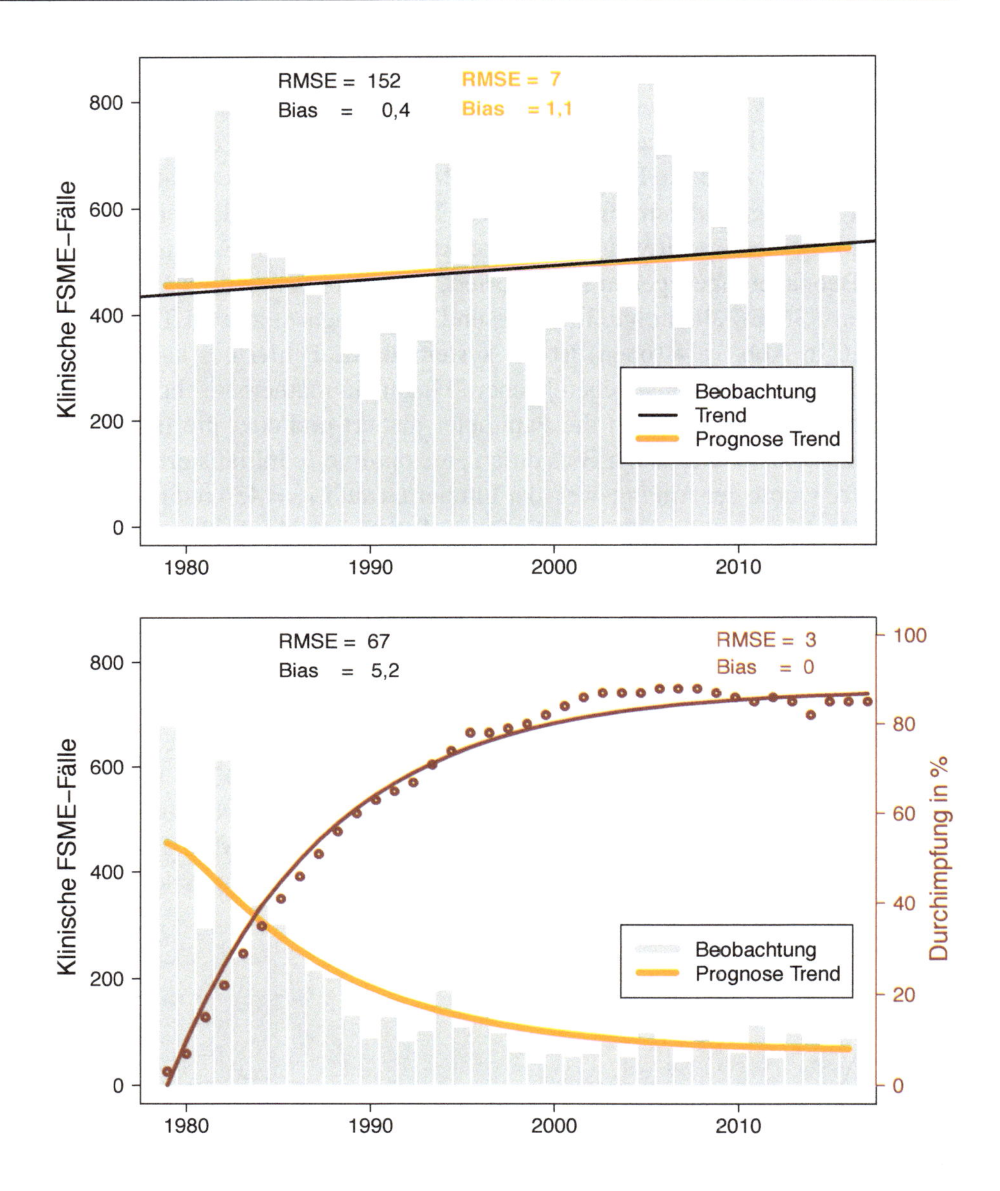

Abb. 18.4: FSME-Modell zur Erklärung des Trends, ohne Impfung (oben) und mit Impfung (unten). Verglichen wird der aus den beobachteten klinischen FSME-Fällen (graue Balken) berechnete statistische Trend (schwarze Linie) mit der Prognose (orange Linie). Zusätzlich ist die beobachtete Durchimpfung der Bevölkerung (rote Punkte) und die mit der konstanten Impfrate ρ_H prognostizierte Durchimpfung (rote Linie) dargestellt.

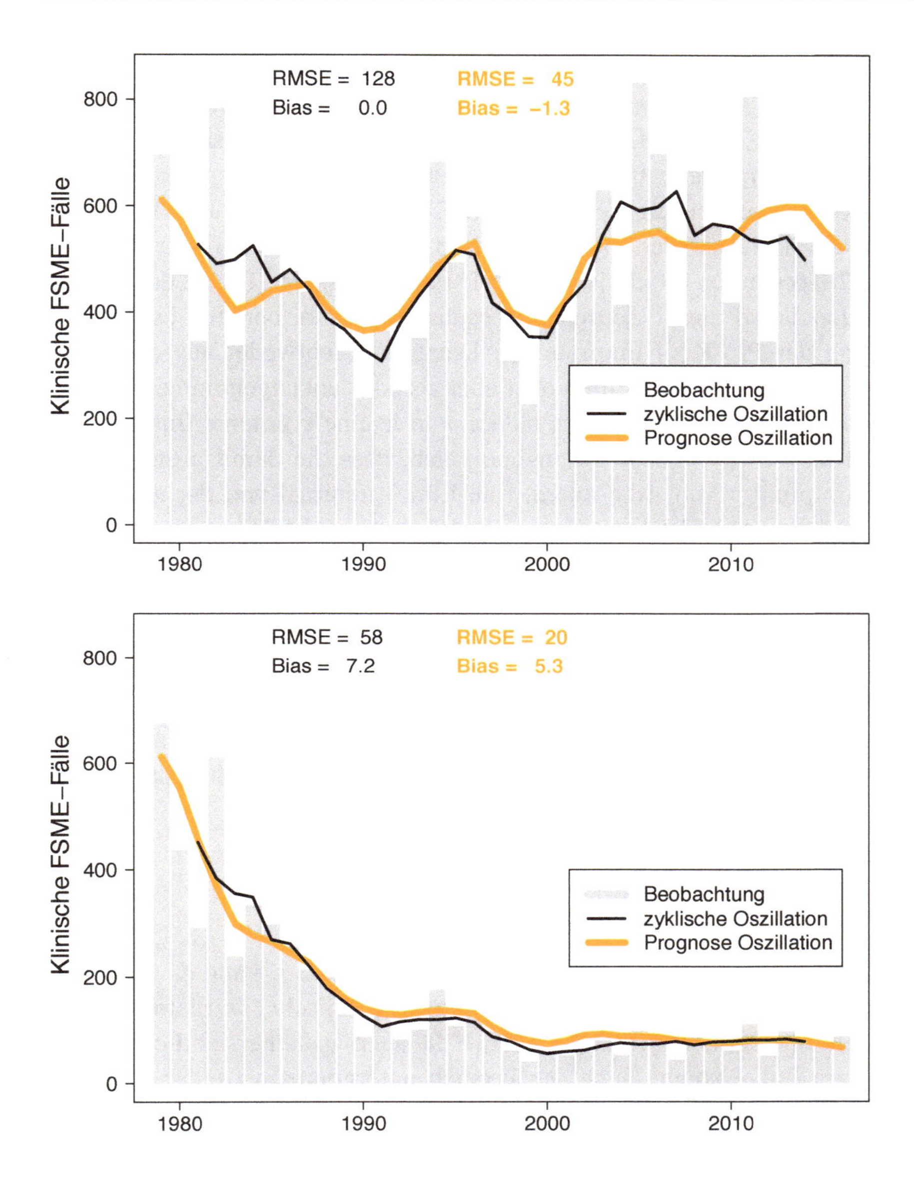

Abb. 18.5: FSME-Modell zur Erklärung der zyklischen Oszillation, ohne Impfung (oben) und mit Impfung (unten). Verglichen wird das aus den beobachteten klinischen FSME-Fällen (graue Balken) berechnete 5-jährige gleitende Mittel (schwarze Linie, hier als zyklische Oszillation bezeichnet) mit der Prognose (orange Linie). Die zyklische Oszillation wird durch – mit der globalen atmosphärischen Zirkulation – schwankende Zeckenzahlen erklärt.

wurde, nämlich den Trend der beobachteten FSME-Fälle zu reproduzieren und wurde dann zur Prognose des Trends unter Berücksichtigung realer Impfdaten verwendet (Abb. 18.4 unten). Die realen FSME-Fälle sind wieder als graue Balken dargestellt. Infolge der steigenden Durchimpfung der Bevölkerung fallen die maximalen Werte der FSME-Fälle von 677 im Jahr 1979 bzw. 612 im Jahr 1982 auf den minimalen Wert von 45 Fällen im Jahr 2007 ab. Im Jahr 2016 wurden 89 klinische FSME-Fälle registriert. Damit das FSME-Modell den Trend dieser Zeitreihe reproduzieren kann, benötigt es die Spezifizierung der Pro-Kopf-Impfrate ρ_{H}. Diese kann entweder aus der jährlichen Durchimpfung rekonstruiert oder aber als konstant angenommen werden. Um das FSME-Modell einfach zu halten, wurde eine konstante Impfrate von $\rho_{\mathrm{H}} = 0{,}1055$ Jahre^{-1} genau so angenommen, dass die damit prognostizierte Durchimpfung (Abb. 18.4 unten, rote Linie) minimal von der gegebenen Durchimpfung (Abb. 18.4 unten, rote Punkte) abweicht. Wie aus der Grafik zu entnehmen, führt die konstante Impfrate ρ_{H} zu keiner systematischen Abweichung der prognostizierten von der beobachteten Durchimpfung (Bias = 0), und auch der mittlere Fehler ist mit 3 % Durchimpfung (RMSE = 3) im Bereich der Genauigkeit der Angabe der Durchimpfung. Die prognostizierten klinischen FSME-Fälle zeigen ebenfalls die beobachtete Abnahme (Abb. 18.4 unten, orange Linie). Die Fehler sind mit Bias = 5,2 und RMSE = 67 angegeben und können als Richtwerte betrachtet werden, die bei einer Weiterentwicklung des Modells unterboten werden müssen.

18.5 Künftige Entwicklungen

Da das FSME-Modell den realen Trend gut reproduziert, kann es weiterentwickelt werden, um langjährige Schwankungen (zyklische Oszillationen), die in der Zeitreihe der beobachteten FSME-Fälle auch visuell ersichtlich sind, zu erklären. In Folge könnte auch der Versuch unternommen werden, hochfrequente Schwankungen zu berücksichtigen. Zeman (2017) hat die Frequenzen der zyklischen Oszillationen durch Powerspektren quantifiziert. Für die österreichische FSME-Zeitreihe ermittelte er die höchste Power für Schwankungen mit einer Periodendauer von 10 Jahren, gefolgt von hochfrequenteren Schwankungen mit 2–3 Jahren Periodendauer. Eine schlüssige Erklärung, weshalb die FSME-Fälle diese Schwankungen zeigen, fehlt allerdings noch.

Zumindest für die 10-jährigen Schwankungen wird hier eine erste Erklärung präsentiert. Dazu wurden verschiedene Klimaindizes zur Charakterisierung der atmosphärischen Zirkulation untersucht. Nimmt man an, dass die Fluktuationen der Kleinsäugerdichte vom großräumigen Klima gesteuert wird und diese einen Einfluss auf die Zeckendichte haben, dann kann Letztere proportional zum gewählten Klimaindex c definiert werden. Gleichung 18.5 wird daher um einen additiven Term erweitert, der die zyklische Oszillation der Zecken über den sogenannten SCAND-Index (ursprünglich von Barnstone und Livezey, 1987, als EU1-Index bezeichnet) determiniert.

$$\frac{dI_T}{dt} = g_H I_T + \Delta c\, I_T \tag{18.14}$$

Dabei sind Δc die jährlichen Schwankungen des auf Normalverteilung transformierten und mit einem Proportionalitätsfaktor multiplizierten Klimaindex. Abb. 18.5 zeigt das Ergebnis des weiterentwickelten FSME-Modells zur Prognose der zyklischen Oszillation der FSME-Erkrankungen. Die Beobachtungen werden durch das 5-jährige gleitende Mittel (Abb. 18.5, schwarze Linien) repräsentiert. Mit der angepassten Initialisierung von $I_{H,0} = 612$ wird der systematische Fehler im FSME-Modell ohne Impfung auf Null gesetzt (Bias = 0,0). Damit erhält man eine gute Prognose der zyklischen Oszillation mit Fehlern von Bias = -1,3 und RMSE = 45. Für das reale Szenario mit Impfung (Abb. 18.5 unten) ist der mittlere Fehler von 20 Fällen (RMSE = 20) natürlich noch geringer, wenngleich die Prognose um 5,3 Fälle systematisch zu hoch liegt (Bias = 5,3). Diese im experimentellen Stadium befindlichen Ergebnisse zeigen das Potenzial des vorgestellten FSME-Modells. Als letzter Entwicklungsschritt müssen noch die hochfrequenten Schwankungen erklärt werden, wofür Brugger et al. (2018) die Vorarbeit geleistet haben.

Als Fernziel kann das FSME-Modell um die vollständige Populationsdynamik der Zecken und Kleinsäuger erweitert werden. Damit könnte ein erklärendes FSME-Modell erstellt werden, wie für Erkrankungen durch das West-Nil-Virus von Laperriere et al. (2011) demonstriert.

18.6 Literaturverzeichnis

Barnstone, A. G., Livezey, R. E., 1987. Classification, seasonality and persistence of low-frequency atmospheric circulation patterns. Mon. Weather Rev. 115, 1083–1126.

Bolzoni, L., Rosá, R., Cagnacci, F., Rizzoli, A., 2012. Effect of deer density on tick infestation of rodents and the hazard of tick-borne encephalitis. II: Population and infection models. Int. J. Parasitol. 42, 373–381.

Brugger, K., Walter, M., Chitimia-Dobler, L., Dobler, G., Rubel, F., 2018. Forecasting next season's *Ixodes ricinus* nymphal density: the example of southern Germany 2018. Exp. Appl. Acarol. 75, 281–288.

Ferreri, L., Giacobini, M., Bajardi, P., Bertolotti, L., Bolzoni, L., Tagliapietra, V., Rizzoli, A., Rosa, R., 2014. Pattern of tick aggregation on mice: Larger than expected distribution tail enhances the spread of tick-borne pathogens. PLoS Comput. Biol. 10, e1003931.

Goldfarb, L. G., 1986. Epidemiological models of tick-borne infections (Acari: Ixodidae and Argasidae). J. Med. Entomol. 23, 125–131.

Heinz, F. X., Stiasny, K., Holzmann, H., Grgic-Vitek, M., Kriz, B., Essl, A., Kundi, M., 2013. Vaccination and tick-borne encephalitis, Central Europe. Emerg. Infect. Dis. 19, 69–76.

Jones, L. D., Davies, C. R., Steele, G. M., Nuttall, P. A., 1987. A novel mode of arbovirus transmission involving a nonviremic host. Science 237, 775–777.

Kahl, O., Chitimia-Dobler, L., Mackenstedt, U., Petney, T. N., 2019. Zirkulation des FSME-Virus im Freiland. In: Rubel, F., Schiffner-Rohe, J. (Hrsg.), FSME in Deutschland: Stand der Wissenschaft. Deutscher Wissenschafts-Verlag, Baden-Baden (DE), Kap. 4, 53–66.

Kaiser, R., 2019. Klinik und Verlauf der FSME. In: Rubel, F., Schiffner-Rohe, J. (Hrsg.), FSME in Deutschland: Stand der Wissenschaft. Deutscher Wissenschafts-Verlag, Baden-Baden (DE), Kap. 13, 165–184.

Kermack, W. O., McKendrick, A. G., 1927. A contribution to the mathematical theory of epidemics. Proc. Math. Phys. Eng. Sci. 115, 700–721.

Korenberg, E. I., 2009. Recent epidemiology of tick-borne encephalitis. An effect of climate change? In: Maramorosch, K., Shatkin, A., Murphy, F. (Hrsg.), Advances in Virus Research. Vol. 74. Academic Press, Elsevier Inc. (UK), 123–144.

Kunz, C., 2003. TBE vaccination and the Austrian experience. Vaccine 21(S1), 50—55.

Kunze, U., Böhm, G., 2015. Frühsommer-Meningo-Enzephalitis (FSME) und FSME-Schutzimpfung in Österreich: Update 2014. Wien. Med. Wochenschr. 165, 290–295.

Labuda, M., Nuttall, P. A., Kožuch, O., Elečková, E., Williams, T., Žuffová, E., Sabó, A., 1993. Non-viraemic transmission of tick-borne encephalitis virus: a mechanism for arbovirus survival in nature. Expcrientia 49, 802–805.

Laperriere, V., Brugger, K., Rubel, F., 2011. Simulation of the seasonal cycles of bird, equine and human West Nile virus cases. Prev. Vet. Med. 98, 99–110.

Norman, R., Bowers, R. G., Begon, M., Hudson, P. J., 1999. Persistence of tick-borne virus in the presence of multiple host species: tick reservoirs and parasite mediated competition. J. Theor. Biol. 200, 111–118.

Norman, R. A., Worton, A. J., Gilbert, L., 2016. Past and future perspectives on mathematical models of tick-borne pathogens. Parasitology 143, 850–859.

R Development Core Team, 2016. R: A Language and Environment for Statistical Computing, Version 3.3.2. R Foundation for Statistical Computing, Vienna, Austria, ISBN 3-900051-07-0, http://www.R-project.org, zuletzt aufgerufen am 23.11.2018.

Rosá, R., Pugliesec, A., Normand, R., Hudson, P. J., 2003. Thresholds for disease persistence in models for tick-borne infections including non-viraemic transmission, extended feeding and tick aggregation. J. Theor. Biol. 224, 359–376.

Rubel, F., Brugger, K., Pfeffer, M., Chitimia-Dobler, L., Didyk, Y. M., Leverenz, S., Dautel, H., Kahl, O., 2016. Geographical distribution of *Dermacentor marginatus* and *Dermacentor reticulatus* in Europe. Ticks Tick Borne Dis. 7, 224–233.

Rubel, F., Brugger, K., Walter, M., Vogelgesang, J. R., Didyk, Y. M., Fu, S., Kahl, O., 2018. Geographical distribution, climate adaptation and vector competence of the Eurasian hard tick *Haemaphysalis concinna*. Ticks Tick Borne Dis. 9, 1080–1089.

Statistik Austria, 2018. Bevölkerungsstand und -veränderung. Wien, https://www.statistik.at, zuletzt aufgerufen am 23.11.2018.

Zeman, P., 2017. Cyclic patterns in the central European tick-borne encephalitis incidence series. Epidemiol. Infect. 145, 358–367.

Über die Autoren

Malena Bestehorn

Studium und Abschluss MSc. im Fach Biochemie erfolgte an der Technischen Universität München. Die Masterarbeit wurde zum Thema *Phylogenetische Analyse von FSME-Viren in Österreich und angrenzenden Ländern* verfasst. Seither Promotion zum Thema *FSME-Virus in Europa* an der Universität Hohenheim, Stuttgart.

Denise Böhnke

Studium der Geoökologie am Karlsruhe Institut für Technologie (KIT), Diplom- und Doktorarbeit über die Ökologie und Verbreitung von Zecken in Baden-Württemberg, insbesondere zur Prognose besonders belasteter Standorte anhand von ökologischen Standortfaktoren. Diverse umweltbezogene Forschungsprojekte am KIT von 2016–2019.

Katharina Brugger

Privatdozentin für das Fachgebiet Epidemiologie an der Abteilung für Öffentliches Veterinärwesen und Epidemiologie der Veterinärmedizinischen Universität Wien. Diplom- und Doktoratsstudium der Meteorologie an der Universität Wien. Forschungsschwerpunkt: Modellierung der Dynamik von durch Stechmücken, Gnitzen oder Zecken übertragenen Infektionskrankheiten im Zusammenhang mit der globalen Erwärmung.

Gerhard Dobler

Facharzt für Mikrobiologie und seit 2004 Leiter der Abteilung für Virologie und Rickettsiologie am Institut für Mikrobiologie der Bundeswehr. 2015 wurde ihm die Leitung des Deutschen Nationalen Konsiliarlabors für FSME übertragen. Seine Forschungsschwerpunkte sind die Ökologie und Epidemiologie der FSME, sowie die Verbesserung der FSME-Diagnostik.

Olaf Kahl

Studium der Biologie, Promotion zum Dr. rer. nat. (1989) und Habilitation (1998) für das Fach Zoologie an der Freien Universität Berlin. Von 1999 bis 2003 Programmleiter beim Blackwell Wissenschaftsverlag Berlin (Programmbereich Biowissenschaften und GaLaBau). Seit 2005 Freier Lektor. Seit 2010 Managing Editor der wissenschaftlichen Zeitschrift *Ticks and Tick-Borne Diseases* (Elsevier) und Geschäftsführer der tick-radar GmbH (Berlin).

Reinhard Kaiser

Facharzt für Neurologie und seit 2000 Chefarzt der Neurologischen Klinik am Helios Klinikum Pforzheim. Habilitation über Verlaufsparameter und Diagnosekriterien der Neuroborreliose, epidemiologische und klinische Studien zum Verlauf der FSME in Deutschland, Untersuchungen zur Diagnostik und Pathogenese von Autoimmunenzephalitiden und Paraneoplastischen Erkrankungen des Nervensystems.

Ute Mackenstedt

Professorin an der Universität Hohenheim in Stuttgart und Leiterin des Fachgebiets Parasitologie im Institut für Zoologie. Neben der Bekämpfung von Zecken beschäftigt sie sich schwerpunktmäßig mit Fragestellungen zur Ökologie und zur Verbreitung von Zecken sowie dem Nachweis der von ihnen übertragenen Krankheitserreger.

Masyar Monazahian

Studium der Mikrobiologie Universität Göttingen. 1993 Promotion Medizinische Mikrobiologie, Universitätsklinik Göttingen, Spezialisierung zum Virologen und medizinischen Mikrobiologen. Seit 2000 im Niedersächsischen Landesgesundheitsamt, Laborleitung Virologie, Parasitologie, Leiter des S3-Labors und des Zentrums für Gesundheit und Infektionsschutz. Seit 2005 Betreuung der Thematik: Zeckenübertragene Infektionen – FSME und Lyme-Borreliose – welche Risiken gibt es?

Rainer Oehme

Studium der Biologie an der Universität Hohenheim, Diplom- und Doktorarbeit am Landesgesundheitsamt über durch Zecken übertragene Erkrankungen. Seit 1998 fest angestellt am Landesgesundheitsamt Baden-Württemberg im Referat 93, allgemeine Hygiene und Infektionsschutz. Zurzeit Sachgebietsleiter Molekularbiologie und hochpathogene Erreger.

Martin Pfeffer

Studium der Veterinärmedizin an der Ludwig-Maximilians-Universität (LMU) München 1983–1989. Dissertation 1991, Post-Doc und Akademischer Rat auf Zeit am Institut für Medizinische Mikrobiologie, Infektions- und Seuchenmedizin der LMU München, 1991–2003. 2003–2009 als Oberstabs- und später Oberfeldveterinär am Institut für Mikrobiologie der Bundeswehr in München. 2005 Habilitation für das Fach Medizinische Mikrobiologie an der LMU, München. Fachtierarzt für Bakteriologie und Mykologie, Mikrobiologie und Epidemiologie. Seit 2009 Professor für Epidemiologie an der Veterinärmedizinischen Fakultät der Universität Leipzig.

Trevor N. Petney

Nach seinem Ausscheiden aus dem Karlsruher Institut für Technologie im Jahr 2018 arbeitet er als freiwilliger Forscher am Naturhistorischen Museum in Karlsruhe und als Gastprofessor am Cholangiocarcinoma Research Institute der Faculty of Medicine an der Khon Kaen University in Thailand. Forschungsinteressen: Pathogen-Wirt-Vektor-Ökologie bei von Zecken übertragenen Erkrankungen und die Epidemiologie von durch Leberfluke induzierten Cholangiokarzinomen.

Franz Rubel

Professor an der Abteilung für Öffentliches Veterinärwesen und Epidemiologie der Veterinärmedizinischen Universität Wien, beschäftigt sich mit den Auswirkungen der Klimaänderung auf Infektionskrankheiten, die durch Vektoren übertragen werden. Er habilitierte in Meteorologie und unterrichtet Statistik, Epidemiologie und Meteorologie. 2008-2012 Präsident der Österreichischen Gesellschaft für Meteorologie, 2008-2014 Leiter der Sektion Epidemiologie der Österreichischen Gesellschaft der Tierärzte. Neben zahlreichen nationalen Projekten war er als Projektleiter an mehreren EU-Projekt zu aktuellen Themen der Klimatologie und Epidemiologie beteiligt.

Erich Schmutzhard

Emeritierter Universitätsprofessor für Intensiv-Neurologie an der Univ.-Klinik für Neurologie der Medizinischen Universität Innsbruck, Österreich. Klinischer und wissenschaftlicher Schwerpunkt sind vor allem potenziell lebensbedrohliche Infektionskrankheiten des Nervensystems, d. h. von der zerebralen Malaria und akuten bakteriellen Meningitis bis zur virusbedingten Enzephalitis.

Melanie Walter

Universitätsassistentin an der Abteilung Öffentliches Veterinärwesen und Epidemiologie der Veterinärmedizinischen Universität Wien. Studium der Biomedizin und Biotechnologie (BSc) und Epidemiologie (EU-MSc) mit Schwerpunkt Veterinär- und Infektionsepidemiologie. Promotion 2019 (PhD) zum Thema Habitatmodelle für Vektoren und vektorübertragene Krankheiten.

Janna R. Vogelgesang

Studium der Veterinärmedizin an der Veterinärmedizinischen Universität in Wien 2011–2017 mit Schwerpunkt Veterinary Public Health und Wiederkäuermedizin. Diplomarbeit über die gängigsten Fangmethoden von Zecken und seit 2017 Dissertandin in der Abteilung für Öffentliches Veterinärwesen und Epidemiologie an der Veterinärmedizinischen Universität Wien.

Erklärung zu Interessenskonflikten

Im Folgenden geben die Herausgeber und Autoren ihre Interessenskonflikte zu den Inhalten des Buchs bekannt:

Malena Bestehorn
Autorentätigkeit für Pfizer

Denise Böhnke
Autorentätigkeit für Pfizer; Reisekosten: Pfizer

Katharina Brugger
Autorentätigkeit für Pfizer; Vortragshonorare und Reisekosten: Pfizer, Verein zur Förderung der Erforschung, Prävention und Behandlung von Infektionskrankheiten; Wissenschaftliche Projekte gemeinsam mit Pfizer

Lidia Chitimia-Dobler
Autorentätigkeit für Pfizer; Vortragshonorare und Reisekosten: Pfizer, Verein zur Förderung der Erforschung, Prävention und Behandlung von Infektionskrankheiten

Hans Dautel
Autorentätigkeit für Pfizer; Auftragsforschung für Pfizer

Gerhard Dobler
Autorentätigkeit für Pfizer; Vortragshonorare und Reisekosten: Pfizer, GSK, MSD Animal Health, Bayer Animal Health, Verein zur Förderung der Erforschung, Prävention und Behandlung von Infektionskrankheiten

Tomas Jelinek
Autorentätigkeit für Pfizer; Vortragshonorare und Reisekosten: Pfizer; Wissenschaftliche Projekte gemeinsam mit Pfizer

Olaf Kahl
Autorentätigkeit für Pfizer; Vortragshonorare und Reisekosten: Pfizer; Wissenschaftliche Projekte gemeinsam mit Pfizer; Mitglied des Steering Komitees von ESGBOR; Managing Editor Ticks and Tick-Borne Diseases (Elsevier Verlag)

Reinhard Kaiser
Autorentätigkeit für Pfizer

Michael Leschnik
Autorentätigkeit für Pfizer; Vortragshonorare und Reisekosten: Pfizer

Nina Littwin
Autorentätigkeit für Pfizer

Ute Mackenstedt
Autorentätigkeit für Pfizer; Vortragshonorare und Reisekosten: Pfizer, Wissenschaftliche Projekte gemeinsam mit Pfizer

Masyar Monazahian
Autorentätigkeit für Pfizer; Reisekosten: Pfizer

Senta Mulders
Autorentätigkeit für Pfizer

Anna Obiegala
Autorentätigkeit für Pfizer; Unterstützung wissenschaftlicher Projekte: Pfizer

Rainer Oehme
Autorentätigkeit für Pfizer; Reisekosten: Pfizer; Wissenschaftliche Projekte gemeinsam mit Pfizer

Miriam Pfäffle
Autorentätigkeit für Pfizer

Martin Pfeffer
Autorentätigkeit für Pfizer; Unterstützung wissenschaftlicher Projekte: Pfizer

Trevor N. Petney
Autorentätigkeit für Pfizer; Reisekosten: Pfizer; Herausgeber und Autor von Büchern erschienen im Springer Verlag

Franz Rubel
Autorentätigkeit für Pfizer; Vortragshonorare und Reisekosten: Pfizer; Wissenschaftliche Projekte gemeinsam mit Pfizer

Monika Schaeffer
Autorentätigkeit für Pfizer

Julia Schiffner-Rohe
Angestellte der Pfizer Deutschland GmbH

Hannah M. Schmuck
Autorentätigkeit für Pfizer; Unterstützung wissenschaftlicher Projekte: Pfizer

Erich Schmutzhard
Autorentätigkeit für Pfizer; Vortragshonorare, Beiratshonorare und Unterstützung wissenschaftlicher Projekte (*unrestricted grant*): Baxter, Pfizer, ZOLL Medical; Mitglied und langjähriges Vorstandsmitglied der Deutschen Gesellschaft für Neurologische Notfalls- und Intensivmedizin und der Österreichischen Gesellschaft für Neurologie; Mitglied der Deutschen Gesellschaft für Neurologie, der European Academy of Neurology und der European Society of Intensive Care Medicine

Melanie Walter
Autorentätigkeit für Pfizer; Vortragshonorare und Reisekosten: Pfizer, Verein zur Förderung der Erforschung, Prävention und Behandlung von Infektionskrankheiten; Wissenschaftliche Projekte gemeinsam mit Pfizer

Janna R. Vogelgesang
Autorentätigkeit für Pfizer; Wissenschaftliche Projekte gemeinsam mit Pfizer